药学类大学生通识教育丛书
新时代劳动教育实践育人读本
教育部产学合作协同育人项目成果
中国药科大学"慕课西部行"共享教材

药学生创新创业基础与实践

胡 巍 江 程　主编

东南大学出版社
SOUTHEAST UNIVERSITY PRESS
·南京·

内容提要

创新带动创业，创业促进创新，创新创业是跨学科的系统性工程。药学生创新创业基础与实践是一门涉及多学科交叉的课程，需要对不同学科知识进行融合，从而帮助药学生更好地理解创新创业的基本理论，应用创新创业的实践技能，对学生生涯规划和未来职业发展具有独特的影响力。

本书作为药学类大学生通识教育丛书中的一册，系药学生创新创业基础与实践课程配套教材，立足于当前创新驱动的时代背景，结合我国高等教育立德树人规律、药学学科发展趋势和药学生专业特点，借鉴国内外创新创业教育相关研究成果和实践经验，围绕大学生创新创业知识普及和加强药学特色创新创业教育，从时代意蕴、专业沿革、产业演进、典型模式、实践路径等多个方面较为系统地阐述了大学生创新创业的政策导向、价值取向、基础思维和实践方法，条理清晰、内容丰富、贴近现实，可供医药卫生相关专业大学生创新创业课程教学使用，还可作为相关专业大学生提升创业综合能力的参考书。

图书在版编目(CIP)数据

药学生创新创业基础与实践 / 胡巍，江程主编. —
南京：东南大学出版社，2023.12
ISBN 978-7-5766-0915-8

Ⅰ.①药… Ⅱ.①胡… ②江… Ⅲ.①医学院校—大
学生—创业—研究 Ⅳ.①R-4

中国国家版本馆 CIP 数据核字(2023)第 195284 号

责任编辑：弓　佩　李　婧　　　责任校对：子雪莲
封面设计：胡　巍　宋永傲　　　责任印制：周荣虎

药学生创新创业基础与实践
Yaoxuesheng Chuangxin Chuangye Jichu Yu Shijian

主　　编：胡　巍　江　程
出版发行：东南大学出版社
出 版 人：白云飞
社　　址：南京市四牌楼 2 号　邮编：210096　电话：025 - 83793330
网　　址：http://www.seupress.com
经　　销：全国各地新华书店
印　　刷：南京京新印刷有限公司
开　　本：787 mm×1092 mm　1/16
印　　张：20.5
字　　数：490 千
版　　次：2023 年 12 月第 1 版
印　　次：2023 年 12 月第 1 次印刷
书　　号：ISBN 978-7-5766-0915-8
定　　价：55.00 元

《药学生创新创业基础与实践》
编委会

导 言

迈入新时代，身处新浪潮，创新创业教育已然成为当代大学生教育的刚需和教育改革的共识。

自必修课开设以来，编写一本适配教材就成为课程组老师们的集体期盼。如今掩卷回首，愿将此番编写教材的心路聊作前序，希望有助于本门课程中教和学两端的同频共振。

首先，教材编写固然要符合教学规范，保障课堂教学质量。因而，教材涉猎的虽是创新创业内容，但与市面上林林总总的创新创业书刊应有本源差异。一是尊重理论学习的严肃性，在构建完整框架的前提下合理编排讲授秩序，追求良好的知识传授效果；二是尊重创新创业蕴含的发散、多元、务实等特点，博征案例，细致剖析，在常规教学形式内加入故事叙事、延伸引导，提升教材可读性、启发性；三是编写视野贴近药学专业方向，呈现一定的专业特色。

这是本书编委会成员反复研讨的结果，其内在逻辑在于尊重专业路径创新创业教育的客观发展规律，即在思维或行为习惯方面，各位同仁都能体察到药学生与其他专业学生的横向差异，以及学生个体随着年级跃升所呈现的纵向变化。将本科与研究生层次的药学生进行横向再对比，我们依然能觉察到专业特质型塑造的痕迹。

因此，对于药学类专业领域的高校而言，创新创业教育必将出现通识之下的质性分化。作为药学高等教育从业者，面对创新驱动、专创融合等时代呼声，我们有责任、更有意愿进行探索。

编写本教材旨在聚力实现学生全面发展，夯实通识教育的基础。编者结合自身教育部产学合作协同育人项目经历，力邀产业界创新创业亲身践行者共同编写本教材，详尽而真实地融入医药产业"双创"典型案例，以深入推动产教融合，促进教育链、人才链与产业链、创新链有机衔接。同时，为加快构建体现时代特征的劳育体系,着力提升学生的劳动素养,本教材通过联动知识讲授与受教群体实践,提高创新创业型劳动实践的参与度和产出。此外,为积极响应教育部"慕课西部行计划"2.0号召,我们立足教材内容,谋划开展翻转课堂和多屏直播等教育模式改革,为打造更广泛、更交互、更有意义的课堂做准备,为促进教育公平、推动教育数字化转型、建设教育强国添砖加瓦。

本书由胡巍和江程老师规划、统稿。全书共由三篇九章组成,《启航篇》由孙云龙老师、吴方老师、李敬副总裁、蔡志奇老师共同执笔;《思维养成篇》由顾东蕾老师、袁彪老师与我共同执笔;《综合实践篇》由薛建鹏老师、寇泽琪老师、曹荣月老师、郭瑞昕老师共同执笔。此外,中国药科大学于美娜老师,陈伟、余倩倩、方姗颖等同学积极参与了全书的编校等工作,十分感谢。付梓之前,得益于东南大学出版社弓佩、李婧编辑对书稿提出了许多宝贵建议和意见,在此深表谢意。另外,编写过程中,编委们广泛览阅国内外同行、学者等有识之士的"双创"见解,受篇幅所限,或未逐一说明,在此一并表以感谢。

此次编写本教材,实属编委们在大学生创新创业教育文本编撰方面的"创新、创业",全力谋求精品之心毋庸置疑,但也时时恐有疏漏。热忱期待读者朋友,尤其是亲爱的同学们把教学建议或意见通过扫描下方二维码反馈给我们,携手使药学类创新创业教育更具特色、更为新颖、更有益于未来。此外,本教材付梓之际也是本课程的第二版新形态教材筹备建设开启新征程之时。在此,我们诚挚欢迎有志投身大学生创新创业教育的专家学者及产业领域践行者扫描二维码表达合作意愿,希冀通过"校校联合、产教融合、共建共享、固本求精"书写新时代高校"双创教育共同体"新篇章。

教材反馈码   第二版教材编写邀约码

胡 巍

2023年5月

中国药科大学药学生誓词

祖国赋我重托，人民健康所系

我志愿献身于崇高的医药事业

爱国爱校，勤奋学习

全面发展，求实创新

弘扬神农伟业，建树万世之功

为了人类的健康与发展而努力奋斗！

目录

启航篇

思维养成篇

综合实践篇

启航篇

第一章　大学生创新创业宏观解构

【学习目标】

1. 了解创新创业的新时代内涵；
2. 了解创新创业对经济社会发展的巨大推动和引领作用；
3. 了解大学生创新创业的时代背景与国家政策。

第一节　创新创业与新时代背景

创新是当今时代的重大命题。党的十八大以来，我国经济社会发展取得了历史性成就，中国特色社会主义进入新时代，创新创业也有了新的时代内涵。抓创新就是抓发展，谋创新就是谋未来。当代大学生作为我们国家最具创新创业潜力的群体之一和大众创业万众创新的生力军，站在新的历史起点上，应当认识到创新是国家命运所系、发展形势所需、世界大势所趋，并正确处理当前与长远、个人与社会的重要关系，增强社会责任感和使命感，自觉培养创新精神和创业意识，为实现"两个一百年"奋斗目标和中华民族伟大复兴的中国梦而努力奋斗。

一、创新创业是应对百年未有之大变局的必由之路

（一）当今世界正经历百年未有之大变局

党的十九大以来，习近平总书记多次指出"当今世界正经历百年未有之大变局"，这是立足中华民族伟大复兴战略全局，科学认识全球发展大势，深刻洞察世界格局变化而做出的重大判断。"百年未有之大变局"既指世界正在经历的大态势，也指中国面临的大

态势,涉及当今世界政治、经济、科技、文化、军事等诸多领域正在发生的深刻变化,内涵丰富,影响深远。

当代大学生要认识和理解自己所处的百年未有之大变局,需要把握其中的两个关键词:其一是"百年",这里的"百年"不是指具体的"一百年"时间,而是一个大历史的概念,指一个相对较长且正在发生巨大变化的历史时期,既可指近百年以来,也可泛指几百年来。其二是"大变局",这是基于当今国际格局、秩序、体系、国家间力量对比等正在发生的巨大变革而做出的重大判断。这个大变局之"大"、之"变"的内涵是多维度、深层次的。这里我们可以将其简要概括为几个方面的变化:

一是世界政治格局正在发生深刻变化。百年以来,西方国家一直处于世界政治舞台的中心,主导了世界政治格局和国际话语体系,然而,随着广大新兴国家的群体性崛起,特别是中国综合国力和影响力的快速提升,东西方政治力量对比正在发生巨变,国际秩序正面临深刻重塑。

二是世界经济重心正在持续转移。百年以来,西方国家一直处于经济强势地位,掌控着世界经济的走向和发展。然而,随着经济全球化,特别是以中国为代表的发展中国家经济的持续高速增长,世界经济重心正逐渐向亚太地区转移已成为不争的事实。国际货币基金组织(IMF)2023年发布的《亚太地区经济展望》报告预计,2023年亚太地区对全球经济增长的贡献将达70%左右。2022年中国GDP总量已超过121万亿元,稳居世界第二,占全球经济的比重已达18%,20年来对全球经济增长的年均贡献率接近30%,已成为世界经济增长的最大引擎。与此同时,过去20年,中国医药市场从只占全球市场的2%一跃成为仅次于美国的全球第二大医药市场并一直保持着较高的增速。2017—2021年市场规模年复合增长率为2.7%,预计到2025年中国医药市场规模将可能超过2.1万亿元,2021—2025年复合增长率可达6.7%。

三是世界文化越来越呈现多样性。百年来,西方国家的文化及其价值观渗透世界各国,成为很多国家的精神食粮和价值追求。随着不同文明交流互鉴的深化,特别是发展中国家文化自信的提升,当今世界文化的多样化发展、文明的多样化进步已成为不可逆转的趋势。比如,中医药文化作为中华优秀传统文化的重要组成部分和典型代表,也正在以前所未有的态势走向世界。国家卫健委公布的数据显示,截至2022年,我国中医药已传播至196个国家和地区,与40余个外国政府、地区主管机构和国际组织签订了专门的中医药合作协议,开展了30个较高质量的中医药海外中心、75个中医药国际合作基地、31个国家中医药服务出口基地建设工作,中医药文化的国际认可度和影响力正在持续提升。

四是新一轮科技革命和产业革命正在加速重塑世界。党的二十大报告指出,当前,世界百年未有之大变局加速演进,新一轮科技革命和产业变革深入发展。在新一轮科技革命和产业变革推动下,大量新科技、新产业、新业态、新模式不断涌现,全球供应链、产业链、价值链正在加速重构,人类生产生活方式正在发生翻天覆地的变化,人类发展的历史进程正在改写。其中我们所处的医药产业作为新一轮科技革命与产业变革中创新最为活跃、发展最为迅猛的新兴产业领域之一,随着新一轮科技革命的深入推进和后疫情时代的交汇,也将迎来加速发展的新机遇。免疫治疗、基因编辑、核酸药物、脑机融合等生命科学技术有望加速从实验走向应用,数字技术、材料科学、影像技术、智能技术等也将进一步推动医药产业融合创新,此外5G远程医疗、AI辅助诊断等"互联网+"模式的加速落地也可能为医药产业发展开辟新的蓝海。特别是中国医药创新力量也在加速崛起。麦肯锡咨询公司在2016年发布的一份研究报告显示,中国对全球药物研发贡献率为2%～4%,处于医药创新全球第三梯队。2019年3月,麦肯锡咨询公司全球董事合伙人表示,中国对全球医药研发贡献率已上升为4%～8%,跨入了全球医药创新第二梯队。2021年中国医药创新促进会、中国外商投资企业协会药品研制和开发行业委员会联合发布的《构建中国医药创新生态系统(2021—2025)》报告显示,2020年,中国对全球研发管线产品数量的贡献已跃至约14%,全球排名第二,仅次于美国。

(二)大变局中蕴含着创新的机遇

当前,我国处于近代以来最好的发展时期,世界正经历百年未有之大变局,两者同步交织、相互激荡。大变局中的世界是一个全面变革的世界,也是一个新机遇、新挑战不断出现的世界。危机孕育先机,变局蕴含新局。从创新创业的角度来看,当今大变局时代,新一轮科技与产业变革正不断蓄势,催生各种颠覆性科技创新和技术发展应用,也蕴含着巨大商机,创造着巨大需求,这些都为新时代的创新创业浪潮带来了前所未有的机遇。我们能否利用已有的基础和条件,抓住新一轮科技革命带来的千载难逢的机遇,借助科技创新、产业变革与经济转型升级的同频共振,顺应科技发展潮流,抢占创新创业先机,将决定未来我们在创新创业的道路上能走多远。从创新创业者的角度来看,我们需要把握当今大变局时代的两个大势。

一是随着新一轮科技革命和产业变革的加速演进,科技创新正在成为重塑企业竞争力和市场竞争格局的关键变量。当前新一轮科技革命和产业变革呈现多领域、跨学科、群体性突破新态势,大量颠覆性创新呈现群涌式爆发趋势,科技成果转化速度明显加快。要走好创新创业之路,必须锚定大变局时代科技和产业发展的趋势和机遇,超前谋划创新创业的先手棋,向科技创新要方法、要答案。

二是中国正从过去的创新跟随模仿者逐步转变成为全球创新的领导者。中国过去几十年来坚定不移地走创新发展之路,随着经济的迅速发展,中国科技创新已悄然发生巨变,原始创新能力不断增强,越来越多的科技成果在中国诞生,"中国创造"越来越频繁地成为全球瞩目的焦点。以中国的生物医药创新为例,近10年来,在中国开展的新药临床试验有5 500多项,批准上市新药数量占全球的15%左右,本土在研新药数量已占全球的33%,而2015年以来,中国批准上市新药475个,已占到全球的15%左右。中国生物医药创新虽刚刚起步,但已显露出蓬勃的生机和活力,成为中国进入创新型国家行列的重要标志。可见,中国正从曾经别人口中的模仿者逐步成长为全球创新的引领者,并以惊人的速度改变着世界创新格局,这些都为中国创新创业者带来了前所未有的机遇,提供了更加广阔的平台。

【知识点案例】

党的十八大以来的 10 年中国生物医药产业的四大成就

成就一：调结构，促转型，加大公共医疗卫生投入，加速中国生物医药产业系统提升

10 年来，高质量发展的生物医药产业已成为我国重点发展的战略性新兴产业。2021 年中国医药工业实现营业收入 33 707.5 亿元，医药工业增加值累计同比增长 23.1%。研发创新活力持续释放，I 类药申报从 2012 年的 22 个增加至 2021 年的 1 045 个，获批临床的注册数量也从 2012 年的 8 个增加至 2021 年的 1 121 个，增长近 140 倍。医疗保障体系持续优化，参加基本医疗保险人数从 2012 年末的 57 322 万人增加至 2021 年末的 136 424 万人，增长约 138%；医疗卫生机构数量从 2012 年末的 97.4 万个增加至 2021 年末的 103.1 万个，增长约 5.9%；卫生技术人员数量从 2012 年末的 668 万人增加至 2021 年末的 1 123 万人，增长约 68.1%；医疗卫生机构床位数量从 2012 年末的 618 万张增加至 2021 年末的 957 万张，增长约 54.9%。

成就二：凭借消费能力提升、市场需求潜力巨大、生产成本低廉，中国生物医药产业在原料药、疫苗、细胞治疗、中成药等领域打造了一批具有国际竞争实力优势产品

在原料药领域，2021 年中国原料药规模占全球市场的 28%，较 2012 年增加近 9 个百分点，可生产的原料药多达 1 500 余种，原料药生产商数量位居世界第一。其中，维生素 C、头孢类抗生素、甾体类大宗原料药产量已稳稳占据世界第一的位置。在细胞治疗领域，截至 2021 年底，全球登记的干细胞临床研究项目为 6 065 项，中国占 10.9%，仅次于美国和欧洲，排在第三位。目前，中国已成立 140 家临床研究备案机构，备案 111 个干细胞临床研究项目。在疫苗领域，2020 年 7 月国药集团中国生物新冠灭活疫苗率先获批紧急使用，成为中国自主研制的全球首款新冠灭活疫苗产品。截至 2021 年 12 月该产品已在 10 个国家获批上市，在 112 个国家、地区及国际组织获批紧急使用或市场准入，年产能超过 70 亿剂，已向全球生产供应 25 亿剂。在中药领域，中国现拥有中药方剂数十万首，临床中成药制剂 5 100 多种，心血管类口服中药、感冒类口服中药、清热解毒类口服中药产品均呈现良好发展态势，近 10 年的市场规模复合增长率均保持在 10% 以上，在各自的适应证领域均表现出较强的市场竞争力。

成就三：创新环境改善，营商环境优化，海外高层次人才加速回归，中国生物医药产业在高端制药设备、生物药等领域实现了"追赶、合作、竞争"的飞跃式成长

以市场换技术，中国生物医药企业通过国际合作的方式获得国际领先技术，产品差距逐步缩小。在高端制药装备领域中，具有自主知识产权的冻干机的国内市场占有率已经达到 70% 以上。在 CAR-T、PD-(L)1 抑制剂、双特异性抗体等前沿热点领域与发达国家的差距逐渐缩小。截至 2021 年底，中国正在进行的生物药临床试验（Ⅰ期、Ⅱ期、Ⅲ期）数量排名居全球第二，仅次于美国。2019 年复宏汉霖研制的利妥昔单抗注射液成为国内首个以原研利妥昔单抗为参照药，按照生物类似药途径研发和申报生产的产品，填补了中国生物类似药市场的空白。2020 年 1 月，厦门万泰沧海生物技术有限公司研制的二价宫颈癌疫苗获批上市。该药是国内首个上市的国产宫颈癌疫苗,它的上市使中国成为继美国、英国之后第三个具备宫颈癌疫苗自主供应能力的国家。2021年神州细胞首款国产注射用重组人凝血因子Ⅷ及重组Ⅲ型人源化胶原蛋白冻干纤维获批上市,标志着基因工程技术在中国血液制品和新型生物材料的研发领域有了新的突破。2021年6月,复星凯特生物科技有限公司的CAR-T细胞治疗产品阿基仑赛注射液正式获得批准,成为全球第六款上市的细胞治疗药物,并已被纳入32个省市的城市"惠民保"和超过50项商业保险,备案的治疗中心已达81家。

成就四:自主研发实力快速提升,推动中国生物医药产业高质量发展,在国际竞争中实现多个"零"的突破

中国生物医药企业已从"纵向产业链延伸、技术和服务升级"转变为"横向强强联手、优势互补、扩大品牌影响力和提升市场占有率",企业间跨界合作频繁,国际化程度不断提升。据 *Pharmaceutical Executive*(美国《制药经理人》杂志)公布的《2019年全球制药企业TOP50榜单》,中国生物制药和恒瑞医药首次入围,排名分别为42和47。在《2021年全球制药企业TOP50榜单》中,云南白药、恒瑞医药、中国生物制药和上海医药四家中国企业入围,且排名均大幅提升,分别为34、38、40和42,打破了中国生物医药产业缺乏具有国际影响力企业的尴尬局面。2019年11月百济神州的泽布替尼成为全球范围内获批上市的首个自研药物,也是第一款完全由中国企业自主研发、在国际市场上市的抗癌新药,打破了创新药欧美垄断的局面,实现了"零"的突破。2020年北药集团苯磺酸氨氯地平片销往欧美市场,标志着中国医药制剂产品对欧美市场出口实现了"零"的突破。2021年国家生物靶向诊治国际联合研究中心/广西医科大学在国际上首次成功用基因编辑方法直接对猴体内肝细胞的抑癌基因 *PTEN* 和 *P53* 进行快速精准编辑,构建了原发并转移肝癌猴模型,成为国际首个构建成功的基因编辑肝癌猴模型,为深入研究肝癌等恶性肿瘤发病机制、探索有效治疗干预方法提供了重要技术平台。

(资料来源:部分节选自《赛迪顾问奋进十年系列研究:中国生物医药产业的奋进十年》,网址:https://m.21jingji.com/article/20220930/herald/504a53954d3bec6eb648f45 925d3c0d8.html)

(三)创新是在百年未有之大变局中赢得主动权的关键

当前百年未有之大变局中,我们面临着的既有新一轮科技革命、产业革命蓬勃兴起带来的新机遇,也有全球保护主义上升、世界经济低迷、国际市场萎缩等复杂外部环境变化与新冠肺炎疫情冲击造成的产业链、供应链及价值链深度重构,两相交织,带来了诸多新挑战。

危中有机,唯创新者胜。面对这些机遇与挑战,要想顺应和把握住大势,在国际竞争中赢得主动权并引领全球发展,我们必须准确识变、科学应变、主动求变,更加坚定地实施创新驱动发展战略,不断增强创新思维,努力突破"变"的不确定性,趋利避害,形成新的竞争优势。同时,要以更加开放的态度凝聚创新要素资源,打造创新创业的广阔舞台,为解决全球性问题,构建更加创新、活力、联动、包容的未来世界格局贡献更多中国智慧。

二、创新创业是助推高质量发展的强大引擎

随着我国成为世界第二大经济体,经济发展进入结构调整和转型升级的新阶段,社会收入分配差距扩大,区域间发展不平衡、不充分,推动企业发展、提质增效的原始创新和协同创新的能力、后劲不足等"成长的烦恼"也伴随而来。习近平总书记指出:"创新是社会进步的灵魂,创业是推动经济社会发展、改善民生的重要途径",要"激发调动全社会创新创业活力"。创新创业象征着生命力、支撑力,也孕育着新优势、新未来。在稳增长、促改革、调结构、惠民生、防风险、保稳定的经济新常态下,创新创业能够为高质量发展注入第一动能,拓展市场空间,增添竞相迸发的活力。当前,我国积极探索中国特色创新创业之路,大力为创新创业厚植土壤,铺平道路,让创新创业活力充分涌流,创新创业之花竞相绽放,既是历史的必然选择,也是推动经济向高质量发展转型,实现我国全球价值链升级和国际竞争力提升的必要之举。

进入新时代以来,随着改革开放的不断深化和创新驱动战略的全面实施,新行业、新产品、新业态、新模式不断涌现,创新创业浪潮在中华大地风起云涌,正日益成为中国经济高质量发展的重要引擎。概括起来,创新创业对我国经济社会高质量发展的助推作用主要体现在几个方面:

1. 创新创业有助于带动更高质量的持续就业。首先,创新创业催生的各类企业主体的持续成长壮大可以提供广阔的就业空间,各种创新型业态的产生还可以催生一些新的就业形态和灵活的就业方式,比如网络直播、区块链工程师、新型家政人员等。其次,不断的创新创业实践可以锻造一支有开拓精神、前瞻眼光、国际视野的企业家队伍,他们持续的创新创业实践活动可以为国家源源不断地提供就业岗位,对于改善人民生活,实现经济可持续发展和社会和谐稳定也具有重要意义。再次,创新创业可以创造优质供给和扩大有效需求,有利于劳动生产率与劳动报酬的同步提升,进而推动实现高质量就业。例如,近年来在互联网、大数据、云计算、人工智能、数字经济等新一代信息技术领域涌现出的成千上万的科技型中小企业对就业的带动效果非常明显。科技部火炬中心发布的《中国创业孵化发展报告(2022 年)》显示,2021 年,全国创业孵化机构在孵企业和创业团队接近 69.8 万个,共吸纳就业人口 498.32 万人,其中应届高校毕业生 50.1 万人。按创业主体分类,大学生创业者达 16.5 万人。众创空间持续发挥创业带动就业社会效应,当年服务创业团队和企业吸纳就业人数 188.69 万人,其中应届大学毕业生 25.9 万人。此外,创新创业还有助于推动当代青年人更加主动地融入国家发展,借助新时代的大舞台施展才干,实现人生价值,报效国家。

2. 创新创业有助于助推高水平科技自立自强。创新创业实践活动可以激发科技、人才、创新的巨大潜能,加大各类创新主体对科技研究和试验发展的投入,促进科技创新与产业的深度融合,提高科技成果转化效率,在助力产业基础能力和产业链现代化水平提升的同时,有利于加快关键核心技术和行业共性技术的突破。《中国创业孵化发展报告(2022 年)》显示,2021 年全国创业孵化机构数量达 15 253 家,其中孵化器 6 227 家、国家

级科技企业孵化器 1 287 家,众创空间 9 026 家、国家备案众创空间 2 551 家。全国创业孵化机构在孵企业及团队拥有有效知识产权 141 万件,其中发明专利 21 万件,孵化器在孵企业的科研经费总支出达 831. 47 亿元。累计 6 534 家孵化器毕业企业上市和挂牌,科创板上市企业中有 103 家为孵化器毕业企业,占比 1/4。从孵化器内走出了科大讯飞、达安基因、亿华通、天合光能等一批科技领军企业。各类创新创业平台对科技发展的助推作用进一步加强。

3. 创新创业有助于构建新发展格局。随着传统经济加速转型,实体经济数字化转型步伐加快,以高技术、智能化、柔性化为代表的先进制造业不断壮大,创新创业日趋呈现百花齐放的发展态势。新的创新创业浪潮有助于进一步激发改革创造的活力,推动国家持续深化"放管服"改革,有助于进一步优化营商环境,让广大市场主体稳定预期,增强信心,从而充分释放市场主体的创新创业动能,为经济高质量发展疏通堵点、解决痛点,更好地服务以国内大循环为主体、国内国际双循环相互促进的新发展格局。

4. 创新创业有助提升我国国际影响力。2017 年,联合国大会将中国"双创"写入联合国决议,旨在呼吁世界各国支持大众创业、万众创新。自 2017 年以来,超过 100 场海外"双创周"活动已在五大洲 29 个国家的 50 多个城市成功举办,受到当地创业者和产业界的热烈响应。随着我国创新创业政策不断落实、营商环境持续优化以及经济贸易情况蓬勃向好,举办各类创业创业竞赛活动有助于深化创新创业国际交流合作,汇聚全球知名高校、企业和创业者,搭建全球性创新创业竞赛平台,进一步提升我国国际影响力。

三、创新创业是凝聚力量助推中国梦实现的不竭动力

实现中华民族伟大复兴的中国梦是近代以来中华民族最伟大的梦想。习近平总书记指出,"现在,我们比历史上任何时期都更接近中华民族伟大复兴的目标,比历史上任何时期都更有信心、有能力实现这个目标"。然而,中华民族伟大复兴的中国梦绝不是轻轻松松、敲锣打鼓就能实现的,必须付出更为艰苦的努力,做好方方面面更加充足的准备。其中创新创业作为中国经济的"新引擎"和"新动能",也是推动实现中国梦的战略新抓手。创新创业对实现伟大中国梦的助推作用可以从两个方面来理解:

1. 创新创业能够释放全社会的发展动能,助力实现全面建成社会主义现代化强国的伟大目标。社会主义现代化建设是实现中国梦的坚实基础,要想加快实现社会主义现代化目标需要持续释放全社会的发展动能,而这离不开创新创业的强大助推。当前,我国正处在经济发展速度换挡节点、经济发展结构调整节点和经济发展动力转换节点,经济下行压力加大,增长速度放缓,原有的低成本资源、要素对经济发展的驱动力已明显减弱,需要依靠创新创业来激发全社会的创造潜能,努力在全球竞争的主导产业和核心技术上取得突破式创新,来促进由中国制造向中国创造转变、中国速度向中国质量转变、中国产品向中国品牌转变,实现经济增长从依靠劳动生产、加工制造向依靠价值创造、价值链攀升的全面转型,进而获得加快社会主义现代化进程的强大发展动能。

2. 创新创业能够汇聚全民族的创造力量,丰富实现中国梦所需新时代中国精神的内

涵。实现中华民族伟大复兴的中国梦,必须弘扬新时代中国精神。新时代中国精神包含了以爱国主义为核心的民族精神和以改革创新为核心的时代精神,其中改革创新精神所体现出的我们中华民族大胆探索、敢于突破的创造精神,不甘落后、追求进步的竞争意识,自强不息、锐意进取的意志品质等精神内涵,都能够在新时代创新创业的伟大实践中得到进一步弘扬和拓展。

创新创业的主体和所依靠的力量是最广大的人民群众。在创新创业的大潮中,从小众到大众,从"草根"到精英,拥有不一样的学历与经历的个体迸发出同样的热情与活力。每个个体的梦想都能与中华民族伟大复兴的中国梦完美地融合在一起,汇小溪为大川,汇江河为大海,在发挥聪明才智、实现个人自我价值追求的同时最大程度地释放出全社会创新创业创造的磅礴伟力,为中华民族伟大复兴的中国梦的实现凝聚起强大动能,本身也是对中国精神内涵的生动体现和高度升华。

第二节　创新创业与新经济

创新是引领发展的第一动力,也是经济发展的潜力所在、后劲所在、韧性所在。习近平总书记就曾深刻地提出"抓住了创新,就抓住了牵动经济社会发展全局的'牛鼻子'"。当前,我国经济已由高速增长阶段转向高质量发展阶段,对推动创新创业提出了新的更高要求。青年大学生应该积极响应新时代号召,立足新发展阶段,贯彻新发展理念,培养多元思维和创新能力、复合本领和广博学识,将人生追求同国家发展紧密结合起来,在创新创业中施展才华、服务社会。

一、创新创业是驱动经济社会发展的强大动力

(一)创新创业与大国崛起

历史的经验表明,西方发达国家正是实现了从由贸易商主导的商业经济向由创新者引领的创新经济的转变,由此迎来了一个多世纪的经济持续增长。其中,英国、德国、美国、日本四国作为工业革命后在经济发展和科技创新方面领跑世界的大国,都是通过广泛的自主创新不断孕育新产品、新技术和新产业,形成创新活力,从而实现国家的崛起和快速发展的。

1. 英国:依靠工业革命成为世界霸主

18世纪的英国依靠创新创业引领了第一次工业革命的潮流,并由此成为当时的"世界霸主"。蒸汽机的发明和广泛应用是第一次工业革命的重要标志,促进了纺织、煤炭、冶金等近代机器工业的兴起和发展,也使得蒸汽机的发明国英国生产效率大幅提高并快

速地将其他国家甩在后面。据统计,1850年英国的金属制品、棉织品和铁产量可以占到当时全世界金属制品、棉织品、铁产量的一半,煤产量可以占到当时全世界煤产量的2/3,其他如造船业、铁路修筑也都居世界首位。与此同时,当时的英国在科技创新方面也呈现出欣欣向荣的景象,不仅涌现出达尔文、培根等伟大的自然科学家和社会科学家,还出现了以瓦特为代表的发明家和创业者,创造了蒸汽机、电报机、机动轮船、铁路机车等一批影响世界的伟大发明。在广泛而强大的科技创新支撑下,在全球范围内逐步形成了以英国为核心的商业贸易圈,英国由此成为"日不落帝国"。

在第二次和第三次工业革命中,英国因技术体系转变的迟滞被后起资本主义国家超越,但20世纪末期,英国再次将科技创新作为国家发展的核心动力并成为全球高科技、高附加值产业的重要研发基地之一,在《2022全球创新指数》排行榜中,英国位列第四。目前,英国拥有世界顶尖的航空发动机企业罗尔斯·罗伊斯公司,在钢铁、制药、生物育种、航空航天、机械、微电子、军工、环境科学等方面都处于世界一流。截至2022年,英国诺贝尔奖获得者数量位居全球第二,仅次于美国。同时,伦敦也拥有继硅谷、纽约之后的全球第三大、欧洲第一大的科技创业生态系统。数据公司Dealroom与伦敦发展促进署(London & Partners)发布的《2022年科技产业融资报告》显示,2022年,伦敦的高科技企业获得了198亿美金的融资,继续蝉联欧洲科技投资首选地,仍是全球科技领域领先城市之一。可见,创新创业既是英国崛起的强大驱动力,也是其长期以来保持世界强国地位的重要基石。

2. 德国:在第二次工业革命中实现创新飞跃

德国历来是一个非常注重创新的国家。19世纪70年代德国率先引发了以电力技术和内燃机为标志的第二次工业革命,创造了电力与电器、汽车、石油化工等一大批新兴产业,将工业社会带入电气化时代,并创造了迅速赶超其他先发国家的工业化奇迹。与此同时,德国的科技成就也不断涌现,据统计,1864—1869年,在世界生理学100项重大发现中,德国占89项。1855—1870年,德国取得130余项电学、光学、热力学重大发明,而此时的英法两国合计才90余项。同时,李比希创立了有机化学,维勒成功合成了尿素,施莱登和施万创立了细胞学说,爱因斯坦提出了相对论,普朗克提出了量子概念,伦琴发现了X射线等,各方面的科学成就使得德国长期成为世界科学中心。

二战后的德国经济和社会发展遭受毁灭性的打击,也流失了大量优秀科技人员,国家科技发展整体水平一度落后。但战后德国依旧高度重视科技创新的复苏和发展,注重工业基础与技术创新的结合,不断加大科技投入,使其逐步重新回到科技大国和创新强国的行列。如今,德国每年都会投入800亿欧元以上科研基金,占国家GDP总量不低于2%,核能、汽车工业、轨道交通、半导体、医疗器械、光学镜头等均是德国领先全球的科技产业。从官方到企业对科研创新的持续投入让德国依然稳居世界科技发展最前沿国家行列。

3. 美国:国家历史就是一部创新创业史

美国建国200多年经济发展的历史是一部充满高扬进取精神的创新创业史。在第二次工业革命的推动下,美国迅速完成了近代工业化并不断出现新兴工业部门。从19

世纪的蒸汽船、轧棉机、电报、牛仔裤、安全电梯、跨州铁路,到后来的电灯、电话、无线电、电视、空调、汽车、摄影胶卷、喷气式飞机、核电、半导体、计算机、互联网和基因工程药物;从建立大批量工业生产流水线到后来的风险投资公司的大量创立;从面向成熟企业的主板资本市场到面向创业企业的纳斯达克市场;从飞机发明者莱特兄弟和软件帝国缔造者比尔·盖茨,到鲜为人知的牛仔裤发明者李维·斯特劳斯及信用评级的创立者刘易斯·塔潘……数不清的实用发明和创新催生了一个又一个新兴的产业,显著提高了美国的生产率,大幅增强了美国的经济实力和综合国力,并将美国这个年轻的国家迅速推上了世界经济史上前所未有的高峰。

自 20 世纪 40 年代,美国成为全球科学研究和技术创新潮流的引领者,并一直保持到现在。据统计,2021 年美国研究经费投入占其 GDP 的 3.45%,居世界首位。2018—2020 年间,世界被引用次数前 1% 的论文中,24.9% 出自美国作者。全球诺贝尔奖得主近一半是美籍人,世界大学百强排名中美国大学占到一半以上。同时,美国还拥有全球最著名的创新中心——硅谷,这里聚集着苹果、亚马逊、脸书、谷歌以及微软等诸多创新企业,他们的估值加起来甚至超过了英国的经济总量。正是美国富于进取的冒险精神和创新文化使其创新活力源源不竭,并长期保持世界领先地位,由此孕育出的一个又一个创新创业奇迹不但推动了美国以及其他国家的经济发展,也极大改变了人们的生活方式,甚至改变了整个世界。

4. 日本:在模仿中寻求创新

1867 年,日本封建幕府被推翻,明治天皇上台,拉开了日本走向近代化的帷幕。纵观近代日本发展之路,其之所以能够在 19 世纪末迅速实现崛起,关键的因素是通过大胆引进和吸收西方先进技术、设备和生产工艺,大量译介西方科技信息情报资料并着力培育人力资本,用反求工程快速消化吸收西方先进技术,成功实现了技术转移和本土化,从而在亚洲率先建立起近代产业体系,实现了经济和军事实力的快速提升,使日本跻身世界强国之列。

时至今日,日本持续多年的科研经费在国民生产总值中占比都超过了 3%。截至2018 年底,日本的专利总数达到 200 余万件,占世界专利总数的 15%。如今的日本在汽车、集成电路、半导体元器件制造等方面继续保持着世界一流的技术水平,在基础研究如 IPS 细胞、新超导物质发现以及太阳能电池、蓝色激光技术等方面也取得了举世瞩目的科技成果,涌现了一批世界大师级学者。迄今,日本已有 20 余位科学家获得诺贝尔奖物理学奖、化学奖、生理学奖或医学奖。从"模仿大国"到创新强国,日本通过学习引进西方的设备、工艺与技术,寻找到适合本国创新发展的道路,快速崛起成为世界创新强国。

(二)创新型国家

1. 创新型国家的定义

创新型国家是指将科技创新作为国家基本战略,依靠知识创造、传播和应用的创新活动来驱动,大幅度提高科技创新能力,形成日益强大竞争优势的国家。

2. 创新型国家的典型特征

创新型国家应具备四个基本特征:

(1) 创新投入高。国家的研发投入即 R&D(研究与开发)支出占 GDP 的比例一般在 2% 以上。

(2) 科技进步贡献率达 70% 以上。

(3) 自主创新能力强。国家的对外技术依存度指标通常在 30% 以下。

(4) 创新产出高。是否拥有高效的国家创新体系是区分创新型国家与非创新型国家的主要标志。

目前,世界上公认的 20 个创新型国家所拥有的发明专利数量占全世界发明专利总数的 99%。创新型国家的典型代表如美国、德国、日本、英国、中国等都将科技创新作为国家发展的核心驱动力,通过有效的创新体系、高强度的创新投入、完善的体制机制等助推国家快速发展。

3. 世界创新格局与趋势

随着科技创新的不断发展与演变,全球创新格局发生了显著的改变,并呈现出以下新的趋势性特征。

一是创新多极化日益凸显,创新活动的新版图渐趋形成。当前,发达国家的创新优势十分明显,但世界创新核心区正逐步呈现出向东转移的趋势。在新一轮科技革命中,亚洲国家正逐步从"跟跑者"向"变革者"转变,以中国为首的新兴经济体技术追赶提速,东南亚、东亚和大洋洲的创新表现日趋活跃,世界创新格局正在形成美、欧、亚三分天下的局面。

二是创新全球化和网络化趋势已经形成,开放与合作创新日益普遍。受经济全球化、新兴经济体崛起、技术进步速度加快、产品生命周期缩短等多种因素影响,技术和人才等创新要素跨国流动的规模和水平不断提高,深刻改变了国家和企业的技术创新模式。国家和企业创新能力的提升不再局限于独立的内部研发,而是在更大范围内运用技术和资本等各种手段整合外部创新资源。

三是全球进入高强度研发时代,经济增长更依赖于科技创新。互联网和信息技术产业的快速发展推动了全球研发的加速增长。从 1996 年到 2021 年的 20 年间,全球研发投入翻了两倍,美国持续位居全球第一,中国自 2015 年超越欧盟后稳居第二。

此外,全球科技创新进入密集活跃期,"科学发现—技术发明—商业化应用"的距离不断缩短,"市场需求—技术需求—科学突破"的反向互动更加频繁,各国正加快构建"需求牵引、场景驱动、多主体协同"的创新体系。

(三)总结与启示

从历史来看,每次科技革命和产业革命都会带来世界经济的快速增长,导致世界各国间国力和地位的重大变化,为新兴大国崛起提供难得的历史机遇。英国、德国、美国和日本都抓住了时代的机遇,采取了恰当的创新创业模式。这些模式虽各有特点,但都离不开政府、企业与个人的共同努力探索,都包含文化、产业、专利发明与科学理论进步等诸多方面。

创新创业是大国崛起的基石,鼓励创新、支持创业是大国崛起的重要支撑,这些对于我国成为创新强国具有重要的学习和借鉴意义。当前,我国正处于全面建成小康社会、实现中华民族伟大复兴的关键节点,正在兴起的新一轮科技革命和创新创业浪潮也将为我国科技创新、经济社会发展与现代化进程提供难得的历史机遇。

二、创新创业是中国崛起不可或缺的一环

(一)中国已成为全球高度活跃的创新创业沃土

1. 中国已成功进入创新型国家行列

党的十八大以来,在以习近平同志为核心的党中央的坚强领导下,我国深入实施创新驱动发展战略,坚定不移走中国特色自主创新道路,大力建设创新型国家和科技强国,科技事业发生了历史性、整体性、格局性重大变化,基础研究和原始创新不断加强,一些关键核心技术实现突破,战略性新兴产业发展壮大。世界知识产权组织(WIPO)发布的《2022年全球创新指数报告》显示,中国的全球创新指数已提升至全球第11,连续10年稳步提升,位居36个中高收入经济体之首,中国已成功步入创新型国家行列。

(1)我国科技创新资源稳步增加。根据国家统计局数据,2000年以来中国科研经费规模不断扩大,2013年首次超过日本,居世界第二位,2022年突破3万亿元,投入规模仅次于美国,稳居世界第二位,同时科研经费投入占GDP的比重也达到2.54%,接近OECD(经合组织)国家平均水平。《2023年全球创新指数报告》显示中国拥有24个科技集群,已成为拥有科技集群数量最多的国家,深圳—香港—广州、北京、上海—苏州跻身全球科技集群前10位。持续增加的科技创新投入为我国建设世界科技强国提供了重要保障。

(2)我国创新、创业、创造活力日益增强。2012年中国科技人才总量达6 960万人,首次超过美国,居世界第一。《中国科技人力资源发展研究报告(2020)》称,中国科技人力资源已超过1.1亿人,继续保持科技人力资源规模世界第一的地位,创新人才加速成长,成为国家科技创新事业发展的重要推动力量。与此同时,一批具有核心竞争力的创新型领军企业也应运而生,并展现出巨大的发展潜力。截至2022年,我国高新技术企业数量已达40万家,《2022全球独角兽榜》显示,2021年我国拥有"独角兽企业"312家。2023全国专精特新中小企业发展大会数据显示,我国已累计培育了创新型中小企业21.5万家、专精特新中小企业9.8万家、专精特新"小巨人"企业1.2万家。中小创新企业的发展韧性不断增强,日益成为技术创新和模式创新的生力军,我国也日益成为全球高度活跃的创新创业沃土。

(3)我国科技创新成果持续涌现。当前,我国在载人航天、探月探火、深海深地探测、超级计算机、量子信息、生物医药等国际科技创新领域不断实现新的突破。"嫦娥五号"月球探测器首次实现我国地外天体采样返回,"天问一号"探测器成功着陆火星,超导量子计算原型机"祖冲之号"成功问世,自主第三代核电机组"华龙一号"投入商业运行,高速铁路列车初步建立起完整的自主技术体系等,取得了一系列的重大科技成果。

随着我国经济实力、科技实力、综合国力不断迈上新台阶、取得新跨越，新时代中国青年的发展基础日益厚实，发展底气越来越足。因此，要树立崇高理想，培养创新精神，练就过硬本领，抓住发展机遇，努力成长为堪当民族复兴重任的时代新人。

2. 中国创新创业高质量发展的态势已经形成

近年来，我国创新创业事业蓬勃发展，主要表现在：

一是创新创业带动高质量就业。创新创业推动传统行业转型升级，部分低创造性职业被取代甚至淘汰，大量新的就业岗位被创造，部分职业实现知识升级、技术升级，例如近年来快递外卖、互联网医疗、线上办公、"新个体经济"、"无人经济"等新业态、新模式层出不穷，创造了数以亿计的灵活就业岗位。同时，科技"双创"带动高质量就业的作用日益凸显，2020 年我国高新技术企业提供了 3 800 万余个就业岗位，其中，应届大学毕业生创业就业达 51.6 万人。

二是创新创业引领科技自立自强。近 10 年来，我国不断加大对科技研究和试验发展的经费投入，基础研究经费提高了 3 倍，国内发明专利、专利合作条约（PCT）国际申请量已跃居全球第一。不断提高的科技成果转化效率正在助力产业基础能力和产业链现代化水平提升，促进我国经济高质量发展。

三是创新创业助力构建新发展格局。如今，我国人工智能、区块链、量子通信、智能驾驶等新技术已走在全球前列，平板电视、无人机、智能手机、太阳能、光伏等产品深受国际市场青睐，中国高铁、第三代核电、载人航天、北斗导航等大国重器成为国家新名片，中国高技术产品的国际形象发生了根本变化。

2017 年，联合国大会将中国"双创"写入联合国决议，旨在呼吁世界各国支持大众创业、万众创新。我国创新创业政策的不断落实，营商环境的持续优化以及经济贸易情况的蓬勃向好为中国青年开辟了广阔的实践舞台。中国当代青年应奋力走在时代前列，勇做中国创新创业道路上的奋进者、开拓者、奉献者。

（二）创新创业是中国未来经济发展的引擎

1. 我国正在持续厚植创新创业土壤

党的十八大以来，我国致力于营造创新创业发展的良好环境，为创新创业活动的成长提供了肥沃的土壤。党的十八届五中全会将"创新"提升至新发展理念之首，党的十九大和《国家创新驱动发展战略纲要》提出建设世界科技强国"三步走"的战略，即 2020 年进入创新型国家行列，2030 年跻身创新型国家前列，2050 年建成世界科技创新强国。党的二十大提出"必须坚持科技是第一生产力、人才是第一资源、创新是第一动力，深入实施科教兴国战略、人才强国战略、创新驱动发展战略，开辟发展新领域新赛道，不断塑造发展新动能新优势"。近年来我国持续加大创新创业政策支持力度，推动创新创业环境不断优化，创新创业成本大幅降低，创业带动就业能力持续提升，科技创新引领作用进一步增强，为加快培育发展新动能，实现更充分就业和经济高质量发展提供了坚实保障。

2. 我国正在大力释放创新创业潜能

随着我国经济由高速增长阶段转向高质量发展阶段，经济发展模式也正在从数量追赶转向质量追赶,从规模扩张转向结构升级,从要素驱动转向创新驱动。通过实施创新驱动发展战略,充分释放创新创业潜能,推动经济转型升级,已成为我国未来发展的必由之路。近年来,国家先后出台《促进科技成果转化法》和《科技进步法》,加快科技成果向现实生产力转化,同时紧紧依靠"互联网+",持续深化"放管服"改革,优化营商环境,政府、企业、社会良性互动的创新创业生态正在形成。

3. 国家正在不断激发全社会创新创业活力

增强经济社会发展创新力的根本在于调动社会各方面的积极性,激发全社会创新创业活力。近年来,国家充分发挥科研人员在"双创"活动中的示范引导作用,发布了《关于进一步支持和鼓励事业单位科研人员创新创业的指导意见》等一系列政策举措,极大地激发了高校、科研院所等事业单位科研人员的科技创新活力和科技成果转化的创业热情。同时,国家高度重视大学生的创新创业教育,将创新创业教育融入人才培养全过程,很多高校把创新创业教育和实践课程纳入高校必修课体系,通过一系列富有影响力的赛事如"挑战杯""互联网+"等持续培养大学生创新精神、创业意识和创新创业能力。此外,随着乡村振兴战略的实施,国家也在鼓励越来越多的农民加入返乡创业的大军,广泛带动当地就业创业形势。总之,国家正在通过多种政策措施不断促使全社会创新创业的活力充分迸发,让创新创业真正成为驱动国家经济社会发展的新引擎。

三、未来创新创业主要领域的展望

在历次科技革命和产业变革中,谁能顺应和把握大势,就能够赢得人心,引领全球发展。当前,百年未有之大变局、双循环新发展格局、第四次工业革命等多重背景交织在一起,颠覆性创新呈现群涌式爆发趋势,新科技、新产业、新业态、新模式层出不穷,不确定性成为未来社会发展的最主要的特征,这既带来了挑战,也带来了跨越式发展的重要机遇。我国需从不确定性中瞄准经济社会发展之大势,准确洞悉科技和产业发展趋势,下好未来产业培育和发展的先手棋,打好产业转型升级和国民经济高质量发展的主动仗,超前布局、引领变革、主导未来。

(一)生物科技与医药大健康领域

生物科技与医药大健康是以生命科学理论和技术为基础,与化学、材料、工程、信息等多学科交叉融合的高新技术领域,涵盖了生物医药、生物育种、生物基因、生物材料、生物能源、医疗器械、健康产品、医疗服务、健康管理、养生保健等与人类健康密切相关的广泛领域。长期以来,该领域一直保持快速增长势头,以其中的生物产业为例,其年复合增长率能够达到世界经济整体增速的 10 倍左右,且其全球营业额每 5 年左右就会实现倍数增长,展现出未来长时间保持主导产业地位的潜力。生物科技与医药大健康领域作为各国科技与经济竞争的战略制高点,也是我国重要的战略性新兴产业,未来基因治疗、靶向创新药物研发、中医药现代化、高端医疗装备制造、重大传染病防治、再生医学等都将可能成为该领域创新创业的热点。

（二）数字经济领域

数字经济是指以数据资源作为关键生产要素，以现代信息网络作为重要载体，以信息通信技术的有效使用作为效率提升和经济结构优化的重要推动力的一系列经济活动。从技术层面上讲，囊括了大数据、云计算、物联网、区块链、人工智能、虚拟现实与元宇宙、量子科技、新一代信息通信技术等一系列新兴技术；从应用层面上讲，"新零售""新制造"等也都是该领域的典型代表。纵观全球，随着新一代信息技术与实体经济的深度融合，数字产业、经济转型加速发展，数字经济已成为新一轮科技革命和产业变革的重要方向，也正在成为推动创新发展的新引擎。

（三）新材料领域

材料是制造业的物质基础和保障，是诸多工业生产中的基础乃至核心技术，其创新和发展与我们的生活密切相关，也是经济社会发展进步中的重要一环。制造强国必须是材料强国，新材料产业已被认定为我国重点发展的战略性新兴产业之一。在未来产业布局中，材料工业特别是新材料产业的创新发展将是重点。推动材料先行、提升基础材料的品质、前瞻性布局新材料领域未来产业将是材料强国战略的重要内容，其中如先进半导体材料、特种金属材料、碳基新材料、多用途复合材料、电子电器电容新材料、光学和电子化学品等领域都将是未来新材料领域创新创业的热点。

（四）新型能源领域

新型能源是指刚开始开发利用或正在积极研究、有待推广的能源，如先进可再生能源、新型电力系统、安全高效核能、绿色高效化石能源开发利用、能源数字化智能化等。新型能源产业将是衡量一个国家和地区高新技术发展水平的重要依据，也是新一轮国际竞争的战略制高点。当前世界发达国家和地区都已将发展新能源作为顺应科技潮流、推进产业结构调整的重要举措。未来，突破大规模高比例可再生能源的开发利用技术瓶颈，研发更高效、更经济、更可靠的水能、风能、太阳能、生物质能、地热能以及海洋能等可再生能源先进发电及综合利用技术，实现可再生能源产业高质量开发利用，攻克高效氢气制备、储运、加注和燃料电池关键技术，推动氢能与可再生能源融合发展等都将是新型能源领域创新创业的热点。

（五）先进装备制造领域

装备制造业是为经济社会生产运行提供工作母机和装备等各类制造业的总称，是工业和国民经济的心脏与生命线，是带动相关产业发展和支撑国家综合国力的重要基石。装备制造业的涵盖范围很广，如果按照国民经济行业来划分，包括了金属制品业、通用装备制造业、专用设备制造业、交通运输设备制造业、电气机械及器材制造业、通信计算机及其他电子设备制造业、仪器仪表及文化办公用品装备制造业等类别。未来信息化和工业化高层次深度结合的装备制造业如基于数字化转型和人工智能技术的航空领域，以海洋技术装备研发、海洋战略资源开发、海洋空间拓展、海洋环境保护等为热点的远洋深海,以及包含研发新型机车车辆、工程及养路机械、通信信号、牵引供电、安全保障、运营管理的先进轨道交通领域等都将是我国在该领域开展创新创业的重要方向。

(六)新型农业领域

在新型计划经济、新时代供销体系和相关基础软硬件的支撑下,农业全产业链的数字化、网络化、智能化进程正在加快。根据华为 X-Labs 实验室发布的《联网农场智慧农业市场评估》,全球数字农业规模已超千亿元人民币。未来新型农业将更加数字化、网络化、智能化,精准农业(包括精准种植、精准养殖等)、智能温室、农业遥感、农业监测(包括收成监测、土壤监测等)、农业无人机等都将成为该领域创新创业的热点。

(七)未来文旅领域

文化旅游产业蕴含着满足新时代人民美好生活需要的广阔天地。未来文旅领域将与新媒体、新技术深度融合,在技术创新、模式创新、内容创新、商业创新、管理创新等方面全面升级。当前,新奇的、参与感和互动性高的沉浸式体验成为备受瞩目的文旅新业态之一,同时,随着"元宇宙"概念的火爆兴起,文旅产业也正在成为"元宇宙"发展的重要场景,未来文旅新业态可用"沉浸式""数字化""元宇宙"三个词来概括,而其中增强虚拟现实、分布式云、神经科学等前沿科技在文旅产业的应用将可能成为未来该领域创新创业的热点。

【知识点案例】

三迭纪:全球 3D 打印药物领域引领者

2022 年 3 月,一款名为"T20"的药物在美国获得了食品药品监督管理局(FDA)的临床试验批准(IND),这是全球第三款进入临床申报阶段的 3D 打印药物产品。T20 的IND 获批是 3D 打印制药领域的一个里程碑事件,标志着 3D 打印制药技术日趋成熟。这款改良新药的申报公司是一家来自中国、创立于 2015 年的年轻高科技公司——南京三迭纪医药科技有限公司(以下简称"三迭纪"),它也是中国首家和唯一一家 3D 打印药物专业公司。目前,全球参与 3D 打印制药的公司有 30 家左右,包括了德国默克、美国默沙东等药企巨头,而已经实现技术产业化和应用到药物产品开发,进入商业化生产阶段的只有 2 家公司,分别是美国的 Aprecia 和中国的三迭纪。

三迭纪的创始人成森平博士本科主攻临床医学,博士转攻药物毒理专业,专业横跨医药两个学科,获得博士学位后于 30 岁开始创业。创立三迭纪是成森平博士第二次创业,这次她选择的创业方向是 3D 打印药物制剂这一高科技创新领域,该领域的创新创业需要药物结构制剂、高分子材料、药用专有设备三大方面的技术支撑,意味着对传统制药工艺的升级迭代,技术难度高,市场前景广阔,是一片创业的蓝海。而短短几年时间,三迭纪凭借超强的技术创新能力一步步构建起了从 3D 打印药物剂型设计、数字化开发方法到智能化生产的全链条技术平台,开启了制剂开发与智能制药的新范式。此次申报的

T20药物是基于一种全新的"3D打印制药"技术研发的产品,此技术称为热熔挤出沉积(melt extrusion deposition,MED),是由三迭纪首创的药物打印技术。

三迭纪定位为3D打印药物技术平台型公司,拥有自主研发产品和合作开发产品并行的商业模式。除了自主开发的全球T系列产品外,该公司还基于专有的3D打印制剂技术平台与跨国药企及国内药企合作,共同开发具有高难度制剂技术和高度差异化的药品。目前,三迭纪已经跟多家跨国药企和国内药企达成合作,并在全球3D打印药物领域有着最完整的专利布局,其专利申请占比超20%。

作为一家初创型高新技术企业,目前三迭纪已完成多轮融资,投资方包括天士力集团、晨兴创投、火山石投资等知名机构。在中国3D打印制药领域,三迭纪"从0到1"开拓了一个全新的数字化制药赛道,引领了制药领域底层工艺的革新;而放眼全球,其临床管线的推进也处于领先位置。作为新一代数字制药技术的提供商和全球3D打印药物领域的引领者,未来三迭纪有望成长为该赛道极具商业潜力的一家公司。

(部分内容来源于脉动网等网络资料,由编者整理)

第三节　创新创业与当代大学生

习近平总书记指出"青年人是全社会最富有活力、最具有创造性的群体,也是推动创科发展的生力军。要为青年铺路搭桥,提供更大发展空间,支持青年在创新创业的奋斗人生中出彩圆梦"。大学生作为当代青年的主体之一,朝气蓬勃、思维活跃,极具创新意识,是国家的未来、民族的希望,也是大众创业、万众创新的生力军,我们要能深刻理解创新创业的新时代背景,以青春的激情和智慧,热烈拥抱创新创业的伟大时代,更加自觉地把人生追求同国家发展进步、人民伟大实践紧密结合起来,在创新创业的时代浪潮中展示才华、服务社会,成就出彩人生。

一、新时代呼唤大学生创新创业

新时代是实现中国梦的伟大时代,也是创新创业的黄金时代。创新是社会进步的灵魂,是引领发展的第一动力,创业是实现高质量发展的战略举措,是推动经济社会发展、改善民生的重要途径,只有最大限度释放全社会创新、创业、创造动能,才能不断增强我国在世界大变局中的影响力、竞争力。随着我国经济社会结构持续转型升级,创新创业也正在成为新时代大学生展现才华、服务社会的重要方式。青年大学生富有想象力和创造力,勇于追梦,是新时代创新创业的有生力量,要敢于做先锋,而不做过客、不当看客,让创新成为青春远航的动力,让创业成为青春搏击的能量,让青春年华在为国家、为人民的奉献中焕发出绚丽光彩。

（一）当代大学生正处在创新创业的最好年华

陈独秀在《敬告青年》一文中写道："青年如初春，如朝日，如百卉之萌动，如利刃之新发于硎，人生最可宝贵之时期也。"我国现有数以千万计的青年大学生，大家正处在人生中最积极活跃、最有生气、保守思想最少的青年时期，蕴含着改造客观世界、推动社会进步的无限潜能。古往今来，许多有作为的人往往都是在青年时期就成就了一番事业。马克思立志选择从事"最能为人类福利而劳动的事业"时仅 17 岁，成为共产主义者时 25 岁，创作《共产党宣言》时 30 岁。革命年代，毛泽东同志 1921 年参加中国共产党一大时 28 岁，周恩来同志 1927 年领导南昌起义时 29 岁。长征途中，红军将领平均年龄不足 25 岁。如今，新一代中国青年也正在创新创业中贡献着青春智慧和力量。北斗卫星团队核心人员平均年龄为 36 岁，量子科学团队平均年龄为 35 岁，"嫦娥"月球探测器团队、"神舟"载人飞船团队平均年龄为 33 岁，"中国天眼"（FAST）研发团队平均年龄仅为 30 岁，在抗击新冠肺炎疫情的科研攻关中，不少"90 后"甚至"00 后"也已开始彰显科技创新的青春能量。可见，青年常为新，青年也最能为新，青年天然就与创新创业紧密相连。

时代各有不同，青春一脉相承。矢志创新创业、奉献青春之智、展现青春力量是当今时代赋予青年人的使命，也是当代青年成长成才的应有之义。大学生作为新时代青年的中坚力量，要勇做创新创业的"弄潮儿"，在国家经济发展的新产业、新业态、新模式上大胆探索，各展所长，努力闯出一片新天地，展现新时代中国青年崭新的精神风貌。

（二）当代大学生正处在创新创业的最好时代

当代大学生有幸生活在世界新一轮科技革命和产业变革方兴未艾，我国经济转型升级加快推进，"大众创业、万众创新"成为时代主旋律的伟大时代，正迎来在创新创业中施展才华、实现抱负的难得机遇和广阔舞台。大学生的创新意识、创业精神和创富能力在这个最好的时代是可以茁壮成长的。

当代大学生面临的时代机遇，概括起来，主要有以下几个方面：

一是当今中国已稳居世界第二大经济体的地位，拥有 14 亿人口的超级庞大市场空间，拥有完整全面的工业体系，拥有经济社会持续稳定发展的各项优势，拥有加速成长的经济发展新动能，为创新创业提供了丰厚的土壤。

二是当前我国科技创新虽取得了诸多新的历史性成就，但同世界最先进水平相比仍有一定差距，解决"卡脖子"技术难题，畅通产业链创新链断点堵点，提升基础研究和原始创新能力，服务国家高水平自立自强的创新赛道上仍有大量科技创新的"制高点""无人区"等待大学生去攻克、去探索。

三是随着信息技术的持续快速发展，在全新的互联网时代，无论是 5G、人工智能、大数据等新技术的进步，直播带货、远程医疗、在线服务等新业态的出现，还是乡村振兴、新型城镇化、智慧型社会构建等新发展阶段的到来，都给大学生创新创业提供了广阔的空间和全新的发展机遇。

此外，近年来为鼓励大学生创新创业，从中央到各级地方政府陆续出台了非常多元化的扶持政策并建立了保障机制,国家为大学生创新创业所营造的环境和提供的便利政策条件前所未有。身处这个大有可为的新时代,当代大学生如果能积极把握大势,抓住发展机遇,锤炼出过硬本领,以更成熟的心态、更理性的思维、更积极的行动在创新创业的大潮中奋勇搏击,就能够"闯"出新天地,"创"出成就感。

二、国家对大学生创新创业的政策支持

纵深推进大众创业万众创新是国家深入实施创新驱动发展战略的重要支撑,大学生是大众创业万众创新的生力军。近年来党中央、国务院高度重视大学生创新创业工作,为进一步支持和鼓励大学生创新创业,提升大学生创新创业能力、增强创新活力,切实解决大学生创新创业中的实际困难,从中央到各级地方政府陆续出台了一系列政策文件和扶持举措。下面对 2015 年以来国务院和教育部层面出台的各类有关大学生创新创业的政策文件进行简要梳理。

(一)国务院层面部分政策文件

2021 年国务院办公厅出台的《国务院办公厅关于进一步支持大学生创新创业的指导意见》(国办发〔2021〕35 号)是目前国家层面出台的专门针对大学生创新创业的最新政策文件。除此之外,自 2015 年以来国务院还出台了许多涉及大学生创新创业的政策文件,下面也对其中的部分文件进行梳理:

国办发〔2021〕35 号

1.《国务院办公厅关于发展众创空间推进大众创新创业的指导意见》(国办发〔2015〕9 号)。该文件将鼓励大学生创业列为重点任务,提出"推进实施大学生创业引领计划,鼓励高校开发开设创新创业教育课程,建立健全大学生创业指导服务专门机构,加强大学生创业培训,整合发展国家和省级高校毕业生就业创业基金,为大学生创业提供场所、公共服务和资金支持,以创业带动就业"。

国办发〔2015〕9 号

2.《国务院关于进一步做好新形势下就业创业工作的意见》(国发〔2015〕23 号)。该文件的出台旨在推动培育大众创业、万众创新的新引擎,实施更加积极的就业政策,把创业和就业结合起来,以创业创新带动就业,催生经济社会发展新动力,为促进民生改善、经济结构调整和社会和谐稳定提供新动能。文件中针对高校毕业生创业提出了诸多针对性优惠政策,如"高校毕业生、登记失业人员等重点群

国办发〔2015〕23 号

体创办个体工商户、个人独资企业的,可依法享受税收减免政策""鼓励利用财政性资金设立的科研机构、普通高校、职业院校,通过合作实施、转让、许可和投资等方式,向高校毕业生创设的小微企业优先转移科技成果""深入实施大学生创业引领计划、离校未就业高校毕业生就业促进计划,整合发展高校毕业生就业创业基金,完善管理体制和市场化运行机制,实现基金滚动使用,为高校毕业生就业创业提供支持"等。

3.《国务院办公厅关于深化高等学校创新创业教育改革的实施意见》(国办发〔2015〕36号)。该文件针对高校创新创业教育中存在的一些突出问题,围绕深化高校创新创业教育改革,提出:完善人才培养质量标准,创新人才培养机制,健全创新创业教育课程体系,改革教学方法和考核方式,改革教学和学籍管理制度,加强教师创新创业教育教学能力建设,改进学生创业指导服务,完善创新创业资金支持和政策保障体系九项主要任务,并细化了具体实施举措,为高校加快培养规模宏大、富有创新精神、勇于投身实践的创新创业人才队伍指明了方向。

国办发〔2015〕36号

4.《国务院关于大力推进大众创业万众创新若干政策措施的意见》(国发〔2015〕32号)。文件第九条中明确指出"支持大学生创业。深入实施大学生创业引领计划,整合发展高校毕业生就业创业基金。引导和鼓励高校统筹资源,抓紧落实大学生创业指导服务机构、人员、场地、经费等。引导和鼓励成功创业者、知名企业家、天使和创业投资人、专家学者等担任兼职创业导师,提供包括创业方案、创业渠道等创业辅导。建立健全弹性学制管理办法,支持大学生保留学籍休学创业"。

国办发〔2015〕32号

5.《国务院办公厅关于建设大众创业万众创新示范基地的实施意见》(国办发〔2016〕35号)。该文件的出台是为了在更大范围、更高层次、更深程度上推进大众创业万众创新,加快发展新经济、培育发展新动能、打造发展新引擎,建设一批"双创"示范基地,扶持一批"双创"支撑平台,突破一批阻碍"双创"发展的政策障碍,形成一批可复制、可推广的双创模式和典型经验,重点围绕创业创新重点改革领域开展试点示范提出了实施意见。在其列出的三项建设任务中,构建大学生创业支持体系为建设重点之一。文件指出"实施大学生创业引领计划,落实大学生创业指导服务机构、人员、场地、经费等。建立健全弹性学制管理办法,允许学生保留学籍休学创业"。构建创业创新教育和实训体系。加强创业导师队伍建设,完善兼职创业导师制度。

国办发〔2016〕35号

6.《国务院关于做好当前和今后一段时期就业创业工作的意见》(国发〔2017〕28号)。该文件针对就业形势的新变化和新挑战进一步提出了做好就业创业工作的针对性意见,其中针对高校毕业生创业也提出了扶持举措,如"对首次创办小微企业或从事个体经营并正常经营1年以上的高校毕业生、就业困难人员,鼓励地方开展一次性创业补贴试点工作""有条件的地区可通过财政出资引导社会资本投

国发〔2017〕28号

入,设立高校毕业生就业创业基金,为高校毕业生创业提供股权投资、融资担保等服务"。同时文件还鼓励高校毕业生多渠道就业,提出"实施高校毕业生就业创业促进计划,健全涵盖校内外各阶段、就业创业全过程的服务体系,促进供需对接和精准帮扶。教育引导高校毕业生树立正确的就业观念,促进他们更好地参与到就业创业活动中,敢于通过创

业实现就业"。

7.《国务院关于推动创新创业高质量发展打造"双创"升级版的意见》(国发〔2018〕32号)。该文件在第四部分"持续推进创业带动就业能力升级"中明确提出要"强化大学生创新创业教育培训。在全国高校推广创业导师制,把创新创业教育和实践课程纳入高校必修课体系,允许大学生用创业成果申请学位论文答辩。支持高校、职业院校(含技工院校)深化产教融合,引入企业开展生产性实习实训"。

国发〔2018〕32号

8.《国务院办公厅关于提升大众创业万众创新示范基地带动作用进一步促改革稳就业强动能的实施意见》(国办发〔2020〕26号)。该文件旨在进一步提升双创示范基地对促改革、稳就业、强动能的带动作用,促进双创更加蓬勃发展,更大程度激发市场活力和社会创造力。其中在"加强返乡入乡创业政策保障"部分提出要"发挥互联网平台企业带动作用,引导社会资本和大学生创客、返乡能

国办发〔2020〕26号

人等入乡开展'互联网＋乡村旅游'、农村电商等创业项目"。同时文件中还针对提升大学生创新创业能力提出了明确要求"支持高校示范基地打造并在线开放一批创新创业教育优质课程,加强创业实践和动手能力培养,依托高校示范基地开展双创园建设,促进科技成果转化与创新创业实践紧密结合。推动高校示范基地和企业示范基地深度合作,建立创业导师共享机制。支持区域示范基地与高校、企业共建面向特色产业的实训场景,加快培养满足社会需求的实用型技能人才。促进大学生加强数理化和生物等基础理论研究,夯实国家创新能力基础。实施双创示范基地"校企行"专项行动,充分释放岗位需求,支持将具备持续创新能力和发展潜力的高校毕业生创业团队纳入企业示范基地人才储备和合作计划,通过职业微展示、创业合伙人招募等新方式,拓宽创业带动就业的渠道"。

9.《国务院办公厅关于进一步做好高校毕业生等青年就业创业工作的通知》(国办发〔2022〕13号)。该文件对做好当前和今后一段时期高校毕业生等青年就业创业工作提出了一系列针对性举措,其中针对大学生创新创业提出要支持自主创业,"落实大众创业、万众创新相关政策,深化高校创新创业教育改革,健全教育体系和培养机

国办发〔2022〕13号

制,汇集优质创新创业培训资源,对高校毕业生开展针对性培训,按规定给予职业培训补贴。支持高校毕业生自主创业,按规定给予一次性创业补贴、创业担保贷款及贴息、税费减免等政策,政府投资开发的创业载体要安排30%左右的场地免费向高校毕业生创业者提供"。

此外,《中共中央国务院关于深化体制机制改革加快实施创新驱动发展战略的若干意见》《国务院关于加快构建大众创业万众创新支撑平台的指导意见》(国发〔2015〕53号)、《国务院办公厅关于支持返乡下乡人员创业创新促进农村一二三产业融合发展的意见》(国办发〔2016〕84号)、《国务院关于强化实施创新驱动发展战略进一步推进大众创业

万众创新深入发展的意见》（国发〔2017〕37 号）等政策文件中也都包含了鼓励和支持大学生创新创业的相关举措。

中共中央国务院关于深化　　国发〔2015〕53 号　国办发〔2016〕84 号　国发〔2017〕37 号
体制机制改革加快实施创新
驱动发展战略的若干意见

（二）教育部层面部分政策文件

1.《普通高等学校学生管理规定》（中华人民共和国教育部令第41 号）。新修订的《普通高等学校学生管理规定》中明确写入了鼓励大学生创新创业的条款："第十七条 学生参加创新创业、社会实践等活动以及发表论文、获得专利授权等与专业学习、学业要求相关的经历、成果，可以折算为学分，计入学业成绩。具体办法由学校规定。

中华人民共和国
教育部令第 41 号

学校应当鼓励、支持和指导学生参加社会实践、创新创业活动，可以建立创新创业档案、设置创新创业学分""第二十六条 学校可以根据情况建立并实行灵活的学习制度。对休学创业的学生，可以单独规定最长学习年限，并简化休学批准程序"。

2.《教育部关于加快建设高水平本科教育全面提高人才培养能力的意见》（教高〔2018〕2 号）。该文件的出台旨在围绕全面提高人才培养能力这个核心点，推动加快形成高水平人才培养体系，培养德智体美劳全面发展的社会主义建设者和接班人，加快建设高水平本科教育，全面提高人才培养能力。其中对高校深化创新创业教育改革提出了明确要求："把深化高校创新创业教育改革作为推进高等教育

教高〔2018〕2 号

综合改革的突破口，面向全体、分类施教、结合专业、强化实践，促进学生全面发展。推动创新创业教育与专业教育、思想政治教育紧密结合，深化创新创业课程体系、教学方法、实践训练、队伍建设等关键领域改革。强化创新创业实践，搭建大学生创新创业与社会需求对接平台。加强创新创业示范高校建设，强化创新创业导师培训，发挥'互联网＋'大赛引领推动作用，提升创新创业教育水平。鼓励符合条件的学生参加职业资格考试，支持学生在完成学业的同时，获取多种资格和能力证书，增强创业就业能力。"文件还提出要强化科教协同育人，"依托大学科技园、协同创新中心、工程研究中心、重点研究基地和学校科技成果，搭建学生科学实践和创新创业平台，推动高质量师生共创，增强学生创新精神和科研能力"。

3.《教育部关于深化本科教育教学改革全面提高人才培养质量的意见》(教高〔2019〕6号)。该文件对高校深化创新创业教育改革提出了明确要求,指出要"挖掘和充实各类课程、各个环节的创新创业教育资源,强化创新创业协同育人,建好创新创业示范高校和万名优秀创新创业导师人才库。持续推进国家级大学生创新创业训练计划,提高全国大学生创新创业年会整体水平,办好中国'互联网+'大学生创新创业大赛,深入开展青年红色筑梦之旅活动"。同时,文件也明确指出了要将教师指导创新创业计入教育教学工作量,纳入年度考核内容。

教高〔2019〕6号

除以上各类扶持大学生创新创业的政策文件外,近年来,国家还通过组织开展各类大学生创新创业活动,完善大学生创新创业竞赛体系,为大学生培养创新意识、提升创业能力搭建了广阔舞台。

新时代,从中央到地方一系列有力政策举措的出台,充分表明了党和国家对大学生创新创业的高度重视,表达了对大学生通过创新创业施展才华、实现人生价值的深厚期望,展现了为大学生创业营造良好环境并提供政策支持,让大学生创新有平台、创业有底气、创造有支撑的坚定决心,让当代大学生在创新创业道路上"敢闯敢试"。

【知识点案例】

习近平总书记给第三届中国"互联网+"大学生创新创业大赛
"青年红色筑梦之旅"的大学生的回信

第三届中国"互联网+"大学生创新创业大赛"青年红色筑梦之旅"的同学们:

来信收悉。得知全国150万大学生参加本届大赛,其中上百支大学生创新创业团队参加了走进延安、服务革命老区的"青年红色筑梦之旅"活动,帮助老区人民脱贫致富奔小康,既取得了积极成效,又受到了思想洗礼,我感到十分高兴。

延安是革命圣地,你们奔赴延安,追寻革命前辈伟大而艰辛的历史足迹,学习延安精神,坚定理想信念,锤炼意志品质,把激昂的青春梦融入伟大的中国梦,体现了当代中国青年奋发有为的精神风貌。

实现全面建成小康社会奋斗目标,实现社会主义现代化,实现中华民族伟大复兴,需要一批又一批德才兼备的有为人才为之奋斗。艰难困苦,玉汝于成。今天,我们比历史上任何时期都更接近实现中华民族伟大复兴的光辉目标。祖国的青年一代有理想、有追求、有担当,实现中华民族伟大复兴就有源源不断的青春力量。希望你们扎根中国大地了解国情民情,在创新创业中增长智慧才干,在艰苦奋斗中锤炼意志品质,在亿万人民为实现中国梦而进行的伟大奋斗中实现人生价值,用青春书写无愧于时代、无愧于历史的华彩篇章。

习近平

2017年8月15日

(资料来源于中华人民共和国中央人民政府官网)

三、当代大学生创新创业的现状

（一）大学生对创新创业的认知

近年来，随着国家对大学生创新创业的高度重视和中国经济转型发展的新机遇，大学生对创新创业的兴趣和认知度进一步提升。与此同时，由于经验不足、信息不畅等，大学生对创新创业的认知还存在一定的局限性，同时大学生创新创业也面临着较大的困难并存在较高的失败率。当前，大学生对创新创业的认知主要呈现两大特征。

一是大学生对创新创业的兴趣日趋浓厚，越来越多的高校大学生开始投身创新创业实践。以第八届中国国际"互联网+"大学生创新创业大赛为例，共有来自国内外 111 个国家和地区、4 554 所院校的 340 万个项目、1 450 万名学生报名参赛。该赛事自 2015 年创办以来已举办 8 届，成为我国覆盖面最大、影响最广、成果最多、规格最高的大学生创新创业盛会。许多基于互联网的新产品、新服务、新业态、新模式在大赛中集中亮相，项目成长持续带动了新经济发展，推动了传统行业转型升级。可见，大学生的创新思维、创业意识和创造能力在持续提升，一批又一批敢闯会创的大学生创新创业生力军正在成长。

【知识点案例】

第四届中国"互联网+"大学生创新创业大赛全国总决赛冠军项目
"中云智车——未来商用无人车行业定义者"项目路演陈述

各位评委、各位领导，厦大的同学，大家好！

下面为大家介绍北京理工大学的中云智车项目。

迄今为止，它是国际第一个真正的车规级无人车研发项目。我们的核心团队从 2012 年起开始组建，我们创办了北理工特种无人车辆创新基地和方程式赛车队。我们团队过去创造了诸多具有世界级影响力的成果。其中，最重要的就是，2016 年我们先于德国人创造了世界上第一辆无人驾驶赛车。这就是我们团队的基因——造车的基因，敢为人先的基因。2017 年，我们这辆无人驾驶赛车有幸代表全亚洲亮相世界舞台赛场。这也是中国人第一次有机会在世界无人驾驶领域站在世界之巅。更有代表性的是，2017 年，我们创造了世界上第一辆军用的全线控超级无人车，并且打破了吉尼斯世界纪录。

介绍下我个人，我叫倪俊，1992 年生，目前仍然在攻读博士学位。2013 年，我有幸作为北京市唯一一名本科生获得了中国青少年科技创新奖，在 2016 年入选了中国科协青年人才托举工程。（掌声）谢谢！

我们的愿景是什么？我们知道，无人车会彻底改变未来我们人类的生活方式，而且这未来起码是 1.5 万亿级的市场。在军用领域，我们国家正处在三代向四代无人陆军装备转型的历史关口,军民融合政策也对我们开放了巨大的市场空间。

中国会不会诞生下一个洛克希德·马丁?这个行业的痛点是什么?我们认为,在民用领域,目前所有的初创企业都在关注环境感知、路径规划等算法,无人车整车普遍采用集成底盘去改装,这种改装会带来诸多问题。我们的愿景是在民用领域定义未来无人车的主机场,在军用领域做中国未来的洛克希德·马丁。

公司成立于今年2月,已经完成了千万元的天使轮融资,并且在固安建设了年产能1 500台的生产基地。在所有人都还认为无人车只是个愿景、还只是个泡沫的时候,我们已经开始了量产和小规模的交付。

这是我们的第一款产品——小型无人车通用底盘,可以用于物流、摆渡、运输等场景。这也是目前全世界第一个正向研发的车规级无人车底盘,并且是唯一一个通过国家车规级测试的无人车底盘。这是我们的中型无人车底盘,最高车速80 km/h,续航能力300 km,负重3 t。这些指标也延续了当年我们打破吉尼斯世界纪录时的水平。

在民用领域,我们第一个整车产品是无人运营货车,现在已经在国家很多大型工业园区开始试运营。在军用领域,我们研发了国内唯一一个由民营企业研发的军用超级无人车"中云智·战"。

这是我们的合作伙伴和订单情况,我们基本上实现了无人车场景的全覆盖。今年是公司成立第一年,销售收入大概在800万元左右,明年预计大概在4 000万元左右。

最后想说的一点是,我们这个团队过去曾经多次为国征战,我们队服肩膀的袖标上曾经十几次印上五星红旗。"战必用我,用我必胜"是我们北京理工大学刻在骨子里的军工基因。但是,在过去的100年时间里,汽车——堂堂的工业之王,它的理论、技术和产业链格局没有一样是我们中国人所定义的。我们总讲"弯道超车",实际上,无人车给了我们国家的汽车工业实现"弯道超车"的最好机会。无人车的理论、技术和产业链局和传统汽车完全不一样,这是一个全新的历史机遇。那么在未来,让这一切都是我们中国人所定义的。我想,这是我的梦想,也是我们这个团队的梦想,更是我们这一代中国汽车人的梦想。谢谢!

二是大学生对待创新创业的态度也更加趋于理性。虽然大学生创新创业的热情持续存在,但在校时参加创新创业竞赛和实践活动的大学生居多,毕业后选择创业作为就业方式的大学生仍偏少。这一方面是由于随着就业心态的变化、家庭因素影响以及研究生、公务员考试等人才招录扩招,大学生的创业热情也开始消散。另一方面,由于真实社会中的创新创业是一项有较高门槛的事情,大学生创新创业过程中面临着融资难、经验少、自我执行力不强、畏惧困难等问题,风险大、失败率高,将创新创业作为一份事业来坚持对于大多数大学生而言并不是一件容易的事,多数大学生正在逐渐认清自己并不适合毕业后立即投身创新创业实践,不少同学开始将创新创业作为人生长期规划的一个选项来做准备,只有少数本领过硬、勇于挑战自我、执行能力强、不惧困难的同学执着地将创新创业梦想付诸实施。

（二）当代大学生创新创业的趋势

【导引案例】

影石创新——"90后"南大学子靠科技卖相机，6年做到全球第一

提起影石创新，一些人或许很陌生，但它在影像科技圈早已备受追捧。这家总部位于深圳的科创公司，用6年时间在全景相机领域做到了市场份额全球第一，产品远销全球170多个国家和地区，成为当之无愧的全景相机全球行业龙头。其影石Insta360系列产品在北京冬奥会、全国两会和春晚等重大场合几乎从不缺席，为新闻媒体的直播和报道提供技术支持。

影石科技创始人刘靖康出生于1991年，毕业于南京大学，是个典型的计算机软件"技术大神"。他从小便酷爱研究电脑，高中时在全国中小学生电脑制作大赛中获奖，高考加分20分，进入南京大学软件学院学习。在南京大学读书时，刘靖康一直是校园里的风云人物。他曾用7000张同学的照片做出南京大学各院系"标准脸"，引发了网络热烈围观，也曾通过网络视频中几秒钟的按键音破解了360公司老总周鸿祎的手机号码，还引来了李开复邀请他加入创新工场的橄榄枝。

同时，他还是一位天生的创业者。他在大学期间便开始了自己的创业生涯。在经历了两次创业失败后，2014年，刘靖康偶然间体验了谷歌Cardboard眼镜，并在网上看到国外一个团队在大洋洲上空拍摄的360°全景视频。他萌发了开发一款小型的、可以一键拍摄全景视频照片的相机的念头。于是他带领团队迅速转型，从只做图像处理和手机直播的软件，转向做软件与硬件结合、可以轻松获得360°旋转画面的VR全景相机。

2015年，刘靖康带领团队创办影石创新科技股份有限公司。2015年12月，影石创新正式推出了Insta360首款企业级VR全景相机4K beta，并在2016年全国两会期间成为央视的"秘密武器"，360°无死角记录发布会现场细节，从而一举成名。

此后几年，影石创新攻克了产品研发的各种技术壁垒，拿下国家级制造业单项冠军、专精特新重点"小巨人"企业等荣誉，并凭借亮眼的业绩打破了海外科技巨头对市场的垄断。如今，影石创新靠一台酷炫的全景相机年入预估超10亿元，其中近70%营收来自海外。这个年轻的创业团队自成立至今已完成8轮融资，众多知名创投机构为其投资。刘靖康本人也获得无数好评，所获荣誉包括福布斯"亚洲30岁以下杰出青年"称号、第十届"中国青年创业奖"等，并入选《财富》（中文版）"中国40位40岁以下的商界精英"榜单。随着影石创新登上科创板舞台，即将成为A股首家90后自主创业公司，刘靖康也有望迎来人生第一个IPO，他的创业传奇路仍在延续。

影石创新的崛起路径堪称中国当代大学生创新创业的最新典范。刘靖康的背后是眼下中国创新创业大潮中正在涌现的无数大学生"创客"的身影。他们是一股更加磅礴

的青春力量,斗志昂扬、拒绝内卷,凭借过硬的技术本领,正从前辈们手中接过火炬,缔造出一个个了不起的创业传奇,成为青年一代创新创业的主力军。

[资料部分来源于创业邦(作者苏敏)、投资界(作者张继文)等网络平台资料,编者整理]

大学生群体投身创新创业是时代与经济发展的必然,也会受到科技发展进步、经济结构转型、教育模式变革、国家政策扶持等诸多外部因素的影响。观察近年来我国大学生创新创业的变化,能够发现其中的一些趋势。

1. 大学生创新创业群体规模在不断壮大。《2021年中国大学生创业报告》研究结果显示,目前我国高校独角兽企业、初创企业数量和融资总额仅次于美国,在全球处于领跑地位。同时,在科技革命和产业变革加速演进的背景下,我国高等教育加速推进新工科、新医科、新农科、新文科建设,高校正在大力加强紧缺人才、卓越拔尖人才培养,持续推动创新创业教育范式变革,大学生接触创新创业知识的渠道越来越广,锻炼创新创业能力的实践平台越来越多,这些都将助推大学生创新创业群体规模的扩大。

2. "互联网+"创新创业仍是大学生开展创新创业实践的热点。随着以移动互联网、5G、区块链、云计算、大数据、物联网、人工智能等为代表的新一代信息技术与教育、医疗、制造、能源、服务、农业等领域的深入融合创新,各种新兴业态不断发展壮大,并持续打造出新的产业增长点。当代大学生成长于互联网时代,一出生就与网络信息时代无缝对接,受数字信息技术、即时通信设备、智能手机产品等影响比较大,渴望成为互联网经济的弄潮儿,对互联网领域的产业发展变化有着天然的兴趣和敏感性,加之开展"互联网+"创新创业的门槛相对较低,创新创业的风口也相对较多。因此,现阶段及未来一段时期,该领域都将是大学生开展创新创业实践的热点。

3. 大学生对灵活就业创业的接受认可度在提高。随着数字经济、零工经济的蓬勃发展,中国的劳动力市场正在不断产生诸如网络主播、新媒体博主、视频网站内容发布者、微店业主等新兴形态就业创业者,这些以自由、弹性、非传统为特点的灵活就业创业形式正在吸引越来越多的大学生,成为推动经济和拉动就业的新引擎。与一般的灵活就业创业不同,这种"自己给自己造饭碗"的灵活就业是在互联网、大数据等新技术应用背景下和新业态下的自主就业创业,加入了更多的智力因素与科技因素,也更符合一些大学生追求自由、彰显个性的群体特点。

(三)新时代大学生创新创业的价值追求

【导引案例】

药大校友屠鹏飞:点草成金,科技惠民

【人物简介】屠鹏飞,男,1963年4月生,浙江黄岩人。中国药科大学81级校友,北京大学药学院天然药物化学系主任,教授,博士生导师,第九、十、十一届国家药典

委员会中药材饮片专业委员会主任委员,中国野生植物保护协会肉苁蓉保育委员会主任委员,国家杰出青年基金获得者、首届岐黄学者、国家科技进步奖二等奖获得者。因其坚持几十年研究和推广应用的肉苁蓉项目,为带动新疆南疆地区和内蒙古西部沙漠治理、经济发展和农牧民致富做出了重要贡献,被当地干部和群众亲切地誉为"肉苁蓉之父"。

在新疆南疆的塔克拉玛干沙漠,固沙植物柽柳和梭梭顽强生长着,给"死亡之海"带来生机。它们的根上寄生着一种神奇的植物,那就是著名的补益中药肉苁蓉。两千多年来,这个享有"沙漠人参"美誉、自身无根而寄生在其他植物根部的肉苁蓉一直是一个难解之谜,全世界也没有人工种植肉苁蓉的成功先例。

20世纪90年代,屠鹏飞开始深入沙漠研究肉苁蓉,那时他经常坐在沙漠里,望着一望无际的沙漠,心系吃不饱穿不暖的沙区人民,思考着怎么样让老百姓主动治理沙漠、改变沙漠,把沙漠变成一个"聚宝盆"。于是,他下定决心,要一辈子从事肉苁蓉研究,解决肉苁蓉野生变家种的难题,发展肉苁蓉生态产业,治理沙漠,解决药源问题,促进荒漠地区经济发展和农牧民致富。

通过大量野外调查和实验室研究,屠鹏飞发现,管花肉苁蓉的野生资源远比当时《中国药典》收载的荒漠肉苁蓉丰富,同时有效成分含量也明显高于荒漠肉苁蓉,但却没有被收入药典。因此2003年,屠鹏飞向国家药典委员会提出将管花肉苁蓉作为中药肉苁蓉的来源植物收入药典。在屠鹏飞所做的大量化学成分和药理作用比较研究,以及建立管花肉苁蓉质量标准的基础上,2004年7月,国家药典委员会决定将管花肉苁蓉作为肉苁蓉药材的来源植物收入2005年版《中国药典》,解决了管花肉苁蓉作为中药肉苁蓉使用的法定地位问题,从此,管花肉苁蓉真正由"草"变成了"药",也变成了帮助当地农牧民脱贫致富的"金"。

尽管管花肉苁蓉野生资源相对较丰富,但要满足临床需求还必须发展大规模的人工种植。然而,作为典型的根寄生植物,其人工种植难度极大,在国际范围也无成功的先例。为了解决肉苁蓉的人工栽培问题,屠鹏飞广邀各地区、各领域科技人员加入自己的研究队伍,组成多学科研究协作组,对管花肉苁蓉及其寄主红柳的人工种植技术进行系统研究,建立了管花肉苁蓉种子质量分级标准及管花肉苁蓉及其寄主红柳的人工种植技术体系,使肉苁蓉这类寄生植物的人工栽培变成现实。新疆和田地区的老百姓都说:"屠教授让管花肉苁蓉从草变成了药,又解决了管花肉苁蓉的大面积高产、稳产种植技术,没有屠教授,就没有和田地区今天的肉苁蓉产业。"

解决了管花肉苁蓉野生变家种和大面积高产稳产的一系列技术问题,还远远没有达到屠鹏飞对科技惠民的要求。他认为,想要使肉苁蓉产业真正产生经济效益,还必须提升肉苁蓉的应用价值,延伸产业链,使肉苁蓉生态产业健康发展。于是,屠鹏飞又着手为加工企业提供技术指导,并且联系出口事宜,还负责对产品进行免费检测,在每一个环节,他都倾注了大量的心血。屠鹏飞还带领其科研团队开展了肉苁蓉系统的药理作用和开发利用研究,大大提高了其附加值,使肉苁蓉提取物产品出口美国、日本和东南亚。

2004年,新疆和田地区授予屠鹏飞教授"和田地区科技特等奖",这是该奖项第一次被授予非和田地区的科技人员，饱含和田地区干部、群众对屠鹏飞的感激之情。2016 年屠鹏飞因在沙生植物的研究和推广种植方面的突出贡献获"全国脱贫攻坚奖创新奖"。

有人说，屠鹏飞所做的工作已经远远超出了一个学者的职责。屠鹏飞自己却说："作为一名科学家，光做科研是不行的。如果我们做研究的目的仅仅是发表一些论文，或者获得一些奖项，甚至争取国家的资金支持，为科研而科研，这就偏离了科学研究最初的目的。有了科研成果，还必须想办法推广出去，体现其社会价值和经济价值。"在屠鹏飞看来，治理沙漠，改善生态，带动农牧民致富，促进经济发展、生态文明，这一个个奋斗目标正由这个"苁蓉梦"开始，一一实现。

（资料部分来源于央视网《"肉苁蓉之父"屠鹏飞：科技惠民 点草成金》、
新华社《屠鹏飞：用 28 载时光造福百姓、催绿沙漠》等网络资料，编者整理）

创新创业的价值追求是影响大学生创新创业可持续性的重要因素。社会主义核心价值观是大学生创新创业的根本价值导向。新时代大学生开展创新创业实践的价值追求必须与社会主义核心价值观相契合，基于自身需求和国家、社会需要，采取正确的价值判断和选择标准，实现物质财富创造和人生价值实现、自我价值实现的"小我"与为国家和人民服务的"大我"的有机统一，形成与新时代中国特色社会主义相适应的创新创业价值观。

新时代大学生创新创业价值观所蕴含的精神内核应该体现以下几方面特征：

1. 要厚植家国情怀

青年一代有理想、有担当，国家就有前途，民族就有希望。青年大学生富有想象力和创造力，是创新创业的有生力量。广大大学生的创新创业实践能够汇聚起实现中华民族伟大复兴中国梦的强大动能，对于推动社会进步、经济发展、改善民生具有重要意义。因此，大学生在创新创业时，要厚植家国情怀，不断提升思想道德境界，自觉将自己的人生价值、创业梦想同为民族复兴、国家富强而奋斗的崇高理想相统一，主动将创新创业实践融入国家发展大局，以创新创业实际行动弘扬爱国主义精神，创造不愧于时代的业绩。

【知识点案例】

新时代越来越多的大学生开始走出"象牙塔"、实验室，走进革命老区、贫困地区、城乡社区，用专业知识、创新创业成果精准对接基层需求。在推动乡村振兴、农业农村现代化的创新创业火热实践中成就了一番事业。

以中国"互联网＋"大学生创新创业大赛"青年红色筑梦之旅"为例，自 2017 年首次开展以来，全国共有 483 万名大学生走进革命老区、贫困地区、城乡社区，传承红色基因，锤炼意志品质，用专业知识和创新创业成果为脱贫攻坚和乡村振兴贡献青春力量。累计 98 万个创新创业项目精准对接农户 255 万余户、企业 6.1 万余家，签订合作协议 7 万余项，取得了良好的社会和经济效益。

"青年红色筑梦之旅"活动回应时代需要，将思政教育、专业教育和创新创业教育深度融合，把大学生创新创业实践与精准扶贫脱贫、乡村振兴紧密结合，有效促进了高校智力资源特别是大学生创新创业成果在基层落地转化。一批批青年学生聚焦学以致用，组成"科技中国小分队""健康中国小分队"等,在美丽乡村建设、弱势群体帮扶等方面做出了实实在在的贡献。

(资料部分来源于《光明日报》《在红色筑梦之旅中书写新时代青春答卷——中国国际"互联网＋"大学生创新创业大赛"青年红色筑梦之旅"活动综述》,编者整理)

2. 要拥有"敢闯会创"的精神

敢闯,就是敢为人先、敢于尝试、敢于探索、敢于创新,能够领潮流风气之先,掌握创新创业的主动权。习近平总书记勉励青年人"要有敢为人先的锐气,勇于解放思想、与时俱进,敢于上下求索、开拓进取,树立在继承前人的基础上超越前人的雄心壮志"。大学生在创新创业实践中,要树立敢闯的精神,敢于突破常规,实现超越。

会创,就是要培养改革、创新、变革的精神。大学生思想活跃、精力充沛、易于接受新鲜事物,是创新创业活动的主体。要树立创新意识,并内化为自觉追求,同时要善于在创新中发现市场机会,积极转化为创业实践,创造出经济价值、社会价值,体现社会责任感。

3. 要磨炼勇于奋斗的意志品质

奋斗是青春最亮丽的底色。大学生在创新创业实践中要勇于砥砺奋斗,克服创新创业中的各种困难,在创新创业中磨炼坚韧的创业意志,不断促进自身全面发展。大学生创新创业充满风险、艰辛,时刻伴随着不确定性和紧迫感。有数据显示,大学生创业成功率不足 5%,只有保持艰苦奋斗、锲而不舍的进取精神,不怕挫折失败,勇于克服艰难险阻,才能最终实现创新创业梦想。

4. 要树立尊重劳动、崇尚劳动的意识

创新创业实践是劳动的一种高级形式,是一种创造性的劳动。但创造性劳动往往不是一蹴而就的,需要付出艰辛的努力、不懈的坚持。创新创业实践能够让大学生深刻感受劳动之艰,体味劳动之美,弘扬劳动精神,形成精益求精、爱岗敬业的职业操守。大学生要想在创新创业中成功,就需要真正认识劳动、崇尚劳动、尊重劳动,懂得"劳动最光荣、劳动最崇高、劳动最伟大、劳动最美丽"的道理,自觉将创新创业作为一种行为方式和人生态度,在创造性劳动中实现劳动创造幸福的价值追求。

在复杂多变的社会环境中,大学生创新创业价值追求还面临着诸如观念诱变、利益诱惑等考验,如不加以注意和防范,一味追求物质财富利益,无限膨胀个人利益,也可能导致价值观的扭曲甚至误入歧途。因此,大学生还需要坚守法治、诚信、平等、公平等时代价值,以此规范创新创业实践活动。

【本章小结】

创新创业关系着中国未来的国际竞争力和可持续发展,是国家命运所系、发展形势所需、世界大势所趋。当代大学生要能深刻理解创新创业的新时代内涵,自觉培养创新精神和创业意识,为实现"两个一百年"奋斗目标和中华民族伟大复兴的中国梦而努力奋斗。

创新改变世界,创业成就梦想。伴随着党和国家对创新创业的重视、经济结构的转型升级和国家科技创新能力的持续提升,我国创新创业生态不断优化,为大学生创新创业提供了广阔天地。越来越多的大学生开始投身创新创业的洪流,在时代的大舞台上施展创新创业抱负,用自己的才能和努力拼杀出一片新天地。

广大青年大学生正处于大有可为的新时代,赶上了创新创业的最好时机。大家要深刻理解并把握时代潮流和国家需要,走出自我小天地,将"小我"融入"大我",将创新创业梦融入伟大中国梦,积极投身到创新创业的时代大潮中,直面风浪、善抓机遇、敢为人先、锐意创新,让创新成为青春远航的动力,让创业成为青春搏击的能量,努力书写无愧于时代的人生华章。

【延伸悦读】

2022 年度中国科学十大进展简介

1. "祝融号"巡视雷达揭秘火星乌托邦平原浅表分层结构

详细的火星地下结构和地层物性信息是研究火星地质及其宜居性演化的关键,是火星探测的重要内容之一。中国科学院地质与地球物理研究所陈凌、张金海团队等对"祝融号"火星车行进约 4 个月、探测长达 1 171 米的低频雷达数据进行了深入分析和精细成像,获得了乌托邦平原南部浅表 80 米之上的高精度结构分层图像和地层物性信息。研究发现该区域数米厚的火壤层之下存在两套向上变细的沉积层序:第一套层序位于地下约 10~30 米,其形成可能与距今约 16 亿年以来短时洪水、长期风化或重复陨石撞击作用有关;第二套层序位于地下约 30~80 米,可能是距今 35 亿~32 亿年的大型洪水事件沉积。现今该区域 0~80 米深度范围内未发现液态水存在的证据,但不排除存在盐冰的可能性。该研究揭示了现今火星浅表精细结构和地层物性特征,提供了火星长期存在水活动的观测证据,为深入认识火星地质演化与环境、气候变迁提供了重要依据。

2. FAST 精细刻画活跃重复快速射电暴

快速射电暴(FRB)是宇宙无线电波段最剧烈的爆发现象,起源未知,是天文领域重大热点前沿之一。中国科学院国家天文台李菂团队联合北京大学、之江实验室和中国科学院上海天文台团队利用 FAST 发现了世界首例持续活跃的快速射电暴 FRB20190520B,该快速射电暴拥有已知最大的环境电子密度。这一发现有效推进了 FRB 多波段研究。通过监测活跃重复暴 FRB20201124A,获得了迄今为止最大的 FRB 偏振样本,探测到 FRB 局域环境的磁场变化及其频率依赖的偏振振荡现象。针对以 FRB20190520B、FRB20201124A 为代表的活跃重复暴,李菂团队组织了国际合作,特别是美国大型望远镜 GBT 协同 FAST 观测,揭示了描述 FRB 周边环境的单一参数,即"RM 弥散",提出了重复快速射电暴偏振频率演化的统一机制。FAST 精细刻画活跃重复快速射电暴,构建统一图景,为最终揭示快速射电暴起源奠定了观测基础。

3. 全新原理实现海水直接电解制氢

海水复杂组分引起的副反应和腐蚀性等问题一直是海水直接电解制氢面临的重大

难题。谢和平院士与他指导的深圳大学/四川大学研究团队通过将分子扩散、界面相平衡等物理力学过程与电化学反应结合,创立了海水原位直接电解制氢全新原理与技术,建立了气液界面相变自迁移自驱动的海水直接电解制氢理论方法,形成了界面压力差海水自发相变传质的力学驱动机制,实现了无额外能耗的电化学反应协同海水迁移的动态自调节稳定海水直接电解制氢。自主研制的 386 L/h H_2 原理样机在真实海水中稳定制氢超过 3 200 小时,法拉第效率近乎 100%,电解能耗约 5.0 kWh/Nm^3 H_2,在隔绝海水离子的同时实现了无淡化过程、无副反应、无额外能耗的高效海水原位直接电解制氢技术突破,为解决该领域长期困扰科技界和产业界的技术难题奠定了基础。

4. 揭示新冠病毒突变特征与免疫逃逸机制

随着新冠病毒奥密克戎突变株及其子代变异株持续涌现,及时地解析新冠病毒突变株如何逃逸疫苗接种所建立的免疫屏障和病毒感染促使人体所产生的免疫力对于未来的疫苗设计与疫情防控至关重要。北京大学、北京昌平实验室曹云龙、谢晓亮团队联合中国科学院生物物理研究所王祥喜团队率先揭示了新冠病毒奥密克戎突变株及其新亚型的体液免疫逃逸机制与突变进化特征,揭示了奥密克戎 BA.1 中和抗体逃逸机制及其与病毒刺突蛋白结构特征的联系。发现奥密克戎 BA.4/BA.5 变异可逃逸人体感染 BA.1 后所产生的中和抗体,证明了难以通过奥密克戎感染实现群体免疫以阻断新冠传播。并基于自主研发的高通量突变扫描技术,成功预测了新冠病毒受体结合域免疫逃逸突变位点,前瞻性筛选出了广谱新冠中和抗体。相关研究为广谱新冠疫苗和抗体药物研发提供了理论依据和设计指导,为全球新冠疫情防控提供了重要参考。

5. 实现高效率的全钙钛矿叠层太阳能电池和组件

钙钛矿叠层太阳能电池具有低成本溶液处理的优势,在薄膜太阳能电池的大规模应用中展现出光明前景。但全钙钛矿叠层电池光电转换效率仍低于单结钙钛矿电池,其中窄带隙钙钛矿晶粒表面缺陷密度高,是制约提升叠层电池效率的关键瓶颈。南京大学谭海仁团队通过设计钝化分子的极性,提升其在窄带隙钙钛矿晶粒表面缺陷位点上的吸附强度,显著增强了缺陷钝化,大幅提升了全钙钛矿叠层电池的效率。经国际权威检测机构日本电器安全环境研究所(JET)独立测试,叠层电池效率达 26.4%,创造了钙钛矿电池光电转换效率新的纪录并首次超越了单结钙钛矿电池,与市场主流的晶硅电池最高效率相当。该团队开发出大面积叠层光伏组件的可量产化制备技术,使用致密半导体保形层来阻隔组件互连区域钙钛矿与金属背电极的接触,显著地提升了组件的光伏性能和稳定性,制备出了国际认证效率为 21.7% 的叠层组件(面积 20 cm^2)。

6. 新原理开关器件为高性能海量存储提供新方案

高密度与海量存储是大数据时代信息技术与数字经济发展的关键瓶颈。中国科学院上海微系统与信息技术研究所宋志棠、朱敏团队发明了一种基于单质碲和氮化钛电极界面效应的新型开关器件,充分发挥了纳米尺度二维限定性结构中碲熔融-结晶速度快、功耗低的独特优势。"开态"碲处于熔融状态,是类金属,和氮化钛电极形成欧姆接触,提供强大的电流驱动能力;"关态"半导体单质碲和氮化钛电极形成肖特基势垒,彻底夹断电流。该晶-液态转变的新型开关器件,组分简单,可克服双向阈值开关(OTS)复杂组分导致成分偏析问题;工艺与 CMOS 兼容且可极度微缩,易实现海量三维集成;开关综合性能优异,驱动电流达到 $11\,MA/cm^2$,疲劳寿命 $>10^8$ 次,开关速度 ~15 ns,尤其在碲原子不丢失的情况下可大幅延长开关寿命。该研究为发展海量存储和近存计算提供了新的技术方案。

7. 实现超冷三原子分子的量子相干合成

利用高度可控的超冷分子来模拟复杂的难于计算的化学反应,可以对复杂系统进行精确、全方位的研究。自 2003 年美国科罗拉多大学 Deborah Jin 研究组从超冷原子气中合成了钾双原子分子以来,多种超冷双原子分子先后在其他实验室中被制备出来,并被广泛应用于超冷化学和量子模拟研究中。三原子分子的能级结构理论上难以计算,实验操控也极其困难,因此制备超冷三原子分子一直是实验上的巨大挑战。中国科学技术大学潘建伟、赵博团队与中国科学院化学研究所白春礼团队合作,在钠钾基态分子和钾原子混合气中,在分子-原子 Feshbach 共振附近利用射频合成技术首次相干地合成了超冷三原子分子。该研究为超冷化学和量子模拟的研究开辟了新的方向。

8. 温和压力条件下实现乙二醇合成

目前乙二醇的全球年需求量达千万吨级,主要来源于石油化工。为降低乙二醇的对外依存度,以中国科学院福建物质结构研究所为代表的科研机构与企业合作,在 2009 年发展了将煤或合成气经过酯加氢转化为乙二醇的万吨级非石油路线全套技术。但该技术路线存在安全隐患和乙二醇产品的纯度质量不够稳定等问题。厦门大学谢素原团队与袁友珠团队联合中国科学院福建物质结构研究所和厦门福纳新材料科技有限公司的研究人员,将富勒烯 C_{60} 作为"电子缓冲剂"用于改性铜-二氧化硅催化剂,研发了以 C_{60} 电子缓冲来稳定亚铜的富勒烯-铜-二氧化硅催化剂,实现了富勒烯缓冲的铜催化草酸二甲酯在温和压力条件下数千克规模的乙二醇合成,有望降低对石油技术路线的依赖。

9. 发现飞秒激光诱导复杂体系微纳结构新机制

将飞秒激光聚焦到材料内部时,会产生各种高度非线性效应。在这种极端条件下,光与物质的相互作用充满未知和挑战。浙江大学邱建荣团队及其合作者们发现了飞秒激光诱导复杂体系微纳结构形成的新机制。以含氯溴碘离子的氧化物玻璃体系为例,实现了玻璃中具有成分和带隙可控发光可调的钙钛矿纳米晶三维直接光刻,呈现红橙黄绿蓝等不同颜色的发光。形成的纳米晶在紫外线辐照、有机溶液浸泡和 250℃ 高温环境中表现出显著的稳定性。并进一步演示了这种三维微纳结构在超大容量长寿命信息存储、高稳定的最小像素尺寸为微米级的 Micro-LED 列阵等方面的前沿应用,实现了 1 080 p 级别动态立体彩色全息显示。该成果揭示了飞秒激光诱导空间选择性介观尺度分相和离子交换的规律,开拓了飞秒激光三维极端制造新技术原理。

10. 实验证实超导态"分段费米面"

费米面决定了固体材料的电学性质、光学性质等多种物理性质。对费米面的人工调控是材料物性调控的最重要途径。超导体因为在费米能级处有能隙,没有费米面。1965

年 Peter Fulde 理论预言,让超导体中库珀对动起来,增加其动量,会导致库珀对破裂,能在超导能隙中产生出一种特殊的"分段费米面"。上海交通大学贾金锋、郑浩团队与麻省理工学院傅亮团队合作,设计制备了拓扑绝缘体/超导体(Bi_2Te_3/$NbSe_2$)异质结体系,借助超导近邻效应在 Bi_2Te_3 中诱导出超导,并用水平磁场在体系中产生较小的库伯对动量。得益于 Bi_2Te_3 拓扑表面态的费米速度极高的独特优势,在拓扑表面态中库伯对已经破裂,最终实现并观察到了这种特殊的"分段费米面",成功验证了 58 年前的理论预言。该研究开辟了调控物态、构筑新型拓扑超导的新方法。

中国改革开放以来的五次创业浪潮

改革开放以来,中国经济迎来了腾飞的四十余年,同时也伴随着轰轰烈烈的五次创业浪潮。这几次创业浪潮所呈现的产业环境和消费者环境各不相同,创业者的价值观和其所面对的产业形势和商业世界也发生了深刻变化。每次创业浪潮过后都沉淀下了不少具有代表性的创业公司,也在不同程度上改变了中国商业世界的格局和运行逻辑。

第一次,1978 年后,草根个体户创业潮

中国的第一次创业浪潮始于 1978 年党的十一届三中全会,会议提出国家的工作中心转向经济建设,使得计划经济背景下被严格束缚的生产要素得以逐步放开,这迅速在农村地区和城市催生出了两大创业群体。在农村诞生了一批"农民企业家",他们市场触觉敏锐、胆大敢闯,凭着一腔热血最先在市场中杀出了一条血路,初步尝到了创业成功的喜悦,其中的代表人物有原万向集团董事局主席兼党委书记鲁冠球等。在城市,出现了一批名为"倒爷"的个体户,他们开始倒服装、倒电器,把南方沿海的东西运回内陆地区来卖,把内陆地区的东西倒腾到南方去卖,就凭跑个差价,率先成了"万元户"。诸如王石、柳传志、任正非、张瑞敏等中国第一代企业家也是在这时"倒腾"出"第一桶金",并借助时代的机遇成就了各自非凡的事业。

第二次,1984 年,经济体制改革创业潮

1984 年初,邓小平同志南下视察深圳、珠海、厦门经济特区和上海宝山钢铁总厂。同年,十二届三中全会召开,通过《中共中央关于经济体制改革的决定》,拉开了深化经济体制改革的序幕。同样是在 1984 年,一批在中国现代企业史上具有代表性的企业纷纷成立:联想、海尔、万科、四通、科龙、健力宝、南德……其中一些企业在当今中国仍具有举足轻重的影响力,而另一些则在盛极一时之后折戟沉沙。这批企业中的成功者大多具有一些共同特征:重视现代企业管理、企业文化及资本运营,并以此推动了企业发展壮大。它们中的许多在企业管理方面至今仍是值得学习的标杆。

第三次,1992 年,"下海"创业潮

1992 年,邓小平同志第二次探访深圳并发表南方谈话,随后也开启了中国第三波创业浪潮。一大批党政机关公务员,科研院所工作者、国企员工等纷纷放弃"铁饭碗"下海创业,中国民营企业数量呈现出爆发式增长。此次创业浪潮中的代表人物有潘石屹、俞敏洪、郭广昌、王传福等,这批人都有较高的知识水平和先进的经营理念,其创业之路不

同于以往，他们所领导的企业日后逐渐成长为中国企业的杰出代表，对我国经济社会发展也产生了深刻影响。

第四次，1997年，互联网创业潮

20世纪末21世纪初，互联网在全球范围内快速普及，并深刻改变了人们的生活方式，1997年中共十五大报告鼓励留学人员回国工作，当时国家教委启动鼓励留学生回国服务的"春晖计划"，中国互联网元年开启，一大批海归和本土互联网精英的创业热情被点燃。许多著名的互联网公司如新浪、搜狐、网易、腾讯、阿里巴巴、百度等都是在那一时间节点创立的。尽管随后经历了2000年互联网泡沫的惨烈溃败，但互联网时代的步伐并未减缓，百度、腾讯、阿里巴巴等后来又迅速崛起，成为中国新兴经济的代表，而其所引领的互联网经济直到现在都在深刻影响着中国的经济结构。

第五次，2014年，大众创业万众创新的"双创"新浪潮

移动互联网时代，中国经济原有的高速增长模式难以继续维系，面临转型升级和结构调整，需要打造经济发展新引擎，切换新动力。2014年起，时任总理李克强同志在国内外许多重要场合明确呼吁并大力推动"大众创业、万众创新"，2015年的政府工作报告将"大众创业、万众创新"与"增加公共产品、公共服务"并列为中国经济发展"双引擎"，第五次创业浪潮拉开序幕。这次创业浪潮是一波与以往截然不同的创业浪潮，它的特征是用新的商业模式覆盖旧的商业模式，释放全民的创新创造力，因而与前四次创业潮相比具有更为广泛的思想基础和群众基础，在中国改革发展的道路上具有里程碑式的历史意义，诸如美团、拼多多、小米、抖音、小红书、饿了么等都是中国第五次创业浪潮中的弄潮儿。

（资料部分来源于《创业地图：商业计划书与创业行动指南》书中附录部分：《创业中国40年的六次浪潮》，韩树杰著，机械工业出版社出版，编者进行加工整理）

【拓展资源】

书籍：
陈劲，朱子钦. 未来产业引领创新的战略布局[M]. 北京：机械工业出版社，2022.
电影：
1.《中国合伙人》，中国。导演：陈可辛。
2.《一点就到家》，中国。导演：许宏宇。
3.《当我们海阔天空》，中国。导演：陈静、娄毅。

【课后训练】

1. 与小组成员分享你预测未来10年科技创新的热点领域及理由，谈谈药学生可以围绕这些领域开展哪些创新创业尝试。

2. 以小组为单位调研，了解医药领域创新创业的现状及未来发展趋势，形成调研报告并进行课堂分享。

第二章　现代药学产业型变

【学习目标】

1. 了解药学产业的概念与起源，熟悉我国现代药学产业的发展历程；
2. 熟悉我国药学产业的发展现状，能够分析药学产业的经济学与社会学效益；
3. 掌握药学产业发展的创新诉求，能够分析大学生如何满足药学产业发展的创新诉求。

第一节　现代药学产业演进

药学产业是国家重点扶持的民生产业，是我国国民经济的重要组成部分。一直以来，药学产业都被称为"永不衰落的朝阳产业"。"十三五"以来，国家提出"将医疗健康产业建设成为国家支柱性产业"，中国药学产业正逐渐走向世界中心。可以预见，"十四五"期间将成为我国药学产业发展的关键时期，也将是药学产业大有可为的战略机遇期。现代药学产业发展至今，已逐渐成为国民经济中不可或缺的一部分。那么，你知道什么是药学产业吗？你对药学产业的发展历程又了解多少呢？

一、药学产业

【导引案例】

我国第一部药学著作——《神农本草经》

我国药学产业起源于汉代成书的《神农本草经》。《神农本草经》又名《本草经》《本经》,是中医四大经典著作之一,全书共有三卷,记载药物共365种,文字简练古雅,其中多数中药真实可靠,可治疗170多种常见病症,为我国中药学发展奠定了基础。

《神农本草经》托名神农氏所作,经世代相传后,于东汉时期由众多医学家总结、整理成为完整的著作,是中国中医药的第一部集大成之作。《神农本草经》具有不可低估的历史地位,无论是在理论方面还是在撰写体例方面,影响都极为深远。例如,《神农本草经》第一次提出"君臣佐使"的方剂理论,而后便一直被方剂学所沿用。《神农本草经》将药物分为不同的剂型,对药物治病的疗效进行了客观的评价,它强调施药要辨证,主张实行"药有阴阳"的理论,认为药有五味,有四气,有"七情和合"等等,具有不可低估的学术价值。

一直以来,《神农本草经》都是药学生学习中药学的必备指导书,其在中医药学中的地位以及重要性不言而喻。书中准确地定位了药物性质,客观地描述了药物的功能主治。其中规定的大部分药物学理论和配伍规则,时至今日仍是中医药学的重要理论支柱。

(一)药学产业的概念

药学产业是指有效协调资本与劳动力,从事药品研发、生产、流通、使用全生命周期制造或服务活动的行业。药学产业行业包括中医药生产与加工、化学药品和制剂制造、生物制药、医疗器械与设备制造以及药学服务等。

(二)我国药学产业的起源

与粮、盐等产业不同,自古以来商人从事药品销售活动都具有较高的技术门槛,因此药学产业的发展也较为缓慢。秦汉时期还未施行"医药分家",因此当时从事卖药的主体一般为行医者。当时的卖药活动是从属于诊疗行为的,也就是以卖药的名义行医。而当时是否就没有普通商人销售药品呢?答案是否定的。尽管中药材种类繁多、成分复杂,市场上也会存在少量个体商贩。个体商贩销售药材的种类十分有限,主要以市场需求较为旺盛的补益类药品为主。

到了魏晋隋唐时期,市场上"医药分家"现象开始浮出水面。当时兴起的中药炮制环节开始由个体行医者逐渐转移至药商手中。药商为了方便药品交易,通过设立固定交易地点与药品铺子,向"求药者"销售药材。而当发展到宋代时,我国药学产业终于已经具备一定的体系。宋代从事药学商业活动的药商可分为"官商"与"民商"两类,民间药商在整个社会药学产业中发挥着基础性作用,绝大多数药材已经可以在市场上自由流通。自此,我国药学产业发展逐渐规范化。

(三)药学产业领域细分

历经多年发展,药学产业已具备完善的体系以及丰富的细分领域。一般来说,药学产业细分领域包括化学药品和制剂、中医药、生物制药、放射性药品、医疗器械、药学服务、卫生材料、医药包材等。这里介绍几种主要的产业领域:

1. 中药产业

我国中药产业发展历史悠久,具有重要的发展地位。中药产业产品种类多样,包括中草药、中成药、中药饮片、中药配方颗粒等。近年来,国家大力提倡中药产业"守正创新",不断鼓励药学人才参与中药产业的现代化建设。

2. 化学药产业

化学药源自西方国家,是舶来品,在我国历经 100 多年的发展后,已成为药学产业的一大支柱。常年来化学药产业规模占有率超过 45％,在药学市场中占据绝对主导地位。在疾病预防、健康保健、战争救灾中,化学药品一直是不可或缺的战略资源。

3. 生物药产业

如果药学产业是"永不衰落的朝阳产业",那么生物药产业则是"朝阳中的朝阳"。作为药学产业新的"风向标",我国的生物药产业在近几年发展迅速,巨大的市场潜力给其带来了广阔的发展空间,尤其是最近几年,新冠肺炎疫情的爆发更是促进了人们对生物药产品的重视。生物药产业的产品分类丰富,有疫苗、血清、血液制品、细胞因子等。

4. 医疗器械产业

医疗器械是指对人体直接或间接使用的仪器、设备、器具、体外诊断试剂、校准物、材料、其他相似或有关的物品等。其作用是诊断、预防、监护、治疗、减轻疾病。医疗器械涉及声、光、电、磁、图像、材料工业,被世界认可为高科技行业,是一个应用高度集中、交叉学科广泛、技术集成和融合的行业。按照操作医疗器械风险的高低,医疗器械产品可分为三类,心脏起搏器、肿瘤聚焦刀等操作精度要求高、难度大的器械,需要受到严格管控。

5. 临床药学服务产业

服务业是经济增长的主引擎。临床药学服务是医院的药学服务中特有的一个药学学科,与其他药学产业细分领域相比,临床药学服务是实践性很强的一门应用科学。临床药学服务的核心在于医院药师为病人提供治疗保健服务,以达到"防传染、治疾病、促健康"三大目标。临床药学服务的具体内容相当丰富,包括药物治疗、用药检测、药物鉴定与研发、临床会诊、药品不良反应监测等,在医院、疾控中心、药品研发机构等单位发挥着举足轻重的作用。

（四）药学产业特点

药学产业作为一个资本与技术双重密集的产业,在人民需求日益提升的环境下,显现出典型的"四高"特点,也就是高技术性、高投入性、高收益性、高风险性。这些特点主要表现在:

1. 高技术性

药学产业是一个集多种科学前沿技术于一体的行业,这重点体现在它的高技术壁垒特点上。药品的研发和制造集多种学科的最新技术和理论于一身,例如新兴的生物药学,就需要掌握基因重组技术、杂交瘤技术、细胞融合技术等多种高新技术手段,这些技术手段的实现不仅需要专业性的药学人才,一般还需要昂贵的试验试剂以及器材作为支撑。

2. 高投入性

药学产业的高投入性特征重点体现在药品研发、生产过程中的高标准、高品质的管理，特别是新药品研发周期长、研发难度大并且生产环境条件较为苛刻。数据显示，全球医药巨头企业在研发上的投入是非常庞大的，例如罗氏公司在 2021 年的研发投入就超过了 160 亿美元，占其总营收的近 25%，而一些生物技术制药公司的研发成本更高，这一比例甚至超过了 80%。

3. 高收益性

创新药品具有很高的市场价值，具体体现在：第一，新药上市后，由于具有填补市场空白的作用，例如一些罕见病或疑难杂症治疗用药等，持有公司往往会通过设立高昂定价来获取巨额的利益；第二，新药可以通过申请药物专利保护，在一定时期内保障自身垄断地位，以进一步促进制药公司在短时间内收回研发成本，谋取超额利润。

4. 高风险性

药学产业是一项高风险的项目，这体现在药品从研发一直到销售的整个生命周期。药理毒理等的前期研究、药物合成配方的稳定性测定、药品生产质量控制、药品流通贮藏的质量保障、一直到药品临床应用的一系列过程，花费大、耗时长。其中，在新药开发方面，根据 Pharma Intelligence 公司的报道，总体Ⅰ期临床到Ⅱ期的成功率是 52%，Ⅱ期临床进入Ⅲ期临床的概率是 28.9%，Ⅲ期临床试验成功的概率是 57.8%，新药申请（NDA）/生物许可证申请（BLA）后获批的成功率是 90.6%。在研究中的小分子新药完成Ⅲ期临床最终获批上市的成功率只有 7.5%。可见，新药研发的风险一直很大。

二、我国现代药学产业发展历程

柏拉图曾在《克拉底鲁论》中说道："没有什么东西是稳定的或永恒不变的，只存在不断变动和运动的事物，世界总是充满着各种各样的运动和变化。"我国现代药学产业也是如此，时光变迁，随着国家的发展与壮大，药学产业发展至今也取得了很高的成就。

（一）从无到有：1949—1978 年

在古代，宋朝时我国民间市场上便已经出现了大量的"药铺"，但这些"药铺"销售的产品还并未严格标准化。直到中华人民共和国成立后，也即我国药学产业从"独占型"走向"开放型"，我国药学市场的生机才得以充分释放。

新中国成立初期，我国的化学药品长期依赖于从国外进口，特别是青霉素、链霉素等抗菌类药物，市场供应不仅常常无法满足需求，而且质量参差不齐。于是，为了打破西方国家对我国化学药品长期垄断的局面，国家第一个五年计划中就提出建设华北制药厂，打造属于中国自己的药学品牌。

作为"共和国医药长子"，华北制药厂在新中国成立初期面临着人才匮乏、设备陈旧、资源短缺等落后社会条件的制约，但这却并未打垮老一代药学人奋斗的决心。1956 年，华北制药厂"举全国之力"汇聚全国近千名药学专业研发、生产以及管理人才，攻克抗生素生产难题，顺利建成抗生素产品线并投入生产，让所有的"不可能"变为了"可能"。

1958年6月，华北制药厂报告了工厂生产经营情况：青霉素年产量达91吨，这是我国向世界做出的一个正式宣告——从今往后，中国现代化药学产业已经实现了"从无到有"的转变。

（二）提质扩容：1978—2015年

在"有"的基础上，我国新一代药学人开始尝试如何更"优"。在这一阶段，医药企业开始意识到，提升药品的产量是众望所归，提高药品的质量是企业的立足之本。于是，国内各药学企业开始致力于在提升药品产量的同时兼顾药品质量，生产安全、有效、这质量可控的药品。在生产过程中，控制生产环境（厂房、设备）、工艺条件、原辅料、包装材料，最大限度地降低药品生产过程中混淆、差错等风险，减少和杜绝药害事故，以保证产品安全有效，这是企业的责任，更是企业生存和发展的需要。

1978年是我国药学产业发展的一大分水岭。国家药品监督管理局成立，帮助国内药企在国际化大环境中摆脱了质量不稳定、产业线低端等问题，在出台政策红利鼓励药企大胆加油干的同时，也对药品全生命周提出严格的要求，推进药品产量、质量提升，为制剂国际化创造了有利条件。

总的来说，在这一阶段，药企自身对药品质量的重视程度提高，加之国家更加严格的监管，中国药学产业稳步发展，在提高药品产量的同时，也提高了药品的质量。

（三）转"仿"为"创"：2015年至今

随着科技水平的不断提高、社会的不断发展，知识经济时代来临，药学产业的发展不仅迎来了新的机会，也迎来了巨大的挑战。知识产权制度的不断健全和落实，对我国长期以来以仿制为主导的药学产业结构产生巨大的冲击，同时也给药学产业的现代化、全球化发展提供了新的契机。

在满足了产品的产量以及质量要求后，我国医药企业的发展面临的主要困境变为缺乏自主创新性。同时，很多外国公司、科研单位近年来也开始向中药市场发起了冲击，不断挑战传统中医药学的科学性。

加入WTO后，我国企业若继续仿制专利药品，将会被要求索赔4亿~10亿美元，而买断一个专利产品的生产许可证至少需要500万美元。如果不努力研发具有自主知识产权的药物，不仅会使我国具有得天独厚优势的中医药失去国际竞争力，还会让我们在激烈的国际竞争中陷入十分被动和劣势的局面。为此，我国药品研发应从以仿制为主转向创新为主。

（1）实施药品上市许可持有人制度，促进产业转型升级

多年来，我国药学产业发展一直处于低水平重复的状态，即拥有创新技术者没有生产条件，而拥有生产条件者没有创新技术。因此，让药品创新技术"动起来"，促进产业结构的调整和优化资源配置，是设计药品上市许可持有人制度的目的之一。2016年药品上市许可持有人试点工作的启动，促进了一些药品创新技术持有者敢于尝试科技成果落

地,也推动了一些药品研发机构、生产机构、科研工作者合作进行研发生产的现象产生,达到了鼓励药学产业创新、优化产业资源配置的目的。

(2)优化工作流程,提高审评审批效率

2015—2020年,国家药品监督管理局发布了一系列优化或调整审评审批流程的规范性文件,并最终集中落实到2020年新修订的《药品注册管理办法》中,主要包括优化临床试验审批程序、制定加快审评审批程序、优化药品注册程序以及调整进口药品申报要求。新的药品审评审批要求在一定程度上简化了新药注册申报的流程,缩短了新药研发成功后上市所需要的时间,更加有利于药品研发单位尽早实现盈利的目标,因而在一定程度上刺激了国内创新药的研究。

(3)完善知识产权保护机制,为药物创新提供制度保障

专利保护是鼓励药物创新的有效手段之一,美国等发达国家药品监管机构通常采取专利保护加行政保护的双重保护措施,鼓励和促进药物创新,激发制药企业创新的积极性。2020年10月17日通过的新专利法在第四十二条和第七十六条的重要修改内容之一是增加药品专利权期限补偿和药品专利权纠纷早期解决机制的相关内容。在法律层面上针对药品这种特殊商品建立了倾斜性保护政策,达到了保护药品研究者创新积极性的目的。

第二节 现阶段药学产业剖析

药学产业是关系民生的基础与支柱型产业,同时兼具保障国家经济平稳发展、社会稳定安全的战略性地位。药学产业是全球竞争最激烈的产业之一,一个国家药学产业的发展状况可以体现出其国际地位与竞争力。正所谓"沉舟侧畔千帆过,病树前头万木春",我国药学产业经历了一个"从无到有—提质扩容—转'仿'为'创'"的发展历程,现阶段,我国整体的药学产业水平已经得到根本提高,并且形成了相对完善的产业链条。在近几年的发展中,我国药学产业正积极走出国门,逐步融入药学产业的国际大环境。

为了更清晰地介绍我国现阶段的药学产业状况,本节分别从中医药、化学药、生物医药三个方面剖析我国现阶段药学产业发展现状,并分析药学产业发展为社会带来的经济学和社会学效益。

一、我国药学产业发展现状概述

(一)药学产业规模

药学产业的细分门类很多,包括传统中医药、化学原料药及制剂、生物医药、医疗器

械与辅具、药用包装材料在内的一系列医药产品。我国药学产业规模一直保持稳定增长。2011—2019年,我国医药工业的平均增长速度为11.86%,增速最大时达到我国国内生产总值的两倍之多。

(二)药学产业创新

"创新是一个民族的灵魂,是引领发展的第一动力。"自2015年以来,我国创新药物开始得到良好的生存土壤,各大药企的创新活力得以充分释放。

在创新投入方面,第一,我国本土企业药品创新研发投入不断上涨。自"十三五"以来,我国医药企业研发投入呈现持续增长的态势,其中2019年全国药企研发投入超600亿,相比于2015年涨幅达35%,医药企业整体研发投入强度约为2.55%(图2-1)。第二,我国医药企业药品创新临床研究的数量不断攀升。据国家药品审评审批中心数据,"十三五"以来全国共有超1 000个Ⅰ类新药临床试验申请,仅2019年就达到300个,申请数量的年均增长率接近25%。

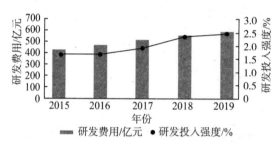

图2-1 我国医药企业研发投入与研发强度趋势

创新成果方面,在国家不断深化改革、鼓励企业寻求创新的大趋势下,我国药企整体创新力度不断加强,也获得了一定的创新成果。数据显示,"十三五"期间我国批准上市的新药数量占全球的14%,其中2019年国内批准新药数量多达56个,首次超越了美国。在当前国内良好的创新生态下,我国制药企业的创新水平正不断缩小与发达国家间的差距,逐步走向世界领先水平。

(三)药学产业国际影响力

近年来我国制药工业的持续发展以及企业的转型升级使我国医药类产品在国际上有了更强的竞争力。一方面,我国药学产品出口规模不断提升。2010—2019年,我国医药产品出口额年均复合增长率达15.22%;最新海关数据显示,2022年上半年我国药学产品出口额达到813.8亿美元。国际上对我国药品的认可度逐渐加深。另一方面,我国本土企业与国产品牌药品也逐渐获得世界各国的认可。在Medaverse(《医药宇宙》)发布的2022年全球制药企业50强榜单中,我国共有6家企业进入榜单,分别是科兴、复星医药、中国生物制药、恒瑞医药、上海医药以及石药集团(表2-1)。此外,我国自主研发的国产药学品牌也逐渐走向全世界。我国企业共有超300款国内研发生产的品牌药品在境外上市,其中我国自主研发的四款新冠疫苗为全球众多国家构筑免疫屏障、恢复稳定生活发挥了重要作用,增强了全世界人民抗疫的能力、信心和决心。

表 2-1　2022 年全球制药企业 50 强榜单中的中国企业

企业名称	排名	2021 年处方药销售额/亿美元	研发费用/亿美元
科兴	17	193.74	1.55
复星医药	38	44.81	6.96
中国生物制药	40	41.64	5.70
恒瑞医药	41	40.17	9.62
上海医药	42	38.91	3.88
石药集团	45	35.16	5.32

(四)药学产业现状与其他产业现状的不同之处

1. 增长速度快

相比于其他产业,药学产业目前的增长速度较快。数据显示,2021 年我国医药制造业规模增速分别高于全国工业平均增速 15.2 个百分点,相比去年提高 28%,较全国工业平均则高出 46.9%。与同样为我国工业发展的一些支柱产业如钢铁、汽车产业相比,药学产业规模增长速度远高于其他支柱性产业。2022 年上半年,钢铁产业规模增速为0.5%,而受到疫情的影响,我国 2021 年汽车产量增速仅为 3.37%。

2. 研发投入大

一直以来,药学产业都是"高投入,高回报"的产业。为了抢占发展先机,医药巨头企业从未停止加大对新药研发的投入。例如:2021 年,全球 10 强医药公司创新研发投入总量达到 1 081 亿美元;我国药企研发投入 100 强企业中,90% 的企业研发投入规模增长显著,研发费用相比 2020 年增长 26.41%,创新药品研发如火如荼。

3. 集群化程度高

整个药学产业的发展涉及上游药品研发与原料药生产批发、中游药物生产制造、下游药品流通销售与使用,药学产业的集群化发展已成为未来一大趋势。目前全国已形成环渤海、长三角、珠三角和中西部地区四大医药产业集群,在过去十几年里,越来越多有独特技术的初创企业涌现出来,每个药学产业集群以其具有自身特色的几个头部园区,例如长三角地区的苏州生物医药产业园(BioBAY)(图 2-2)、环渤海地区的中关村生命科学园等,吸引了大量药学产业发展资本、政策与人才,带动周围企业共谋药学产业链条打造、产品布局优化、创新项目建设等问题。

4. 国际化程度高

药学产业具有门槛高、产业链长等特点,因而国际化程度一般较高。例如,随着"一带一路"倡议的提出,我国中医药在全世界的知名度不断提升。其中,以同仁堂为代表的国家中医药老字号品牌结合各国实际医疗需求,让不同国家的人群体验到中医药的神奇

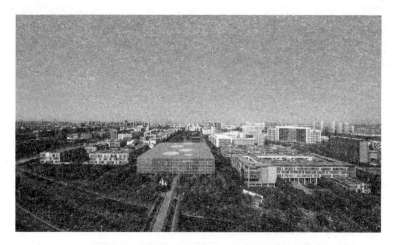

图 2-2 苏州工业园区生物医药产业园

疗效,为中医药走向世界做出了卓越贡献。又例如,在新冠疫情笼罩之下,为了加快防治新冠病毒药物研发进度,不少临床研究机构积极开展海外合作共研。截至 2022 年 1 月,WHO 统计全球共有 166 个新冠疫苗项目处于研发过程中,其中跨国合作开展的项目有 66 个,占比近 40%,提升了各机构分担研发风险、增强应对疫情紧急事件的能力。

5. 数字化转型加速

尽管目前我国药学产业发展速度很快,但整体的数字化程度却落后于其他支柱行业,对数字经济的贡献较低。在药品创新环境利好的情况下,国家药学产业正逐渐驶入数字化加速转型车道。药学产业数字化涉及多项技术融合的转型,包括药品研发数字化、临床试验数字化、数字化生产管理、供应链管理数字化、电子处方流转、医药数字化营销、数字化患者用药服务与指导等。数据显示,2022 年我国数字医疗服务市场规模约为 1 954 亿元,同比增长 39.2%,人民对互联网诊疗的接受度逐渐提升,2022 年各大数字医疗平台的用户总量达 8.1 亿人。由此可见,药学产业处于数字化转型的黄金时期。

二、我国药学工业高质量发展

【导引案例】

上海复星医药(集团)股份有限公司——致力成为全球医疗健康市场领军者

上海复星医药(集团)股份有限公司成立于 1994 年,是一家植根中国、全球领先、创新驱动的全球化医药健康产业集团。过去三十年来,复星医药秉承"让每个家庭乐享健康"的使命,不忘"致力于成为全球医疗健康市场的一流企业"这一企业愿景,坚持以患者为中心、以制药业务为核心、以临床需求为导向,积极布局医药卫生全产业链业务,通过提升自主研发能力、拓宽合作研究机遇,不断加快创新能力建设步伐。

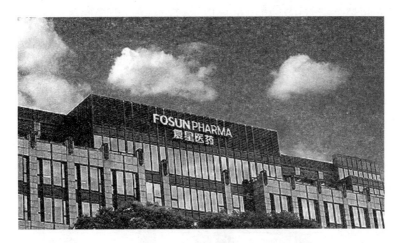

图 2-3 上海复星医药(集团)股份有限公司

多年来,集团搭建了包含生物类似药、小分子创新药、高价值仿制药、新技术治疗的多层次与重点相结合技术平台,是中国原研创新的领军者。凭借一手建立的全球研发中心统一运行临床研究项目,复星医药坚持以创新研发为未来增长的核心驱动因素,加大对"4+3"(即生物药、小分子创新药、高价值仿制药、新技术治疗四大技术平台以及内部研发、许可引进、深度孵化三大体系)医药创新研发平台的建设,不断向建设全球一流的药学集团的目标前进。

(一)守正创新——中医药产业发展

我国中医药的发展源远流长、博大精深。中医药既是中华民族的国粹,也是传统文化的重要组成部分。毛主席有言:"中国医药学是一个伟大的宝库,应当努力发掘,加以提高。"经过千年的积淀与近几十年的快速发展,我国中医药学产品市场竞争力愈发凸显,中医药学产业标准化程度不断加深,已然成为具有广阔的发展前景的国家战略型产业。

1. 中医药产业发展规模

因处理与炮制手段不同,中医药产品具有不同的剂型。一般来说,中医药产品有中药材、中药饮片、中成药以及中药配方颗粒四大剂型。

中药材指在汉族传统医术指导下应用的原生药材。传统的中药材讲究使用道地药材,例如宁夏回族自治区的枸杞、甘肃省的当归等。数据显示,2016—2019 年我国中药材的市场规模年均复合增长率高达 54.4%,拥有广阔的市场发展前景与潜力。

中药饮片是按中医药理论,将中草药植物经过加工炮制后直接用于临床的一种中药剂型。2022 年,我国中药饮片市场规模已超过 3 400 亿元。

中成药是指为了预防及治疗疾病,将中药材制成具特有名称并标明功能主治、用法用量,可进行商品化销售的一种中药剂型。市场上著名的中成药有"六味地黄丸""小柴胡颗粒"等等。近几年,我国中成药的市场规模有所减小。

中药配方颗粒是指将中成药经过提取、分离、浓缩、干燥等生产工艺,加工制成的一种具有统一质量标准的新型配方用药。常见的中药配方颗粒有"板蓝根颗粒""薄荷颗粒"等。国家目前对中药配方颗粒的管控一般较为严格,近年来其市场规模呈缓慢增大趋势。

2019—2022 年我国中药饮片的市场规模趋势如图 2-4 所示。

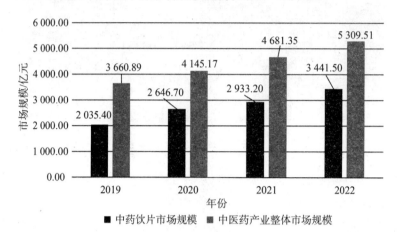

图 2-4 2019—2022 年中药饮片及中医药产业整体市场规模

(数据来源:中商产业研究院)

2. 中医药产业发展路径

现如今,我国中医药产业的发展正走在复兴之路上,"传承精华,守正创新"是中医药自身发展的要求,同时也符合时代的主题。中医药学的守正创新,就是一方面要在汗牛充栋的中医古籍中、在历代中医大家的临床实践中、在疗效显著的民间奇方中传承我国传统中医药千年积淀的精华,另一方面要在当今大数据、人工智能等先进技术背景下寻求中医药的全新发展思路,为传统中医药学注入"源头活水"。

要想实现中医药产业守正创新,最重要的便是重视培养中医药产业"接班人"。在任何时候,人才都是引领创新的关键动力,中医药领域人才缺失一直制约着中医药产业长远发展。选拔具有深厚人文哲学社会科学功底、热爱中医药学的优秀青年学生,教育学生打好传统中医药学科基础,引导学生摒弃简单抄写背诵经典名方与文献的陋习,引导学生通过自我思考建立中医药临床思维模式,才能在承接传统中医药历史精髓的基础上续写我国中医药产业的不朽传奇。

(二)"弯道超车"——化学药产业发展

在 20 世纪 30 年代中期,科学家们发现百浪多息和磺胺并合成了一系列磺胺类药物,此后化学药物产业在全世界范围内得以飞速发展。在影视作品中我们经常可以看到这样的情景:青霉素是救治大量伤员士兵的必备物品,战地医生对奄奄一息的士兵用了青霉素后,便可以"起死回生"。化学药产品自传入我国以来,一直在医药工业领域占据主导地位,近年来化学创新药的利好政策接踵出台,越来越多的我国本土化学创新药企业实现了从"0到1"的突破。

1. 化学药产业发展规模

中国化学药工业的市场规模由2019年的8 190亿元下降至2022年的7 585亿元。尽管2020年受疫情影响,化学药工业市场规模略有下降,但是随着医药企业带量采购进入常态化发展阶段,化学药工业在我国药学产业中仍然处于领导地位(图2-5)。

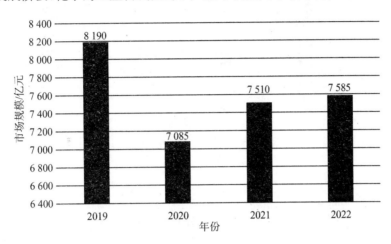

图 2-5　我国化学药品市场规模趋势

(资源来源:华经产业研究院)

2. 化学药产业发展路径

目前,我国化学药产业在国际市场上呈现出大而不强的特点,部分处于价值链低端的原料药和药用辅料等具有较强竞争力,但高技术药品等高端产品竞争力却较弱。全球畅销的"重磅炸弹"式化学药品均为国外辉瑞、强生等医药巨头公司领衔开发,而我国的化学药产业当前正处于从"市场拉动"向"创新驱动"升级的"阵痛期"。化学药产业应进一步增强创新力度,以产品、工艺、品牌和专利为重要抓手,实现对西方发达国家的"弯道超车"。

(三)风口浪尖——生物医药产业发展

著名的"飞猪理论"认为,"只要是站在正确的风口上,就算是头猪也能够飞起来"。2021年全球十大"重磅炸弹"药物名单中有六款为生物技术药物。毫无疑问,未来的生物医药产业具有不可预测的发展潜力。近年来我国生物医药产业发展驶入发展"快车道",新冠疫情的爆发更是迅速扩大了人民使用生物医药制品的需求。可以说,在市场需求导向下,生物医药产业目前正处于风口浪尖。

1. 生物医药产业发展规模

近几年来,我国生物医药产业市场规模增速已高于全球平均水平。数据显示,2022年我国生物医药产业规模达5 162亿美元(图2-6),预计2025年以后,生物医药产业的市场规模将超过传统化学药产业。

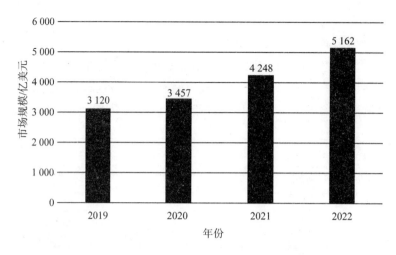

图 2-6　我国生物医药产业市场规模趋势
（资源来源：华经产业研究院）

2. 生物医药产业发展路径

巴尔扎克曾说："机会来的时候像闪电一样短促，全靠你不假思索地利用。"目前把握住生物医药产业发展机遇，就相当于是把握住了未来引领全球发展风向的主动权。具体来说，要在增加生物医药原料、技术、设备等基础研究投入的同时，加大生物医药产业人才培养规模，优化生物医药产业人才质量。院校要根据市场人才需求变化适时调整人才培养方式与路径，招聘人才时应当与时俱进调整招聘方式，摒弃"唯学历、唯职称、唯论文"的思维，提升生物医药产业人才素质。

三、我国药学产业发展效益

所谓效益，就是指效果和收益。所以产业效益指的是一个产业在发展过程中产生出来的一系列效果和收益，这些效果和收益能够对经济社会产生正向的推动作用。我国药学产业历经上百年的发展，已经相当先进、完善，对经济、社会产生了一系列深远影响。

（一）经济学效益

1. 刺激国内消费

居民消费对我国 GDP 增长具有至关重要的作用。随着后疫情时代全国经济开始复苏，居民可支配收入上涨且保护自身健康的意识不断提高，民众对药学产品的消费数量呈高速增长之势。数据显示，2022 年我国公立医院、零售药店、公立基层医疗机构三大医药终端市场的销售总额达到 17 936 亿元，共占全国消费总量的 4.1%，成为疫情防控期间稳定国内经济的"压舱石"。

2. 加深国际贸易

药学产品的"四高"特点，决定了其高度国际化的特征。由于在研发阶段投入巨大，药企就必须在全球药学市场上争取更多的上市机会,实现商业利润。因此医药产品的进出口不仅能够对国内经济发展起到重要作用,更有助于塑造良好国际形象,提升国际竞争力。我国药学产品的国际化程度日益加深,数据显示,2022年上半年我国药学类产品进出口总额达到1 279.63亿美元,贸易逆差也在逐渐缩小。

3. 促成产业集群

伴随着我国产业结构升级,药学产业逐渐形成集群化发展趋势,并充分带动了医药研发生产企业、临床试验机构、医药类高校院所以及公立医院等终端销售单位的合作,助推了区域经济高速发展。现阶段,我国已经衍生出一大批特色医药产业集群。如河南长垣打造的"医疗耗材之都"(图2-7),通过集群化发展的方式带动了市域经济良性发展。

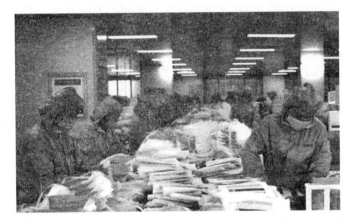

图2-7　河南长垣"医疗耗材之都"

4. 推动产业融合

《三国志》有云:"能用众力,则无敌于天下矣;能用众智,则无畏于圣人矣。"我国医药行业在推动产业融合方面具有杰出贡献。以中医药产业为例,中医药产业很好地融合了农业、工业、服务业和谐发展。不少地区通过探索中药产业新发展模式,打造出"中医药+养生保健""中医药+健康食品""中医药+康养旅游""中医药+健康养老"等产业融合新亮点,实现了中药材研究、培育、种植、加工、生产、销售、旅游一体化,打造出区域中医药产业"新名片"。

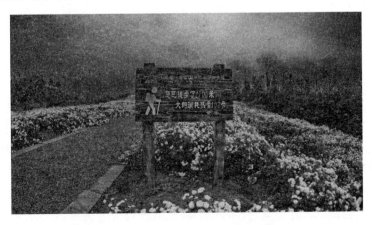

图2-8　"中医药+康养旅游"新发展模式

（二）社会学效益

1. 保护全民健康

"药能活人，亦能杀人，生死关头，间不容发，可不慎欤！"自古以来，药品就在守护人民群众健康方面发挥了无可替代的作用。在古代缺医少药的环境下，传统中医药可以帮助人民抵御伤寒、天花等疾病，而到了现代，化学药与生物医药在人类与疾病的斗争中做出了极大贡献。以疫苗为例，疫苗的广泛推广和接种被普遍认为是在公共卫生领域对降低人类死亡率最大的科学贡献之一，从全球来看，每年疫苗的接种可以预防 500 万起天花导致的死亡、270 万起麻疹、200 万起新生儿破伤风、100 万起百日咳、60 万起小儿麻痹和 30 万起白喉，有效帮助各国降低了各种传染病的发生与传播率，为逐步消灭某些传染病和防治某些慢性病提供了可能。

2. 保障劳动就业

作为"永不衰落的朝阳产业"，药学产业一直拥有广阔的就业前景，为数以亿计人民群众提供了工作就业机会。据调查，2022 年我国药学制造业的从业人数达到 120 万人，而药品流通行业的从业者则多达 700 万。药学领域人才从事相关工作的机会一直十分广泛，可以在医药企业、药学研究机构、药学生产基地、医院药店及医药类高校从事科研、质量控制、药剂师、医药代表学术推广、药学教育等多样化职业，当前社会对于高层次药学人才的需求也日益迫切。

3. 弘扬创新风气

"创新是一个民族的灵魂，是一个国家兴旺发达的不竭动力。"在历经 20 年风雨洗礼后，我国药学产业发展格局发生重大转变，国家在药学人才培养、药学产业资本投入、药学行业转型和医药行业政策监管这四个方面集中发力，创造了中国创新药发展的一个黄金时代。"苟日新，日日新，又日新"，我国药学产业沉浮几十载，得出了颠扑不破的真理：唯有坚持创新，才能拥有光明未来。当代药学行业工作者们锐意进取、不断前进的精神将一路引领着我国社会创新风气向上突围。

第三节　药学产业迭代升级的创新诉求

国家"十四五"规划中提出，要坚定不移贯彻创新、协调、绿色、开放、共享的新发展理念，以推动高质量发展为主题，以深化供给侧结构性改革为主线，以改革创新为根本动力。药学产业作为高新技术产业，它的发展需要强大的创新驱动力量，而要想实现药学产业创新，就要首先了解药学产业的创新诉求有哪些。

为了更清晰地介绍我国药学产业迭代升级的创新诉求，本节将从创新诉求的定义引入，从药学产业创新的人才诉求、技术诉求、政策诉求及资金诉求四个方面分析如何实现药学产业创新,并结合大学生与药学产业迭代升级创新诉求的关系,介绍大学生如何满足药学产业发展的创新诉求。

一、创新诉求的定义

【导引案例】

百济神州——持之以恒,铸就创新之路

有这样一家创新药企业,2013—2019 年 7 年间累计亏损多达 130 多亿元,市值却超过 1 900 亿元,它就是被称为"创新之王"的中国本土生物制药企业——百济神州。

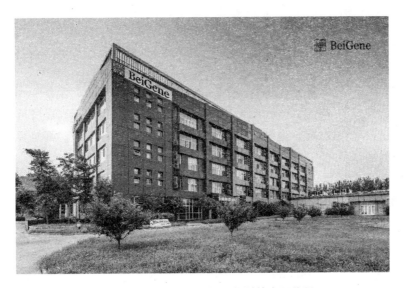

图 2-9 百济神州(北京)生物科技有限公司

众所周知,长期以来,无论是肿瘤临床研究还是创新药物的生产,中国药企与欧美先进的药企之间存在着巨大的差距,但随着一批具有创新精神和能力的国内药企崭露头角,重金投入研发,这一窘境逐渐得以扭转。百济神州,无疑就是国内生物创新药领域的"领头羊"与佼佼者。

2019 年 12 月,由百济神州研发的替雷利珠单抗获得了国家药品监督管理局的批准上市,主要用于治疗复发或难治性经典型霍奇金淋巴瘤;2020 年 4 月,替雷利珠单抗再次获得国家药品监督管理局的批准,被列入治疗接受含铂化疗失败的尿路上皮癌患者的药品行列中。除此之外,百济神州远不止这两款"双响炮"明星产品,直至今日,它已经储备了 11 款自主研发的处于临床阶段的管线产品。

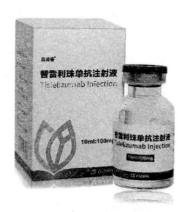

图 2-10　替雷利珠单抗注射液

自 2010 年诞生以来,这家新兴的医药企业就采取了"高打高举"的战略,投资上亿元购置全球最好的仪器设备,组建一流实验室,布局了 10 多个新药同步研发。这一切都源于百济神州对药物研发的热爱。

[案例来源:百济神州(北京)生物科技有限公司官网]

通过百济神州的导引案例,我们可以清楚地看到为了实现创新,百济神州做出了很多努力。重金投入研发、购置最好的仪器设备、组建人才团队等,这些都是百济神州坚定不移地走自己的创新之路的必要条件。

那么究竟什么才是创新诉求呢?创新就是创造出新的东西,凡是新生的、有用的事物代替落后的、无用的事物或者在原有事物基础的上所进行的改进,都可以称之为创新;诉求则是指追求、要求。创新诉求,顾名思义,就是为了实现创新这一目的所需的条件。充分了解创新诉求有助于掌握创新活动发展方向,进而更好地发挥主观创新能动性。

二、药学产业创新诉求

现如今,我国药学产业发展仍然有很多问题亟待解决,例如:研发投入不足、同质化竞争严重、整合集成能力不足等。因此,建立并完善药学产业创新体系就显得尤为重要。那么为了实现药学产业创新,究竟有哪些诉求呢? 对此,我们提出以下四类药学产业创新诉求:人才诉求、技术诉求、政策诉求及资金诉求。

(一)人才诉求

人才作为药学产业创新体系的核心,药学人才素质的高低直接决定了药学产业创新体系水平的高低。近年来,我国医药企业不断做大做强,对药学人才需求量不断加大,但由于药学产业培养人才周期长且具有滞后性,药学人才缺口正在不断加大。在药品研发与生产方面,药品的研发和生产人员都需要具备较高的技术素质,需要掌握医药技术、药品生产、科研管理多方面专业知识技能，这样的人才在药学产业中不可或缺。而随着国家相关政策的实施及医疗卫生机构改革的不断深入，在药品流通及后续管理过程中，懂医药市场、懂药政法规的人才在其中发挥的作用同样也不可忽视。这些都说明药学产业需要具有强大实力的药学人才队伍。因此，我们需要确立以药学产业的科技创新人才为主的创新型人力资源在国家药学产业未来发展中的战略地位，以创新能力为导向确立创新型人才在整个人才体系中的核心地位，充分发挥创新型人才的作用，促进药学产业发展。

（二）技术诉求

我们都知道，"技术创新是引领经济发展的第一动力"，它在促进药学产业创新发展中的作用更是如此。药学产业本身技术壁垒很高，属于典型的科技依赖型产业。没有技术，企业就无法生存；反之，有了产品创新及工艺改进，企业就具有强大的竞争优势。无论是研发、生产，还是运输、贮藏，都需要多学科的理论技术作为支撑。例如，生物药学产业产品的研发生产需要基因重组、细胞培养等技术支撑，运输、贮藏则需要高标准的冷链管理、GIS 地理信息技术作为基础。

我国药学产业长期以来还存在管理水平不高、科研投入不足、自主研发能力匮乏、科技含量较低等诸多制约医药企业发展的问题，因此，只有发展技术创新，坚持创新发展战略，才能促进药学产业创新发展。

（三）政策诉求

药学产业的创新发展离不开国家政策的支持。近年来我国药学产业构建的完善药学生产体系、形成的发达药学流通网络，都与政策扶持密不可分。总的来看，我国药学创新的政策诉求大概有几个方面：第一，创新药品专利保护。近两年国家新修订的专利法以及出台的药品专利链接制度等，对于新药专利期保护的一系列问题做出规定，但具体实施细则仍存在完善空间。第二，新药审评审批。2020 年国家 CDE 对药品上市审评制度进行了修订，一方面简化了一般的新药上市申报的程序，另一方面还为一些短缺药、孤儿药产品开设加速通道，很大程度上提高了新药持有者的上市申报积极性。第三，科创基金与技术扶持。全面创新风气的形成自然要做到"一个不落"。政府需要给予一定的资金与技术扶持，辅助搭建新药科创平台，促进中小企业积极寻求创新合作研发机遇，使一些中小型医药企业能在多变的药学市场中站稳脚跟。

因此，我国药学产业创新发展的问题，亟须国家从上述几方面提出或优化相应的政策支持，鼓励创新药研发，为药学产业创新发展提供基本保障。

（四）资金诉求

资金是创新药物研发的"血液"，是创新能力能够得到提升的重要保障。药学产业创新的实现和发展离不开充足的资金保证。创新药物研发一直都是一项高风险、高收益的活动，药学研发圈内一直流传着一种"双十"的说法，即新药研发至少需要耗时十年，耗资则至少为十亿美金。

例如,2011—2021 年,恒瑞医药一共有 10 款新药获得了国家药品监督管理局的上市批准(如图 2-11 所示),这些药物平均每款研发费用在 3 亿元人民币左右,其中研发费用最高的是马来酸吡咯替尼片,仅前期的研发投入就达到 55 600 万元。但实际上若考虑研发失败风险成本、资金沉没成本等,整体的研发耗资会远高于目前数值。而一款创新药的研发周期也十分漫长。恒瑞医药就曾经在采访中表示:"一般来说,创新药从研发到上市常常需要耗费 10 年以上的时间,其中从临床试验到上市也通常需要 5~7 年甚至更久的时间。"

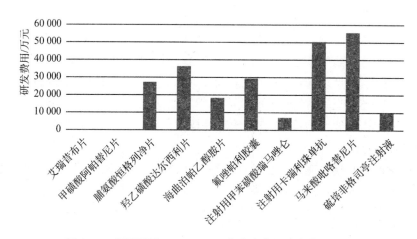

图 2-11　恒瑞医药 2011—2021 年上市药物研发费用一览

三、药学产业创新诉求与其他产业创新诉求的不同点

(一)人才要求更专业、更严格

习近平总书记指出:"人才是创新的根基,创新驱动实质上是人才驱动,谁拥有一流的创新人才,谁就拥有了科技创新的优势和主导权。"药学融合了化学、生物、医学、经济管理等多学科,相比于其他领域更加呈现出交叉融合的特点,因此药学产业创新对人才能力的要求更为专业、更为严格。一名合格的药学人才必须具备化学、生物学等基本药学实验研究的理论知识,掌握药学试验实践操作技术,能够运用药学知识服务社会,还必须具备创新思维与创新能力,抱有国际化视野,敢于质疑传统药学知识理论,推陈出新。只有全面提升药学产业人才素质与水平,药学产业创新才能拥有不竭动力。

(二)技术需求更迫切

药学行业的一大壁垒就在于技术需求高,这同时造成了药学产业创新对创新技术的需求更加迫切。以目前广受关注的 HIV 疫苗为例,由于 HIV 具有 9 个亚型,因此病毒逆转录酶容易导致 HIV 在复制过程中发生突变而获得免疫逃逸能力。因此,想要完全征服 HIV，就必须完善对 HIV 的研究，掌握 HIV 各个亚型的遗传机制与特性，弄清楚 HIV 与人体免疫系统的"斗争"过程，并设计出抵抗病毒复制传播的策略，整个过程对药学创新技术的要求极为迫切、严格。

（三）资金需求更庞大

产业创新离不开资金投入，但药学产业创新对资金的需求量更大。据统计，全球 10 强医药企业 2021 年创新研发投入资金总量达到 1 081 亿美元，其中罗氏一家药企创新投入就达到 160 亿美元；我国的百济神州创新投入也达到 95 亿元。而相对地，我国的其他几个工业支柱产业，如钢铁产业，目前全国研发投入比例最高的马钢股份公司 2021 年的研发投入为 45.07 亿元，尚不到百济神州的二分之一。又如汽车产业，2021 年上汽集团与比亚迪研发投入分别为 205.95 与 106.27 亿元，研发投入占营收比例不足 5%，而百济神州研发投入占营收比例几乎接近 90%。

四、大学生与药学产业升级创新诉求

（一）大学生与药学产业创新诉求的关系

大学生作为高等教育人才，与药学产业创新的人才诉求之间存在着相互依存、相互制约和相互促进的关系。

一方面，大学生是药学产业创新人才储备的最重要来源。药学类大学生可以为药学产业升级创新提供丰富的人力资源和科学技术。在一定的时期和条件下，药学类大学生能够促进药学产业升级创新。大学生学习到的知识和掌握的技能有助于他们在药学产业各个岗位上发挥重要作用，从而进一步推动药学产业的升级创新。

另一方面，药学产业的创新发展又能够反过来促进药学类大学生教育水平的提高。对于药学类大学生而言，药学产业的发展规模决定了教育的规模，药学产业岗位的高技术壁垒对在校药学生培养提出了严格的要求。因此大学生应该主动适应药学产业的发展，充分把握药学产业发展为大学生带来的就业机会，提升自我以满足药学产业创新诉求，成为有利于药学产业创新发展的人才，为药学产业创新贡献出自己的一份力量。

（二）大学生满足药学产业创新诉求的自我提升路径

1. 增强学习意识，提高自身药学产业创新知识和技能的储备

大学生要保持求知的主动性，相信知识就是力量。专业知识对于大学生的必要性就好比一座坚实的房子少不了结实的地基。当今这个知识经济的时代，需要的就是拥有广博专业知识的人才，而药学产业又是一类知识密集型产业，因此身为药学类大学生，只有先将专业知识掌握牢固，提高自身药学产业创新知识和技能的储备，以后才能更好地理解并在实践中运用它们，从而实现药学产业创新。

2. 学以致用,进行社会实践

只有理论知识还不够,"光说不练假把式",缺乏实践操作经验,一切设想就好像纸上谈兵一般,并没有将学习到的知识融会贯通、学以致用。因此,对于药学类大学生来说,应该多参与社会实践锻炼自己,深入基层参与相关药学活动,在实践岗位中不断总结经验,完善专业知识与职业技能。

3. 注重培养自身创新精神

创新是一个产业经久不衰的重要保障,药学类大学生提高自身竞争力的关键就是要强化个人的创新意识,这样以后才能不断把药学产业的理念、产品、技术、制度更新换代。在药学产业,风险与机会并存,药学人才必须时刻保持好奇心,探索新生事物。同时,必须具有足够的胆识,敢于创新、敢于冒险、敢于尝试,这样才能适应药学产业的创新诉求。

4. 对药学产业始终保持热爱和敬畏之心

药学产业是朝阳产业,市场在保守中一直稳步增长,而在药学产业工作的大学生们承担的使命是为人类健康带来福音,在患者生命的至暗时刻给予其生的希望。"药学之重,生命之托",因此要对药学产业始终保持热爱和敬畏之心,为药学产业创新发展贡献自己的力量。

【本章小结】

我国药学产业的发展历经了"从无到有—提质扩容—转'仿'为'创'"的发展历程,现代药学产业在体系日益完善的基础上,仍然重视不断开拓创新。

一代人有一代人的历史,每一代人也承担着不同的使命与挑战。当代的药学生承担着继承弘扬我国璀璨的药学产业的时代使命,这就要求药学生们不仅要记忆了解我国药学产业发展历史与现状,学习药学科学知识,更要修炼人文素养与道德品质,形成以开拓创新为核心的精神内核,勤奋刻苦、拼搏钻研、不畏艰难,在百年未有之大变局中坚定不移地随着药学产业演进过程不断成长成熟,在国家药学产业于世界舞台上不断壮大的过程中变得更有智慧,更加顽强。

"志和者,不以山海为远。"青年者,当有青年之志。我国药学产业的崛起需要新一代青年矢志不渝地奋斗。我们要培养世界眼光与视野,从世界先进药学产业体系中吸取养分、寻求发展经验,时刻武装自己,为药学产业发展贡献终生!

【延伸悦读】

医药行业变迁七十年——中国从"仿"到"创"的医药路

2019年,中国已一跃成为世界第二大医药市场,并承担了世界四成以上的原料药供应。

倘若有人在七十年前预测中国的医药市场,一定会引来一阵讥讽,因为当时美国、欧洲和日本的制药公司正处于上升期,而中国的制药业正经历着最困难的时期,缺乏合格的医生和有效的治疗药品是当时面临的真正问题。

研发技术和市场投入的差距、以中药和中草药为主导的医疗市场、薄弱的医疗产业工业基础……都是当时中国医药行业难以跨越的鸿沟。彼时的中国只能进口原料药，并简单加工成制剂再销售。

七十年的沧桑巨变，仰望巨龙的少年已经转变为能与巨龙交锋的勇士，现在的中国，在大宗原料药、特色原料药、化学药制剂、中成药、中药饮片、生物制药等各个领域都彰显着中国制药企业的中国特色，逐渐显示出中国力量的崛起。

一、在新中国成立后的三十年里，中国的医药产业体系逐步形成，完成了"从 0 到 1"的重大突破。

抗日战争时期，我国制药业主要生产制剂药物，极少生产原料药，制药企业需要的化学原料九成以上来自大洋彼岸。当时，美国已成为世界制药业的"领头羊"，到 20 世纪 40 年代末，美国生产的药品几乎占全世界的一半，占国际药品贸易量的 33%。

新中国成立后的 10 月 19 日，李德全被任命为中华人民共和国中央人民政府第一任卫生部长。同年 11 月 1 日，中央人民政府卫生部正式成立。1949 年 12 月，卫生部成立了药品管理处。自此，中国医药工业的发展登上了世界医药行业的舞台。

1953 年 5 月，药政管理处更名为药政管理司，4 年后又改为药监局，统领全国的药品监督管理工作，下设药事管理局、中医药管理局、西医药管理局和生物制品管理局四个处。

20 世纪 50 年代和 60 年代，为了解决旧社会遗留的地方病和传染病以及严重危害人民健康和生命的各项难题，中央人民政府敲定了大力发展制药业、发展原料药的主要政策。鉴于国内抗生素生产不能满足抗美援朝的战争需求及人民群众的医疗需求，加之西方国家封锁了抗生素的进口渠道，抗生素生产在很长一段时间内被列为第一个五年计划中的"156 项"重大项目之一。

当时，国家投资 7 000 多万元用于华北制药厂的建设。名为 XP-58-01 的青霉素菌种选育成功，开启了我国抗生素的大规模生产史，使贵比黄金的青霉素和链霉素能够进入寻常百姓家，新中国缺医少药的局面得到了明显改善。

1953 年，卫生部出版了我国首部《中国药典》。1963 年 10 月，卫生部、化学工业部和商业部颁布了《药品管理条例》，这是中华人民共和国成立以来第一个关于药品管理的综合性法规文件。

至此，中国医药行业监管的体系方展崭露头角。

二、改革开放四十余年，医药产业实现规模化生产。

1978 年是我国药学产业进入转折点的关键时期，而国家医药管理总局的成立则具有里程碑式的意义。1978 年 6 月 7 日，经国务院批准，设立了国家医药管理总局，隶属于国务院，负责统一管理中西药品、医疗器械的生产、供应、使用。由国家计委统一开立账户，统一规划，统一管理。在这以前，中国的药学产业缺少一个统一的经营模式。从那时起，中国药学产业的监管体系逐渐步入了成熟的轨道。

1979 年 1 月，国家医药管理总局成立中国药材公司、中国医药工业公司、中国医疗器械工业公司和中国医药公司。各省、自治区、直辖市相继成立了药品管理机构,形成了由中央向地方集中管理的一体化管理体系。

在这之后的四十多年中,我国的药品监管机构经过了七次改革,其涵盖的领域以及注册、审批、质量监管等职能也逐步明朗起来。同时,相关的法律和政策也在逐步完善。我国首部药品管理法于1985年7月1日正式实施。1953年,卫生部出版了我国首部《中国药典》。我国专利法于1993年颁布。

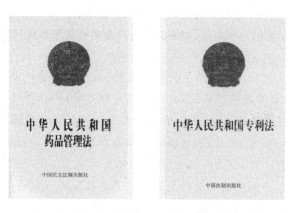

图 2-12　药学产业的相关法律法规

中国的改革开放对药学产业也是大有裨益的,外资和技术一时间涌入了中国。中国大冢制药有限公司是中国首家合资制药企业,于1982年成立。此后,又陆续涌现出更多中外合资的医药企业。

本土制药也同样迎来新的发展生机。1983年,繁昌制药厂34岁的女助理工程师朱国琼和七个年轻人,面对企业连年亏损的困境,向县委递交了承包繁昌制药厂的“责任状”。仅九个月的承包,利润就比工厂成立后九年的利润加起来还要多。一石激起千层浪,这一声音一出,整个制药行业都开始了承包经营。

时至今日,恒瑞医药号称医药产业“市值老大”“研发一哥”;扬子江制药厂成了中国最大的处方药企;白云山制药集团成为全国最大的制药企业集团之一;复星医药成为中国领先的医疗健康产业集团;刘革新成为中国“输液大王”;上海医药成为全国性国有控股医药产业集团。

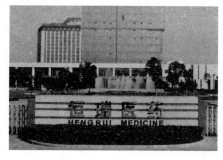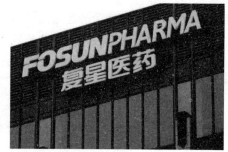

图 2-13　本土制药企业蓬勃发展

尽管国内的制药公司不断涌现,但在过去的三十年里仍然未能改变世界医药行业的竞争局面。在高科技、高资本投入的制药产业中,跨国企业在竞争中依然占有绝对的优势。而以生产非专利药物为主导,以技术创新和新药开发为核心的持续研究机制还没有建立起来。

三、近十余年,医药产业积极迈进"从'仿'到'创'"的国际大阵营

近十余年,我国政府出台了大量的医改政策,这对于我国医药行业的健康发展有着重要而深远的影响。

2012 年,原国家食品药品监督管理总局启动了"一致性评价",要求仿制药的质量、效果必须与原料药保持一致。2016 年 3 月,药品质量一致性评价正式启动。在 2017 年年初,国家实行了"两票制",也就是说,药品从药厂到医院,中间只经过一道代理商,开具一道发票,且严格控制加价幅度。

此后,卫生部对全国基本药物的目录进行了调整,并对药品的结构进行了优化,并在分级诊疗建设、建立和健全现代医院的管理体制等方面进行了大量的合规改革;国家卫健委通过协商,将 17 种抗肿瘤药物列入国家医保目录,并在北上广深等"4+7"试点城市对 31 种仿制药进行了集中带量采购。

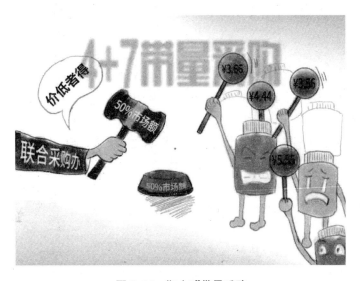

图 2-14 "4+7"带量采购

在医药制造行业的发展速度方面,由于我国经济结构调整和医疗卫生体制改革的深入,医药制造行业整体增长速度有所减缓。

在大环境的影响下,国内的新药研发也出现了很多变化。

相关资料表明,2013—2016 年,我国的新药研究申请(IND)数量为 30 个左右;2017年,IND 的数目较上年同比增加了 117.6%;到了 2018 年,增加到了 112 个。2018 年生物药物的 IND 申报品种以抗体、融合蛋白、CAR - T 等高端生物治疗为主。2017 年,我国化学药品创新药物临床试验(IND)申请总量已达 303 项,化学药物 IND 的增长超过了 2008 年的 6 倍。

从 2008 年到 2018 年,我国已批准的新药(按品种计算)共 36 个,包括化学药品类 20 个、生物制品类 16 个。

目前,国内的资本市场、香港联交所、美国纳斯达克以及今天的科创板都向国内的生物制药公司敞开了大门,国内的公司一定会给出一个满意的答复。

(内容来源于网络,https://www.sohu.com/a/345705160_120291553)

后疫情时代,生物医药产业变化与发展机遇

我国生物医药产业从 20 世纪 80 年代开始发展。历经三十多年的发展,到"十三五"时期生物医药行业已经获得国家战略性发展支持,有望成为推动我国经济高质量发展的新动能。2020 年以来,新型冠状病毒肺炎疫情肆虐全国,疫苗成为整个生物医药领域中最耀眼的星,不过站在更高的维度看,后疫情时代我国生物医药产业发展"危"与"机"并存,我们更应该思考疫情给生物医药产业带来了哪些变化与机遇。

2021 年 3 月,国家出台《"十四五"生物医药产业规划》,提出重点推动生物医药产业技术创新和高质量发展,这不但引发了社会对生物医药行业的投资热情,更促进了生物医药研发投入和融资规模持续高速增长。在 2021 年,生物医药领域的投融资总额达到 1 113.58 亿元,同比增长 26%。

然而,疫情之后,生物医药产业必将面对全新的需求与供应链危机,促使企业更加重视创新研发。毕竟在生物医药领域,谁的市场嗅觉敏锐、核心研发能力强,谁就能最先抢占市场先机,获得先发优势,比如新冠肺炎疫情防控期间在疫苗领域实现较大盈利的科兴集团。

不过令人遗憾的是,在生物医药创新研发成果方面,中国药企研发进度与外企仍存在不小差距。美国辉瑞公司研发生产的新冠特效药一家独大,价格竟高达每盒 2 300 元。

因此,在生物医药的需求呈现爆发式增长的环境下,在持续扩大的社会市场需求面前,生物医药企业又会有哪些机遇值得去把握呢? 这可以从生物医药全产业链的视角去分析。

生物医药产业上游为原料药的生产与加工,是生物药供应的核心与基础,中国的原料药有规模大、成本低、产量高的优势,原料药出口规模接近全球的 20%,在精准布局后可快速占领全球市场。可以预见,在集采环境之下,中国的原料行业也将保持稳定的增长和良好的发展趋势,有望获得更多国际市场份额。

产业链的中游为生物药研发与制造,中国生物医药在该环节目前还较为薄弱。具体体现在,在一些重磅药领域,国内的药企仍未实现重大突破。当然,受疫情冲击,国外诸多药企纷纷倒闭,整体上国外在新药研发上的步伐有所放缓,这给了国内药企迎头赶上的机遇。

进入后疫情时代后,中国生物医药产业得到了创新发展的良好机遇与环境,研发实力较强、拥有丰富研发管线的药企势必可以抢占更多的市场份额。

而作为生物药产业链的最后一环,如何将药送到用户手上也是一大"痛点"问题,

生物医药企业在该环节中也可寻求发展机遇。新冠肺炎疫情爆发以来,不少用户养成了线上看病和购药的习惯,越来越多的居民开始接受、使用线上诊断和医药电商,但目前由疫情自发培育起来的线上市场远未达到饱和状态。2021年,中国医药电商规模突破了2 000亿元,预计2020—2030年国内医药电商市场规模年化增速将仍然持续保持在20%以上。

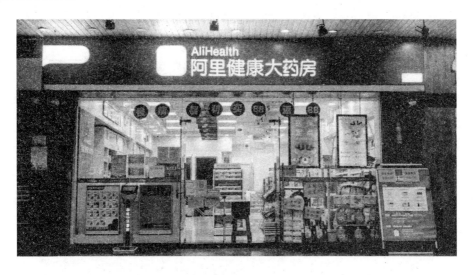

图2-15　医药电商迎来黄金发展机遇

在未来,随着我国人口老龄化程度不断加深,人民对健康不断重视将使得生物医药行业持续受到资本市场关注,迎来黄金发展时期。

(内容来源于网络,https://xueqiu.com/7457328637/218455067)

谷医堂"5G＋智慧健康医疗"联合创新传承中医药学服务

《2022年移动经济》报告数据显示,到2022年底,全球5G连接数量将超过10亿。全球5G网络覆盖范围扩大,吸引了越来越多的人使用,5G技术的运用也逐渐成为各大行业需要思考的问题,中医药行业也不例外。

谷医堂作为国内较早一批进入"互联网＋"健康行业的科技企业,专注于中医健康管理,而随着5G技术与"互联网＋"的不断覆盖,如何让5G技术运用在中医健康管理上成为谷医堂需要思考的主要问题。

在创业伊始,谷医堂董事长阳吉长先生凭借自身对医药企业发展的敏锐力,意识到了"互联网＋大健康"是未来医药企业发展的主要趋势,于是他便决定以传统中医为特色,深入"互联网＋大健康"领域的中医药发展路线。为了能更好地立足于"互联网＋大健康"领域,谷医堂经过了多年的布局与发展,终于通过联合"5G＋智慧健康医疗"实现了中医药学服务的传承与创新。目前,谷医堂在互联网医院、医药健康产品健康大数据、人工智能等产业生态圈打造出了属于它的一片天地。例如,谷医堂创建了针对不同群体用户进行服务的应用软件,不同用户群体可以直接在手机应用软件上获取适用于自身体质的健康管理服务方案,还能获取专业的饮食、运动健康管理解决方案。

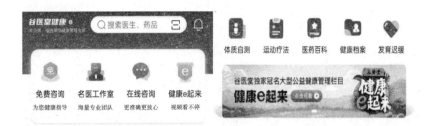

图 2-16 谷医堂应用软件界面

为了推进"5G 互联网＋"与中医药的融合,2021 年 9 月,谷医堂 5G 健康管理实验室在湖南医药学院正式建成并投入运营,其能够从健康管理师、运动饮食疗法等多个方面为患者提供 5G 智慧医疗健康管理的整体解决方案。

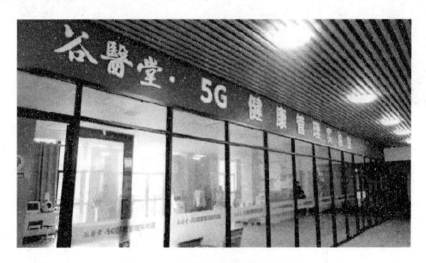

图 2-17 谷医堂 5G 健康管理实验室

除此之外,谷医堂还与大湾区中医药真实世界研究中心进行合作在湖南建立真实世界研究中心湖南分中心,携手将真实世界研究的论证方法运用到中医药及中医适宜技术领域,以解决中医药开展真实世界研究难以获得高质量真实世界数据的难题。这标志着谷医堂的科研发展正式进入了数字化 5G 时代,并开创了数字疗法的新局面。

未来,谷医堂将继续以"科技中医、健康国民"为发展使命,通过联合"5G＋智慧健康医疗",建设数字化、标准化中医药智慧平台,为客户提供预防、治疗、康养等健康管理服务,实现中医药学服务的传承与创新。

（内容来源于网络,https://www.sohu.com/a/548714245_100269616）

【拓展资源】

书籍:

《破茧成蝶:中国医药企业转型之路》编写组. 破茧成蝶:中国医药企业转型之路

［M］.上海：上海交通大学出版社，2019.

纪录片：

《创新者的处方》，上海广播电视台纪录片中心，2021。

【课后训练】

1. 与同学分享交流你所了解到的中国药学产业发展史上的转折点或典型事件，探讨这些转折点事件对我国药学产业发展造成的影响。

2. 查阅网络资料，了解目前我国医药公司的创新举措有哪些，与同学交流作为药学生应当如何锻炼自己，使自己具备创新思维与创新能力。

第三章　中国高等药学教育的演进

【学习目标】

1. 熟悉中国高等药学教育的发展历程；

2. 了解创新创业教育在中国高等药学教育发展过程中的变化。

创新创业与教育之间的关系密不可分，两者相互促进，共同推动社会进步。教育是创新创业的基础，创新创业是教育的重要目标之一。概念的生成往往落后于实践的萌生。创新创业教育被正式提出之前，早已存在于中国药学教育发展的历史长河中，其中创新教育更是自中国药学教育产生以来，一刻也未曾脱离。在今天，创新创业素养已成为大学生通用核心素养的重要组成部分。了解中国高等药学教育的演进历程，考察其中创新创业教育的变迁，对培养自身创新创业素养、完善个人知识和能力结构有着重要意义。

第一节　古代药学教育

中国传统医药合一，学医者必知药，学药者也能行医。

我国官府创办的药学教育可追溯到南北朝时期，"宋元嘉二十年（公元443年），太医令秦承祖奏置医学，以广教授"，这是政府创办医学教育的最早记载。

隋朝的医学教育由太医署主管，分为医学教育和药学教育两个部分。药学教育主要教授学生辨别药材的产地、良莠、药性以及种植方法。唐朝在隋朝基础上发展了医学教育制度。唐朝太医署设于武德七年（624年），主管医学教育。自唐起，医学教育机构分为中央、地方两级。药科统一由太医署掌管，太医署所设的药园既负责为药园生讲授药学知识，也负责辨药形、识药性的实习教学任务。

宋朝沿袭并发展了唐朝的医学教育制度。太医署是北宋初的医学教育机构,淳化三年(公元992年)改为太医局,隶属太常寺。太医局负责医学教育的规划和管理,医药行政事务则由翰林医官院主管,打破了唐朝太医署兼管医政、医疗和教学的格局,促进了医学人才的培养。王安石任宰相期间,将医学教学机构从太常寺分离出来,太医局由此成为医学教育专门机构,开医学教育独立发展之先河。王安石变法失败后,医学教育出现低潮。1100年宋徽宗即位,医学教育得以恢复和发展,太医局改隶国子监。至南宋时,政局不稳,地方医学教育日趋衰落。

金元时期的医学教育既直接参照了汉族医学,又融合了自己民族固有的医学基础。金起,中央设太医院,但医学校不设在京内,而设在诸府,世称"京外医学"。元朝医学教育始于世祖中统三年(1262年),忽必烈下诏普遍设立诸路医学,1272年医学教育专门管理机构——医学提举司(一说官医提举司)正式建立,隶属太医院,负责"掌考校诸路医生课义,试验太医教官,校勘名医撰述文字,辨验药材,训诲太医子弟,领各处医学"。元朝医药教育既效仿两宋旧制,又负责学生、教师及医学教育行政官的选拔。

明朝中后期,出现资本主义萌芽,商品经济推动了科技与文化的对外交流,医学理论和实践得到进一步创新,医学水平明显提高,药物学研究的深度和广度得到进一步拓展。当时出现的《瘟疫论》《本草纲目》《神农本草经疏》《救荒本草》《本草品汇精要》《滇南本草》等药物学著述,标志着中医药教育受到广泛关注。明朝灭亡后,清朝的药学发展既受康乾盛世的影响,也受闭关锁国政策的影响,局面错综复杂。《本草纲目拾遗》是清朝内容最丰富的本草著作,《植物名实图考》在国际享有很高的声誉。

明、清两朝继承了宋元的医学教育制度。1364年,明朝设置全国性的医药行政管理机构——医学提举司,医学教育归其掌管。1366年,改医学提举司为太医监。1368年,设太医院,太医院除为皇室服务外,还兼管医学教育。明朝历届政府对地方医学教育发展相当重视。清朝的医学教育仍由太医院管辖,下设教习厅。教习厅分为内外教习两部分,内教习从御医、吏目中选取学识渊博者担任教师,于东药房内教习御药房太监习医;外教习亦由御医、吏目中选择两人担任教师,于太医院教习厅教授医官子弟及平民习医者。鸦片战争后,官方清政府国势衰微,医学教育每况愈下,处于崩溃边缘。

总的来讲,我国古代药学教育的探索为后来传统医药学校的创办积累了经验。

第二节　近代高等药学教育

一、近代高等药学教育的产生背景

明末清初,西方医药知识由西方基督教耶稣会士传入中国。康熙以传教士为御医,使西方医药传入宫廷。应康熙之命,法国传教士在宫中设立化学实验室,以西法制药。法国、比利时等西方传教士还将西方药物学有关书籍引入中国,但数量不多。鸦片战争以后,大量西方药物出现在通商口岸,逐渐被国人所知。许多传教士在华开办诊所、医药、药房和药厂,并建立西药学校。20世纪初,全国教会医院有100余所,且数量持续增加,据1919年统计,教会医院共有273所。此外,传教士还设立了数十所诊所。

为解决人手不足等问题,传教士开始和学习西医的中国人在医院和诊所招收学徒,教授一些西药知识,特别是调剂方面的知识。为更好满足医务扩展需要,他们采用创办学校的方式培养医学人才。1866年,我国出现了第一所西医学校,设在博济医院(中山大学孙逸仙纪念医院前身)内,名为博济医学堂,开设了药物学和化学等课程,教授西医西药知识,1886年孙中山曾在该校习医。此后传教士创办的医学院校还有苏州医院医学校、杭州广济医学校、香港西医书院等。这些学校规模较小,学徒制是其主要的教学方式。20世纪以后,教会医学院校快速发展,据统计,1900—1915年间,先后建立的教会医学院校有323所。

传教士开设的医学院校大多设有药学课程,中国近代西药教育由此萌芽。当时用于教学的西方药学书籍一般由传教士等西方人士口译成中文,再由中国学者润色。这些书籍主要来自欧美国家,尤其是英国和美国,包括《西药略释》《西药大成》《万国药方》等。甲午战争后,我国翻译日文药学著作较多,包括《新本草纲目》《化学实验新本草》《汉药实验谈》《普通药物学教科书》等,最有代表性的是《新万国药方》。

晚清时期,一些青年在传教士帮助下出国学习西医,学成后一般回国服务教会医疗机构,成为西方医药学的传播者和教育者。19世纪末20世纪初,不少中国青年东渡日本学习,其中有的学习医药。1909年前后,他们在日本东京成立了中华药学会。中华民国南京国民政府成立后,该学会迁回国内,称为中华民国药学会。该学会团聚全国药学人才,对近代药学教育贡献显著。其创始会员李绳其等提倡医药并重,并协助当时的教育部制定药学教育体制,为教育体制上确定医药分立奠定了基础。

二、近代药学高等教育的兴起与发展

在上述背景下,中国近代西方药学教育开始萌芽和发展。1862年创办的京师同文馆是中国最早讲授西方药学知识的新式学校。19世纪70年代,同文馆聘请来自英国、美国等地的传教士教授解剖学、生理学等课程,其中涉及药物学知识。1881年,在李鸿章支持下,由伦敦会传教士主持的总督医院设立了附属医学校,学制3年半。1893年12月,李鸿章在原来医学校的基础上开办北洋医学堂(后更名为北洋海军医学堂),这是中国第一所官方举办的近代西医学校,学制4年,开设了治疗化学、细菌学及动植物学等药学相关课程。随着新式教育的兴起,医学和药学被纳入学制系统。1902年清政府颁布的《钦定学堂章程》(《壬寅学制》)中,规定大学分为7科,医术科是其中之一,分为医学和药学2目,但该章程未及实施便于次年废止。1904年颁布的《奏定学堂章程》(《癸卯学制》)规定大学堂分8科,其中第4科为医科大学,设医学、药学两门。药学科目有中国药材、制药化学、药用植物学、分析术实习等 17 门主课。上述两个学制受日本影响很大,药学科目的课程设置也主要仿效日本。

1906 年,天津陆军军医学堂(原北洋军医学堂)增设药科,学制 3 年,这是中国最早建立的高等药学教育机构,开启了中国高等药学教育先河,也标志着中国几千年来的师承制传统医药教育转向医学教育与药学教育分立。自 1906 年天津陆军军医学堂创办药科到新中国成立,中国前后共设立了 20 多个药学校系(科),除陆军军医学堂药科外,还有私立广济医药专门学校药科(1906 年)、浙江公立医药专门学校药科(1913 年)、广东公立医药专科学校药科(1914 年)等。

1912 年,中华民国北洋政府教育部正式公布《学校系统令》(《壬子学制》)。其后,各科学校令陆续颁布,即《中华民国教育新法令》。有关医药学教育的规程分为两批,第一批于 1912 年颁布,即《药学专门学校令》,共 9 条,对药学专门学校的宗旨、修业年限、主要课程等做出规定。同时颁布的《医学专门学校章程》还规定"医学专门学校得应时势之需要,遵用药学专门学校之规程,设立药学部,成为医药专门学校"。1913 年颁布的第二批大学规程中,规定医科分为医学和药学两门,药学修业年限为 3 年,课程有 52 门。

1929 年,南京国民政府教育部颁布《大学规程》,将原来的"科"改为"学院","门"改为"学系",且不再详细规定各院系的科目分配和课程标准,只规定共同必修课程。大学教育设立医科(修业年限 4 年)或药科(修业年限 3 年),后因毕业生在工作中遇到困难,特设立专科学校,延长年限,兼办药学部的,则按教育部公布的药学专门学校规程,称为医药专门学校,药学部设预科(修业年限 1 年)、本科(修业年限 3 年)。

1936 年,南京国民政府设立国立药学专科学校(中国药科大学前身),这是我国历史上第一所由国家创办的药学高等学府。

总的来讲,清末及民国教育行政部门将药学教育纳入学制规程,促进了高等药学教育的发展,但与其他学科相比,高等药学还处于附属地位,这与当时"重医轻药"的观念有关,加之彼时政局多变、经济凋敝,药学教育处境艰难。

在教学方面,近代药学教育基本没有全国统一的培养目标和课程设置,教学计划由各校根据自身条件制定。关于教学科目,各校系科一般设有党义、国文、体育等必修课,物理、化学等基础课。国立药学专科学校的课程既注重基础,也注重专业应用能力的培养。值得一提的是,1948 年,国立药学专科学校调整课程,设必修和高年级选修课,以便于"学生分途研究与加深学习之需要",其中高年级选修课有香妆品制造、血清及疫苗制造、高等药剂学、生药组织学等课程,体现了促进学生多样化发展的教育思想。当时的学校普遍重视实践教学,讲课时数与实验实习时数的比例往往达到 1∶2。为促进学生学以致用,还组织学生到药房、药厂实习和参观。关于教材,多由教师参照国外相关教材编写教学讲义或直接采用原版教材,也有一些药学专家编写和翻译了少量教材、专著和参考书。

在科研方面,受科研条件等因素影响,开展科学研究的教师较少,但也有一些教师因陋就简,结合社会需要开展科研工作。如北平协和医学院药理学系陈克恢围绕麻黄碱的药理学作用持续开展研究;又如抗日战争期间,华西协和大学制药系的汤腾汉、陈思义积极筹措经费,从国外购置实验仪器,建立药物研究室,从事药品生产和四川天然药学的研究;再如陆军军医学校药科于1940年设立药品制造研究所,1943年设立国药研究部,共有30余人从事研究工作。

三、革命根据地和解放区的药学教育

中国共产党在革命根据地和解放区创办学校,培养药学人才,在药学教育发展史留下了浓墨重彩的一笔。为解决药学人才短缺的问题,中国工农红军于1931年在江西瑞金创办红军军医学校,1932年该校更名为"中国工农红军卫生学校"。学员边上课,边参加战斗救护和药房实习。该校自编各种教材,还出版了《医药识字课本》《简明药物学》《药物学》等书籍。1935年,红军到达陕北后,重新组建红军卫生学校。1937年,红四方面军创办的卫生学校到达陕北,与中央红军卫生学校合并。抗日战争爆发后,红军卫生学校改名为"八路军卫生学校",1940年迁往延安,改名为"中国医科大学",设医科和药科。1942年,在中国医科大学的基础上,成立了延安药科学校。1945年10月,部分延安药科学校师生赴佳木斯筹办东北药科学校,该校1947年更名为"东北药科专门学校",开展药剂专科教育。1948年11月,该校迁往沈阳,接收沈阳医学院药学系,改称"东北药学院",这是我国第一个独立的药学院,后相继改名为"中国医科大学药学院"和"沈阳药学院"。

在其他解放区,新四军于1944年10月在淮南创办军医学校,1947年1月该校更名为"华东白求恩医学院"。1948年10月,该校在济南招生,其中附设药科学校招生160余人。1950年,该校设立药学专修科,招收高中毕业生,学制2年。1950年,该校更名为"山东医学院"。此外,还有1941年创办的华中卫生学校,其前身是1939年创办的新四军卫生干部培训班。该校当时设有药剂、医疗和检验三个专业。

第三节　现代高等药学教育

一、1949—1965年的高等药学教育

1949年9月,中国人民政治协商会议第一届全体会议通过《中国人民政治协商会议共同纲领》,其中第五章"文化教育政策"中规定:"人民政府的文化教育工作,应以提高人民文化水平,培养国家建设人才,肃清封建的、买办的、法西斯的思想,发展为人民服务的思想为主要任务。"在此背景下,国家接管全国原公立、私立学校,收回教育主权,废除旧的教育管理制度,建立集中统一为主的管理体制。人民政府接管的10所高等医药院校

中,由国民政府创办的公立学校有北京大学(医学院药学系)、浙江大学(理学院药学系)、上海医学院(药科)、国立药学专科学校、浙江省立医学院(药学系)和上海国防医学院(药科),教会创办的私立学校有齐鲁大学(理学院药学系)、华西协和大学(理学院药学系)、东吴大学(药学专修科)及经费来源于庚子赔款的私立中法大学药学专修科。此外,还有1所是上文提到的来自解放区的东北药学院。1949年,全国药学在校本、专科生不到1 000人。

　　1952—1956年,我国学习苏联教育经验对全国高等学校进行了三次院系调整,调整后到"文化大革命"前,我国高等教育均为公办院校。调整后的华东药学院、东北药学院、北京医学院(药学系)、上海第一医学院(药学系)、四川医学院(药学系)这5所高校被称为高等药学教育的"两院三系"。

　　在管理体制方面,新中国成立初期的17年,高等教育管理体制大概分为四个时期:一是以教育主管部门举办为主的时期(1949—1952年),二是以中央教育主管部门举办为主的时期(1953—1956年),三是以地方管理为主的时期(1958—1960年),四是统一领导和分级管理时期(1961—1965年)。在内部管理制度上,先后采用了"校长负责制"(1950—1955年)、"党委领导下的校务委员会负责制"(1956—1961年)、"党委领导下以校长为首的校务委员会负责制"(1961—1966年)。

　　在学制方面,1949—1965年,高等药学教育的学制经历了几次调整。1949年8月,中共中央东北局、东北行政委员会发出《关于整顿高等教育的决定》,规定工、农、医等本科修业年限为4年,专修科修业年限为2年。1951年10月,政务院发布《关于改革学制的决定》,将高等学校分为大学、专门学院和专科学校,并规定专门学校和专科学校与大学具有同等重要地位,大学、专门学院修业年限为3～5年,专科学校修业年限为2～3年。当时药学院系的学制主要以4年制本科教育为主,但由于广大城乡急需医药人才,又增设2年制专修科。1950年代后期,2年制、3年制的药学专业招生人数大幅减少。

　　1952年秋季,我国大学开始学习苏联的教学计划和教学大纲,学生学习任务较重,部分高校的学制从1954年起改为5年制。1957年9月,卫生部召开高等医药院校校长座谈会讨论学制问题,会议认为要在保证质量的前提下,在不长的时间内,培养更多的高级医师和药师。会议根据周恩来总理"高等医药院校一般仍实行5年制,只有3～4所高等医药院校实行6年制,以应提高师资和研究基础的要求"批示精神,确定部分医学专业为5年制,少数为6年制;中医、药学专业为4年制,少数为5年制。为贯彻落实"调整、巩固、充实、提高"的方针,加强学生基础理论和基本技能的培养,1962年8月,卫生部、教育部联合发出全国33所高等医药院校《关于改变高等医药院校学制的通知》,改革分批进行。1965年,卫生部召开全国高等医学教育会议,会议提出要将药学专业从5年制改为4年制,后因"文化大革命"未能实行。

　　在专业设置方面,新中国成立之初,高等药学教育只分系科,未分专业。1952年起,我国学习苏联模式进行院系调整时,专业设置也学习苏联,采用适应计划经济体制的方式,开设国家有迫切需要的专业。如当时华东药学院设有药剂学(专修科)、药剂工业制造、生药学、药品分析鉴定、化学药品制造等专业,还设有 2 年制药学专修科;上海医学院药学院设有药学、药物化学专业等,这是我国高等药学教育分专业培养最早的专业设置。1954 年我国颁布的第一个《高等学校专业分类设置》中,共设置专业 215 个,其中药学专业 1 个。同年召开了第一届全国高等医学教育会议,决定从 1954 年秋季学期起,将原有的院系合并,统一改为药学专业。"大跃进"期间,部分高等医药院校新增了化学制药工学、抗生素制造工学、医疗器械制造工学和中药专业。1962 年,卫生部下发《高等医药院校专业调整方案》,将药学专业点从 8 个调整为 5 个,即保留南京药学院、沈阳药学院、北京医学院、上海第一医学院和四川医学院 5 所学校的药学专业,保留北京中医学院的中药专业但暂时不招生,保留北京医学院和上海第一医学院的药物化学专业,同时还调整了其他院校的一些专业。1963 年,我国修订并发布《高等学校通用专业目录》,共设置专业 432 个,其中药学类本科专业有 3 个,即药学、中药学和药物化学。

在培养目标方面,1954 年 7 月末 8 月初,教育部与卫生部联合召开第一届全国高等医学教育会议,明确了高等医学教育的方针:"有计划地培养为社会主义建设者和为人民健康事业服务的、具有一定的马克思列宁主义修养的、体魄健全的、掌握先进医药卫生知识和技术的高级医药卫生人才。"其中药学专业的培养目标是:培养全面掌握调剂、制剂、分析鉴定及药房管理的面向医疗卫生机构的药师。"大跃进"和"教育革命"期间,高等教育的培养目标调整较为频繁。至 1960 年代中期,各高校的药学人才培养目标中,德育等非专业方面的培养目标较为一致,专业能力方面的培养目标有所不同,比如上海第一医院 1966 年 3 月修订的药学专业和药物化学专业培养目标如下:

药学专业(4 年制)培养目标:根据党的教育方针,使受教育者在德、智、体几方面都得到发展,成为有社会主义觉悟的有文化的劳动者的总目标,本专业的基本任务是培养学生成为政治坚定、思想进步、身体健康,有较牢固的药学理论基础,掌握药物调剂、制剂生产技术和药物鉴定与管理能力,并有一定的中药种、采、制等技能,能全心全意为工农兵服务特别是为五亿农民服务的药学工作者。

药物化学专业(5 年制)的培养目标:根据党的教育方针,使受教育者在德、智、体几方面都得到发展,成为有社会主义觉悟的有文化的劳动者的总目标,本专业的基本任务是培养学生成为政治坚定、思想进步、身体健康、有较牢固的制药化学理论知识,掌握比较过硬的化学药物生产和实验试制技术,并具有整理中药的基本知识、能全心全意为工农兵服务特别是为五亿农民服务的药学工作者。

在教学内容方面,1950 年,政务院颁布《关于实施高等学校课程改革的决定》,强调课程要重视理论与实际相结合,要求根据精简原则,有重点地设置和加强重要的课程,删除不必要的课程和内容。该文件要求各高校根据上述要求制定课程和教育计划,报教育部批准后方可实行。可以看到,当时高校对于课程设置和教学内容有一定的主动权。1952 年暑假前,卫生部要求国内药学专家商定统一的教学计划,学习苏联经验、翻译苏联有关教材和教学大纲是其中的工作重点。1954 年,教育部和卫生部组织制定并发布了高等医药院校统一的教学计划。1955 年,教育部和卫生部还委托华东药学院拟定 17 门课程的教学计划,1957 年由人民卫生出版社出版,各高校正式执行。"大跃进"期间,生产劳动列入教学计划,师生参加勤工俭学、大炼钢铁、办工厂、下乡劳动等活动。学习苏联教育经验期间,自1954年起,从基础课即开始采用苏联教材,但由于翻译质量不高、内容不完全适合我国基本情况,1956年卫生部开始组织编写医药学院教材,此后教材建设工作持续进行,至1964年,20门课的药学教材基本完成。

我国药学研究生培养始于20世纪50年代。1955年,华东药学院和北京医学院药学系首先招收药学、药物化学、药剂学和法医化学的研究生。1956年,教育部发布《1956年高等学校招收副博士研究生暂行办法》,规定自1956年开始在部分高等学校招收学习年限为4年制的副博士研究生。南京药学院、沈阳药学院于当年开始招收药学学科副博士研究生。1959年,上海第一医学院药学系招收药物化学研究生。1965年,四川医学院药学系经卫生部批准招收研究生。1949—1965年,培养的药学研究生总人数较少,至1965年,共招收和培养59名药学学科副博士研究生。由于"左"倾思想的影响将学位归入"资产阶级法权"范畴,以及受"反右"斗争等政治运动冲击,加之研究生学位制度尚未建立,这些研究生均未被授予学位。

"大跃进"期间,药学方面的科研工作在一定程度上得到推进。当时的科研工作主要围绕社会生产需要和医疗需要而展开,如南京药学院开展了以抗血吸虫药、抗肿瘤药、抗高血压药和中草药调查研究为重点的科研工作;沈阳药学院研制了人工代血浆用于治疗炼钢工人的烧烫伤,研制了"十一烯酸锌脚气灵";上海第一医学院对农药杀虫剂"敌百虫"等进行了研究;四川医学院药学系开展了从植物三颗针中提取小檗碱(黄连素)的研究。

新中国成立后的17年中,高等药学教育在办学规模方面取得了较大的发展。就南京药学院、沈阳药学院、上海第一医学院药学系、四川医学院药学系4所高校而言,1965年的招生人数是1949年的4.65倍。在教育模式方面,由于生物技术成为医药产品更新换代的重要技术途径,高等药学教育的培养目标、专业设置和课程体系突破了原有的单一的"化学模式",向"化学-生物学相结合"的模式转变。在培养模式方面,新中国成立之初,高等药学教育沿袭了欧美的"通才教育"模式。1952年起,为学习苏联教育经验,适应国民经济有计划、按比例发展的需要,"通才教育"模式向"专业教育"模式转变。在专业结构方面,新中国成立之初,高等药学教育仅分系科,未设专业。随后经历了多次专业细分—合并的过程。在办学层次方面,高等药学教育在原有的专科、本科基础上,增设了研究生教育和成人教育。

二、1966—1976 年的高等药学教育

中共中央于1966年5月和8月先后召开的政治局扩大会议和八届十一中全会,标志着"文化大革命"的全面发动。两个会议先后通过的《中国共产党中央委员会通知》(简称"五一六通知")和《中共中央关于无产阶级文化大革命的决定》(简称"十六条"),以及对中央领导机构的改组,使"左"的方针占据了主导地位。"十六条"指出,"改革旧的教育制度,改革旧的教学方针和方法,是这场无产阶级文化大革命的一个极其重要的任务。在

这场文化大革命中,必须彻底改变资产阶级统治我们学校的现象"。1968 年 7 月 22 日,《人民日报》刊登了毛泽东对《从上海机床厂看培养工程技术人员的道路》的调查报告做的批示("七二一指示")。该批示指出:"大学还是要办的,我这里说的是理工科大学还要办,但学制要缩短,教育要革命,要无产阶级政治挂帅,走上海机床厂从工人中培养技术人员的道路。要从有实践经验的工人、农民中间选拔学生,到学校学几年后,又回到生产实践中去"。"文化大革命"前,党的教育方针是"使受教育者在德育、智育、体育几方面都得到发展,成为有社会主义觉悟的有文化的劳动者",对高等学校培养目标则概括为"又红又专"的专门人才,而在 1971 年《全国教育工作会议纪要》中,有关人才培养的目标仅剩下"无产阶级革命事业接班人"。

在管理体制方面,1967 年 3 月,中共中央《关于大专院校当前无产阶级文化大革命的规定(草案)》规定:"大专院校必须由革命学生、教职员工和革命领导干部组成临时权力机构,领导文化大革命,行使本校的权力。"1968 年 8 月"工宣队"入校后,革命委员会组成人员也因形势变化进行了相应调整。

在学制和专业方面,1972 年,我国药学院系开始招收首批"工农兵学员",其中药学专业 1972 年招生的有南京药学院、沈阳药学院等 10 所高校,1973 年招生的有浙江医科大学药学系、广东卫生干部进修学院等 3 所高校,还有高校于 1975 年和 1976 年开始招生,学制为 3 年。从 1972 年起,北京中医学院药学系等高校还陆续开始招收中药、化学制药、药用生物学、抗菌素制造等专业的学生,学制均为 3 年。此外,南京药学院还学习朝阳农学院"社来社去"教育革命经验,举办过 2 年制和 1.5 年制的药学专业"社来社去"试点班,主要为农村人民公社和公社医院培养人才。这一时期,药学教育的培养目标也随着形势变化发生改变,仅从药学专业就可见一斑。药学专业的培养目标是:遵照毛泽东关于"我们的教育方针应该使受教育者在德育、智育、体育几方面都得到发展,成为有社会主义觉悟的有文化的劳动者"的教导。药学专业培养目标政治上是培养学员认真学习马列和毛泽东著作,在三大革命实践中,不断提高学员的阶级斗争、路线斗争和无产阶级专政下继续革命的觉悟,坚决执行毛主席的革命路线,能全心全意为人民服务;专业上是培养能掌握中西药物制剂生产等知识和技能以及化学制药及药物合成方面的基本知识,中草药的认、采、制、用及中草药鉴定和有效成分的提出、分离,药物质量检验等方面的基本理论和技能,熟悉临床药物的性质和药理作用并具有初步科学研究能力的药学工作者。

在教学体制方面,在"教育必须为无产阶级政治服务,必须同生产劳动相结合"的方针下,根据"文化大革命"提出的"走上海机床厂从工人中培养技术人员的道路""依靠工人群众办学,实行工厂对学校的管理和监督,使学校教育与三大革命运动紧密联系在一起,从而培养出无产阶级革命事业的可靠接班人"的要求,这一时期高等药学教育突出体现了教学、科研与生产相结合。如南京药学院革命委员会提出由南京药学院与当地药厂联合创办"五七制药工业大学",设置化学制药、药物制剂、生化制药、新药 4 个专业,学员为直接从有关药厂内推荐选拔的具有初中或初中以上文化水平、有 4 年以上实践经验的工人,学制为 1.5~2 年。教员包括南京药学院的专职教师和有实践经验的老工人担任的兼职教师。课程设置有毛泽东思想教育课、军体课、劳动课、生产技术课和文化课5门。教学方法重视"边做边学",重视结合典型案例进行现场教学。国内其他药学院系也组织师生成立若干"教育革命小分队"分赴制药厂、医院和农村,接受工人和贫下中农"再教育",并举办了多种教育革命试点班。1970年7月22日,《人民日报》发表驻清华大学工人、解放军毛泽东思想宣传队的《为创办社会主义理工科大学而奋斗》一文中,提出了教育新体制的原则和设想,其基本要求是:开门办学,厂校挂钩,把大学办到整个社会上去,以文化的普及与提高来推动工农业生产的发展,使知识分子更广泛地接触工农兵群众,心悦诚服地接受再教育,加速世界观的改造。

总的来讲,"文化大革命"期间,高等药学教育受到很大影响。1966—1969年全国各药学院系中断招生,1970—1971年全国仅个别院系试办药学试点班,1972—1976年全国药学院系招生共8 000余名,但采用的是"自愿报名,群众推荐,领导批准,学校复审"的办法,对招生对象文化水平要求较低,加之学制缩短、政治和生产运动过多,培养质量下滑。

三、1977—2022年的高等药学教育

"文化大革命"结束后,我国高等教育逐渐进入了快速发展阶段。1977年恢复全国统一高考,1979年恢复了部分"文化大革命"期间停办的高等院校,调整了重点高等学校的领导体制,修订了研究生培养工作条例,一系列措施使得高等药学教育恢复了生机。

在管理体制方面,1978年,国务院转发教育部《关于恢复和办好全国重点高等学校的报告》,国务院的批示中做出了"少数院校由有关部委直接领导,多数院校由有关部委和省、市、自治区双重领导,以部委为主"的规定。1979年,中共中央批转教育部党组《关于建议重新颁发〈关于加强高等学校统一领导、分级管理决定〉的报告》,同意恢复1963年确定的"中央统一领导,中央和省、市、自治区两级管理"的体制。1985年,中共中央发出《关于教育体制改革的决定》,规定高等教育实行中央、省(自治区、直辖市)、中心城市三级办学的体制。20世纪90年代,中共中央、国务院对高等教育的管理体制做了一些调整,但总体上体现出的仍是分级管理、分级负责的思想,同时重视调动地方政府办学的积极性。可以说,每一次管理体制的变化都是为了促进高等学校更好地发展和服务社会的需要。在内部管理制度上,先后采用了"党委领导下的校长分工负责制"(1978—1989)、部分高校实行的"校长负责制"(1985—1989)、"党委领导下的校长负责制"(1989至今)。

在办学规模方面,1980年召开的全国高等医学教育会议提出高等医药教育的中心任务是要把工作重点转移到提高教育质量方面,培养又红又专的合格的高级医药卫生人才,同时讨论和修订了《全国高等医学教育发展规划》和《高等医药院校专业设置调查方案》。1978年,全国设有药学类及相关专业的高等学校有40所,共设置8个专业、41个专业点。1987年,全国设有药学类及相关专业的高等学校有50所,共设置19个专业、74个专业点,本、专科招生数为9 227人。1998年,全国设有药学类及相关专业的高等学校有65所,共设置4个专业、113个专业点,本、专科招生数为10 547人。2006年,全

国设有药学类及相关专业的高等学校达到 475 所,其中本科院校 272 所,医学高等专科院校 38 所、高职高专院校 165 所。设置本科专业 13 个、541 个专业点,本、专科招生数为 93 986 人。2012 年,全国设有药学类及相关专业的高等学校达到 703 所,其中本科院校 371 所、医学高等专科院校 46 所、高职高专院校 286 所。设置本科专业 15 个、795 个专业点,本、专科招生数为 131 887 人。2015 年,全国共有药学类本科专业办学点 810 个、药学类高职专业办学点 767 个。截至 2018 年底,中国共有 469 所本科院校、429 所高职高专院校开办高等药学教育,药学类本科专业办学点累计达 980 个,高职高专办学点共 988 个。

在专业设置方面,1977 年起恢复高考后的 10 年内,药学专业设置历经几次调整,至 1987 年,药学类本科专业共有 11 个(药学、药物化学、药物分析、化学制药、生物制药、微生物制药、药物制剂、药理学、中药学、中药制药、中药鉴定)、试办的药学专业 3 个(临床药学、中药药理、中药资源)、与药学相关的专业 5 个[医药企业管理、科技外语(医学、药学)、图书情报(医学、药学)、应用数学(医学、药学)、应用化学(医学、药学)]。

1987 年的专业调整虽然增强了适应性,但由于专业范围较窄、专门名称不够科学等原因,1989 年国家教委再次启动调整工作,于 1993 年印发修订后的专业目录。修订后的专业目录中,医学门类药学类专业有 9 个(药学、药物化学、药物分析、药理学、临床药学、中药学、中药鉴定、中药药理学、中药资源),工学门类化工制药类专业有 5 个(化学制药、生物制药、微生物制药、药物制剂、中药制药),农学门类植物生产类专业有 2 个(药用植物、动物药学)。

1998 年,教育部颁布新的专业目录,此次调整了药学相关专业的数量,从原来的 16 个压缩到 4 个,即医学门类药学类专业中的药学、中药学、药物制剂,工学门类与化工制药类中的制药工程。此次调整强调的是改变"专业对口"的观念,引导高校拓宽专业口径,增强适应性和加强专业内涵建设。同时,在其他专业中设置了与药学有关的 5 个专业方向,包括在生物技术专业设置生物制药方向,在生物工程专业设置微生物制药方向,在工商管理专业设置医药企业管理方向,在国际经济与贸易专业设置国际医药贸易方向,在农学专业设置药用植物方向。此后,又陆续新增了临床药学、海洋药学、药事管理、藏药学、蒙药学等。

2001 年,教育部下发《关于做好普通高等学校本科学科专业结构调整工作的若干原则意见》,指出"高等学校主动适应社会变革需要的自我发展、自我调整的专业管理机制有待形成",提出"进一步扩大高等学校学科专业设置自主权。高等学校可根据《高等学校本科专业设置规定》,在《普通高等学校本科专业目录》外设置社会发展急需、已具备培养条件的本科专业"。各医药院校根据文件精神,结合社会需求和自身优势,建设药学类新专业。至 2006 年,全国药学类、化工与制药类专业从 1999 年的 4 个增加到 13 个,其中医学门类药学类专业共有 11 个(药学、中药学、药物制剂、中草药栽培与鉴定、藏药学、中药资源与开发、应用药学、临床药学、海洋药学、药事管理、蒙药学),工学门类化工与制药类 2 个(制药工程、化工与制药)。

随着科技进步日新月异、新兴交叉学科大量涌现,教育部在 2010 年再次启动本科专业目录修订工作,2012 年新版本科专业目录正式颁布。调整后的医学门类药学类专业有 7 个(药学、药物制剂、临床药学、药事管理、药物分析、药物化学、海洋药学),医学门类中 药学类专业有 6 个(中药学、中药资源与开发、藏药学、蒙药学、中药制药、中草药栽培与 鉴定),工学门类化工与制药类专业有 1 个(制药工程),工学门类生物工程类专业有 1 个 (生物制药类)。

此后,本科专业目录相对稳定,但随着社会需求和学科发展仍有变化。2020 年,教育 部公布了 2020 版普通高等学校专业目录,该版本是在 2012 年版基础上增补近年来新增 的目录外本科专业而形成的。2020 版普通高等学校专业名录与 2012 版相比,药学类新 增了化妆品科学与技术专业,该专业于 2018 年批准设置,广东药科大学是第一所开设该 专业的高校。

在培养目标方面,1978 年以来,药学类专业的培养目标随着社会对药学类人才需求 和学科发展趋势的变化而不断变化。以药学专业为例,1987 年的培养目标是"培养从事 一般药物制剂、鉴定及临床合理用药等工作的药师",1993 年的培养目标是"培养从事药 剂制备、调配、鉴定及临床合理用药等工作的高级专门人才",1998 年的培养目标是"培养 从事药物分析、临床药学、医药营销、药物研究与开发、药物制剂生产技术与管理等方面 的高级科学技术人才",2006 年的培养目标是"培养从事药物分析、临床药学、医药营销、 药物研究与开发、药物制剂生产技术与管理等方面的人才",2012 年的培养目标是"培养 能够在药学领域从事药物研究与开发、药物生产、药物质量控制、药物临床应用和监督管 理等方面的药学专门人才",2018 年《普通高等学校本科专业类教学质量国家标准》规定 "药学类专业培养与药物研发、生产、流通、管理、质量控制和药学服务等相关的高素质专 门人才"。

在教学改革方面,高等医药院校根据不同阶段的不同培养目标,展开了持续性的探 索。人才培养模式改革是教学改革的重要载体,有关高校对此尤为重视。人才培养模式 改革的最终目标指向培养两种人才:一种是研究型药学人才,另一种是应用型药学人才。

在研究型药学人才培养方面,国家对高等医药院校予以引导和支持。如 1996 年,原 国家教委批准中国药科大学建立"国家理科基础科学研究和教学人才培养基地"基础药 学专业点,培养从事药学基础科学研究和创新药物研究的人才和从事基础药学教学的师 资。中国药科大学通过完善培养方案、优化课程体系、加强实践教学、强化科研创新能力 培养,构建了化学、生命科学、现代药学相融合的研究型人才培养模式,同时构建了滚动 分流管理竞争机制,推荐 60% 左右的学生免试硕博连读或攻读硕士学位;沈阳药科大学 依托国家批准的同类型专业点,实行"本硕博连读—分段培养—双向分流"的八年制培养 模式,在保持本科生和研究生各自独立的培养层次下,实行两次中期滚动分流管理办法, 品学兼优的学生免试攻读硕士学位,优秀硕士生免试攻读博士学位;北京大学药学院从 2001 年起实行六年制长学制的药学教育,构建了"六年一贯制,本硕融通,强化基础,注重 素质,整体优化,强调创新,面向未来"的培养模式;广东药科大学 2016 年 10 月成立整合 药学学院和整合药学研究院,2017 年 9 月招收了第一届整合药学创新班,开展整合药学 人才培养模式的创新改革与实践探索,最初在药学专业课程体系基础上,把专业基础课和专业课加以整合,设置药学基础、药物制造、药物评价、医学综合、医学创新等模块,目前该校整合药学人才培养主要在临床药学专业中开展。

在应用型人才培养方面,在国家的引导下我国医药院校也进行了深入的探索。如中国药科大学将应用型药学人才分为四个类型,即:能从事生物医药领域药物研究、开发和生产的技术工作,具有原始创新、产业研发能力的创业型人才;能解决药品开放、生产中工程技术问题的技术型人才;能解决药品质量控制和安全合理用药等问题的药师型人才;能进行科学决策和组织协调等医药经营的管理型人才。又如广东药科大学以"药医工融合"为理念,以"跨学科集群式发展"为导向,通过强化顶层设计、优化专业布局、更新教学内容、整合教育资源、改革培养模式等措施,在打造学科集群的同时,建设专业集群,推动学科专业一体化协同创新发展,着力培养适应健康产业发展需要的高素质应用型医药人才。其中,2018 年,该校作为全国第一所获批药学类专业下化妆品科学与技术专业的高校,培养具有与化妆品相关医学、药学基础知识,了解皮肤结构、皮肤生理学及皮肤微生态学相关知识,掌握化妆品配制原理及化妆品对于皮肤作用机制,从事化妆品基础研究、技术创新研究及化妆品安全性和有效性研究的高素质研究人才。

各类教学改革项目是高等药学教育改革的重要依托。高等医药院校依托先后出现的国家级和省级本科教学质量工程项目、特色专业、一流本科专业、一流本科课程、课程思政建设项目等,同时依托专业认证等重大专项工作,深入推进药学高等教育教学改革,持续加强专业内涵建设,提高专业建设水平。

在研究生教育方面,自 1978 年恢复研究生招生以来,我国研究生教育取得了长足发展。1978—1980 年间,生源较少,招生情况不尽如人意。1981 年起,招生数量开始大幅增加,仅从药学博士、硕士招生情况变化就可以看到其发展态势:1982 年,全国共有药学博士学位授予权单位 16 个,学科、专业点 51 个;硕士学位授予权单位 16 个,学科、专业点 39 个。1999 年,全国共有药学博士学位授予权单位 16 个,学科、专业点 51 个;硕士学位授予权单位 41 个,学科、专业点 97 个。2012 年,全国共有药学学科博士授予权单位 45 个,学科、专业点 191 个;药学学科硕士授权单位 170 个,学科、专业点 752 个。2022 年,全国共有药学学科博士学位授予权单位 56 个,药学学术型硕士学位授权单位 101 个,药学专业型硕士学位授权单位 127 个。

第四节　当前高等药学教育发展的若干趋势

一、学科交叉融合成为高等药学教育发展的强大动力

现代大学的走向是由学科发展的走向决定的。13—18 世纪期间,大学主要在开展

"三科四艺"的基础上培养神学、医学和法学人才,学科划分是"粗线条式"的。基于17世纪的末和18世纪的启蒙运动和科学革命,19世纪和20世纪学科划分越来越细,20世纪上半叶达到顶峰。此后学科发展处于分化与综合并存状态,且综合的趋势愈发强烈,交叉学科加速发展。20世纪上半叶,科学已形成一个多层次的立体网状结构,系统论、控制论、信息论等复杂性科学方法论的提出就是学科由分化走向整合的重要标志,它们揭示了自然界、社会和人类思维等领域中多现象的统一性,显示了现代科学技术发展的整体性趋势。"现代科学发展到今天,没有某一门专门学科的研究可以仅靠本专门学科单科独进的方式深入下去",发挥学科之间的协同效应,加强交叉学科建设,才能拓宽学术前沿,适应社会重大需求。学科从分化走向整合是社会需求变化的重要表征,同时反映了社会对人才素质的新要求。

学科交叉融合的发展趋势在药学领域也得到充分体现。1993年,国家教委高教司和国家医药管理局科教司联合召开的高等药学教育改革与发展研讨会就指出,药学学科愈发趋向与工程学科、医学和生物学相互渗透。21世纪以来,这种趋势愈发明显,越来越多的高校将推进药学与工学、医学等学科交叉融合作为药学学科建设和人才培养的重要抓手。比如近年来提出的"整合药学"强调"四个整合",即药学内部相关学科的整合,药学与现代新兴技术的整合,药学与现代医学的整合,药学与人文学科的整合。2019年,国家开始启动"四新"建设,即新工科、新医科、新农科和新文科建设,学科交叉融合就是"四新"的本质特征之一。在"四新"建设基础上,已有国内知名高等药学教育专家在药学高等教育研讨会上提出了"新药科"的概念,其中的根本动力同样在于学科的交叉融合。目前学科交叉在国家层面上亦受到了极大的重视。2021年,国务院学位委员会、教育部印发通知,新设置"交叉学科"门类,成为我国第14个学科门类,其目的在于为交叉学科提供更好的发展通道和平台,培养高层次人才,更好地服务国家重大战略需求。

二、创新创业教育成为高等药学教育的工作重点

纵观我国高等药学教育发展历程,创新创业教育的出现是较为晚近的事情。从前文可以看到,自新中国成立起至20世纪80年代,在高等药学教育的培养目标、教学内容和教学改革等人才培养全过程中,创新创业教育都较少得到明确体现。20世纪90年代的培养目标中,药品研发、医药营销等创新创业相关的能力要求开始出现,这与药学学科的发展趋势和市场经济体制的确立不无关系。国家层面上,自20世纪90年代中期开始,对创新创业教育的重视程度不断提高。1995年,中共中央、国务院召开全国科学技术大会,提出实施科教兴国的战略。江泽民在会上发表讲话指出:"创新是一个民族进步的灵魂,是国家兴旺发达的不竭动力",当时高等医药院校依托"挑战杯"等项目,强化学生创新能力的培养。2006年11月,教育部选取北京大学等10所高校启动了大学生创新性实验计划项目试点工作。2012年2月,教育部下发《教育部关于做好"本科教学工程"国家级大学生创新创业训练计划实施工作的通知》,在原有的"创新性

实验项目"基础上,增加了"创业训练项目"和"创业实践项目",这些项目作为培养大学生创新创业能力的重要依托,一直持续至今。2015年,国务院办公厅发布《关于深化高等学校创新创业教育改革的实施意见》,随后国家和各省市、教育部和各级行政部门陆续发布创新创业教育相关的系列文件,深入推进创新创业教育。2021年,国务院办公厅发布《关于进一步支持大学生创新创业的指导意见》,提出要以习近平新时代中国特色社会主义思想为指导,全面贯彻党的教育方针,落实立德树人根本任务,立足新发展阶段、贯彻新发展理念、构建新发展格局,坚持创新引领创业、创业带动就业,支持在校大学生提升创新创业能力,支持高校毕业生创业就业。发展至今,创新创业教育正在全面铺开、深入开展,创新创业教育已成为高等院校人才培养必不可少的教育内容,贯穿人才培养的全过程、各环节。

三、立德树人是高等药学教育必须落实的根本任务

教育的本质是培养人。"立德树人"思想在中国有着悠久的历史传统,不仅体现了中国共产党高等教育思想的核心理念,而且反映了中国传统教育思想的理论精髓,也是对国际高等教育实践经验的吸收借鉴,是新时代全球高等教育改革的共同追求和方向。在2018年全国教育大会上,习近平总书记强调:"在党的坚强领导下,全面贯彻党的教育方针,坚持马克思主义指导地位,坚持中国特色社会主义教育发展道路,坚持社会主义办学方向,立足基本国情,遵循教育规律,坚持改革创新,以凝聚人心、完善人格、开发人力、培育人才、造福人民为工作目标,培养德智体美劳全面发展的社会主义建设者和接班人,加快推进教育现代化、建设教育强国、办好人民满意的教育。"党的十九大以来,中共中央高度重视中华优秀传统医药文化的传承发展,明确提出"着力推动中医药振兴发展",这为高等医药院校落实立德树人根本任务,推动思政课程和课程思政同向同行,推动专业教育与思政教育同向同行,构建"三全育人"新格局,办好药学教育,培养高素质医药人才提供了重要遵循。当前,我国高等医药院校正在切实加强思政课程和课程思政内涵建设,提高思想政治工作质量,不断提升课程质量和育人实效,努力培养堪当民族复兴大任的时代新人。

【本章小结】

本章对中国高等药学教育发展历程仅做了简单梳理和分析。总的来讲,我国高等药学教育在从无到有、从少到多、从薄弱到充实的漫长发展历程中,始终是以群众的健康需要、社会的发展需求和学科发展的趋势变化为内生动力的。近100年左右的时间里,特别是新中国成立以来,高等药学教育的发展取得了长足的进步,这离不开中国共产党的领导,党的领导是办好中国特色社会主义大学的根本保证。同时,药学是一门实践性很强的学科,而实践与创新创业又是密切相关的,没有实践,创新创业无从谈起。作为新时代的药学类大学生,要始终心系群众身心健康,把握社会发展需要,把握学科发展趋势,

打好基础,全面发展,做一名合格的新时代医药学生,真正成为德智体美劳全面发展的社会主义建设者和接班人。

【延伸悦读】

计算机如何辅助抗病毒药物研发

很多人以为,药物的研发只有穿着白大褂在实验室里做。近年来,随着计算机硬件、专业软件的发展,计算机辅助药物设计的方法已日趋成熟,其应用极大地提升了新药研发的速度与效率,已成为现代药物研发的常规方法之一。依赖于这样的技术,研发人员即便足不出户,也能为寻找治疗此次病毒感染的潜在药物贡献自己的力量。

寻找关键蛋白质

蛋白质是生命的物质基础,是组成细菌、病毒及动植物的一切细胞、组织的重要成分。各类功能性蛋白质在机体中各司其职,维系着整个机体正常运转。

以病毒为例,病毒是由核酸(DNA 或 RNA)与蛋白质构成的非细胞形态,介于生命体与非生命体之间,无法自我复制与繁殖,需要寄生在活的宿主细胞内,依赖于宿主细胞的原料、能量供给与场所完成自我复制与释放。

病毒的生命周期需要经历吸附、侵入、脱壳、生物合成、组装和释放六大步骤,病毒的各类功能性蛋白在这些步骤中分工明确、高度协作,才能完成从感染宿主细胞到复制病毒的整个周期。目前,研究人员已从新型冠状病毒(2019-nCoV)中分离出 ORF1ab、S、E、M、N 等 10 条基因组序列,它们各自编码相应的病毒蛋白。

通过与同为冠状病毒的 SARS 病毒类比,我们可以合理地推测出新型冠状病毒基因编码的各类蛋白质的功能。举例来讲,ORF1ab 基因编码 ORF1ab 多聚蛋白,参与病毒 RNA 的转录与复制,并具有蛋白酶、甲基转移酶等多个功能;S 基因编码冠状病毒的表面糖蛋白,也称为棘突蛋白,通过与人体内的 ACE2 蛋白质结合,直接介导病毒对宿主细胞的感染及融合,这类蛋白如同日冕般分布在病毒的包膜上,"冠状病毒"由此得名。这些功能性蛋白质对病毒的感染与复制发挥着重要作用,单独或同时干扰其中一个或多个蛋白质的功能,抑制其活性,便能阻断病毒感染宿主细胞或在宿主细胞内自我复制的进程,从而起到治疗的效果。

计算机辅助药物设计的技术

因此,一旦获取了病毒蛋白质的晶体结构,基于前期对其功能的了解,我们便能利用计算机辅助药物设计的技术,针对性地寻找潜在的有效药物。那么,这一过程是如何进行的呢?

若是"以貌取物"的话,在以"光滑弹嫩"为美的今天,蛋白质表面坑坑洼洼,"长得"可实在不算漂亮。可恰是这些坑坑洼洼的空腔,才是真正暗藏玄机的地方。

以 SARS 病毒 ORF1ab 多聚蛋白中的一段——3CL 蛋白酶,也称主要蛋白酶(Mpro)为例。这一蛋白主要负责将多聚蛋白水解为功能性的多肽,以发挥其各自的功能。就好比做鱼的时候,用一把锋利的刀把整条鱼除鳞去脏,并分为鱼头、鱼身、鱼尾,分别预备炖汤、红烧、清蒸一样。这一蛋白酶的活性位点就好比是这把菜刀的刀刃，藏身于蛋白质表面的空腔(口袋)中。

筛选或合成得到的具有生物活性的小分子可以很好地结合在这一活性位点的口袋中，从而抑制蛋白酶的活性，阻止其将多聚蛋白切割为功能性多肽，从而阻止这些多肽在后续病毒的复制和感染中发挥功能。就好比没收了这把切鱼的刀，或者在刀刃上套了一层使其钝化的保护套，使其无法处理这条鱼，也就无法进行后续的烹饪。

对每一个蛋白质，寻找具有令人满意的生物活性的分子的过程，就好比面对一把精美绝伦的锁，需要找到一把同样精美绝伦的钥匙来与之紧密契合。而计算机辅助药物设计所需要做的，就是以高效和低成本的方式去找到这样一把合理的钥匙，即基于前期对蛋白质功能的了解及对蛋白质结构的系统分析，通过计算的方式评估各类分子在蛋白质口袋中的结合强度和作用模式，从而筛选或设计出最有可能成为蛋白功能抑制剂(或激动剂)的分子。

计算机辅助药物发现

不幸的是，尽管近年来相关技术飞速发展，但找到这样一把精美绝伦的钥匙绝非易事。一个新药从研发到上市往往需要消耗数十年的时间和数以十亿美元计的资金。但好消息是，总有几把锁长得有点像，其钥匙可以通用，就像 HIV 蛋白酶的抑制剂可能可以作用于冠状病毒的蛋白酶，负责埃博拉或流感病毒 RNA 复制的 RNA 聚合酶抑制剂可能可以作用于冠状病毒的 RdRp 一样。

面对急性暴发的疫情，从已上市或已在临床试验中的"老药物"中寻找合适的分子显然比从头研发新的分子更具时间优势。运用计算机辅助药物设计，基于一种叫作分子对接的技术进行虚拟筛选，就可以模拟出每个"老药物"分子在病毒蛋白质口袋中的结合构象，通过打分函数、自由能计算等方式评估其理论上的结合强度，从而分析该分子成为潜在抑制剂的可能性。就好比当我们已知锁的构造时，运用这样的技术，可以不必把每把钥匙都在锁孔里插一遍来寻找能开锁的那把。通过计算机模拟分析的方式，可以筛选出最可能打开锁的几把钥匙，而后只对这几把钥匙进行测试就可以了。

利用同源模建的技术，我们甚至可以不用知道当前病毒蛋白这把"锁"的构造，在仅有蛋白质氨基酸序列的情况下，构建出病毒蛋白质结构可能的模型，从而提交虚拟筛选作业。尽管据早期的新闻报道，2019-nCoV 病毒和 SARS 病毒在基因组水平的相似度只有 70%，但事实上，通过对病毒蛋白的序列比对可以发现，2019-nCoV 病毒的某些关键蛋白和 SRAS 病毒的氨基酸同源性能达到 95% 以上。因此，依赖于蛋白质晶体结构数据库中早年研究 SRAS 病毒时获得的 SARS 病毒蛋白的晶体结构，我们便可以构建出合理的2019-nCoV 的相应蛋白质的结构。

因此，对急性暴发的疫情，当结构生物学等基础研究来不及跟上；当病毒毒性太大，实验室条件受限、满足生物安全要求的实验室较少；或者当待测试分子过多、人员不足、成本过高时，计算机辅助的方式不失为一种高效的策略，为活性分子的发现与机制探索提供宝贵的建议，从而为特效药物的研发赢得宝贵的时间。

(来源：中国日报网 作者：钟科，系中国科学院药物研究所博士)

医药创新如何加快突破"卡脖子"？多位院士开出"药方"

"在诊断治疗领域,90%的临床诊疗指南来自国外,90%的高端医疗装备来自国外；在创新药物领域,90%以上的原创药物来自国外,90%以上的药品标准来自国外……"中国医药创新如何加速突破"卡脖子"技术,打通学术创新链和产业创新链？

2022年8月11日—12日,作为北大医学办学110周年系列学术活动之一,也是云南白药创制120周年系列学术活动之一,"2022医药创新和科技前沿论坛"在云南昆明召开。中国工程院院士詹启敏、乔杰、姜保国,中国科学院院士季维智等专家学者云集论坛,共同探索医药创新发展新思路,开拓医药科技新领域。

"4个90%"背后的挑战

"我们国家的健康守护现状和人民需求严重不符。"中国工程院院士、北京大学常务副校长、医学部主任、北京大学第三医院院长乔杰在论坛上具体阐述上述"4个90%"时指出：一是我国医学研究对国际临床指南贡献率低,高血压和缺血性心脏病、新生儿疾病、慢性肾病、白血病/淋巴瘤等领域的医学研究对国际临床决策贡献度不足1%。二是中国缺乏原创新药。全球2012—2021年上市的原创药物中,美国有113个,欧盟有24个,日本有22个,中国仅有7个。三是中医药国际影响力亟须提升。世界植物药大国德国在我国销售植物药物127亿种,而我国中成药物在德国注册获批数为0。四是药物技术标准方面差距显著。我国的药品安全有效性评价方法和技术以及技术指导原则主要来自国外,创新药品国际标准制定主要由美国FDA主导。

中国工程院院士、北京大学-云南白药国际医学研究中心(以下简称"北大-白药医学中心")主任詹启敏在论坛上指出,我国健康事业发展的主要挑战仍在于医学基础研究及核心技术缺乏制高点,以及健康产业发展缺乏科技引领和支撑。"医学科技是航天、通信、智造之外的又一大国之重器,当下亟须解决生物医疗领域的'卡脖子'技术。"

以生物医药领域为例,詹启敏认为,我国生物医药面临自主创新能力不足、生物技术产业规模较小、产业化关键技术亟须突破、科技创新与市场和社会效益脱节、产业投融资渠道不健全等问题。

詹启敏指出,在产业化关键技术上,诸如药物递送技术、制剂工艺技术、大规模化制备所需要的技术,以及制备部分抗体、疫苗转化所需的发酵罐、培养基、菌株的技术,我们还存在着许多的不足。"生物医药技术创新还没有真正成为我国经济社会发展的强大驱动力,未来发展有挑战也有空间"。

校企强强联手探索新路径

如何打通学术创新链和产业创新链,加速临床基础研究向产业转化的进程？校企合作、院企合作正在探索新的路径。

据介绍,北京大学和云南白药集团在2019年12月成立北大-白药医学中心,双方明确合作目标,依据双方优势展开医学全域合作,是实现"打通"的关键。

区别于部分企业与科研项目或者个别专家的合作,北大-白药医学中心是高校和企业合作，开展科学研究、人才培养和成果转化的一种新型创新模式。双方在肿瘤学、生殖医学、创伤骨科、药学、口腔医学、医学美容等多个领域开展合作，只做大方向但聚焦的规划，给予科研团队充分的尊重，不做具体项目限制，这为产业转化提供了更多可能。

乔杰院士接受南方日报记者采访时表示，目前北京正在建设中的 8.3 万平方米的科技大楼提供了更好的空间链接，让北京大学、云南白药、北大-白药医学中心能够作为一个有组织的平台去把创新链和产业链真正联结在一起。

同时，在合作机制上，双方也探索为研究者营造宽松的学术氛围。"目前，研究中心采取'研究者负责制'，我们允许研究人员进行探索，可能有结果，也可能没有结果，但就算是失败了也有一定意义。"

聚焦高水平创新人才培养

医学创新转化，人才是关键。

乔杰指出，校企双方也要对研究人才进行可持续的培养，以及提供配套资金方面的支持。

本次论坛上，北大-白药医学中心还启动了资深研究员聘任仪式，詹启敏院士、乔杰院士、姜保国院士、张宁教授、周德敏教授、叶敏教授、邓旭亮教授、李航教授等 8 位各领域医学顶级专家成为第一批资深研究员。

而谈及北大-白药医学中心对医药人才的集聚效应，詹启敏和乔杰都多次提到，北大-白药医学中心的成立有利于学科交叉带来的效果涌现。

不同学科先进医学理念、技术创新、科研成果的共享，从"一揽子负责"到"更专业的人做专业的事儿"，可最大程度实现人才和思想的汇聚，强化基础研究，孕育原始创新，还能大大提高科研推进效率。

未来，北大-白药医学中心将引进和汇集国际一流的科学领军人才，形成具有国际竞争力的学科团队，以高水平的创新研究和人才培养支撑北大-白药医学中心发展，推动一批学科进入世界一流行列，产生一批在国际上有重大影响力的学术成就，让更多在国际上有重大影响力的科学家涌现出来。

（来源：南方 Plus　作者：严慧芳）

【拓展资源】

书籍：

1. 吴晓明. 中国药学教育史［M］. 北京：中国医药科技出版社，2016.

2. 郝维谦，龙正中，张晋峰. 中华人民共和国高等教育史［M］. 北京：新世界出版社，2011.

3. 展立新. 建国六十年我国高等教育发展观研究［M］. 北京：九州出版社，2014.

4. 吉本斯，利摩日，诺沃提尼，等. 知识生产的新模式：当代社会科学与研究的动力学［M］. 陈洪捷，沈文钦，秦琳，等译. 北京：北京大学出版社，2011.

【课后训练】

1. 检索相关文献,了解学科交叉特别是药学学科与其他学科交叉融合的知识或案例,从如何修读学业的角度谈谈对自己的启发。

2. 新中国成立以来,我国普通高等学校本科专业目录中,药学类专业有时多一些,有时少一些,这是由什么原因引起的? 其中哪些原因与创新创业教育有关系? 为什么?

思维养成篇

第四章 "双创"本质认知

【学习目标】

1. 了解创新与创业的本质,认知创新与创业的价值;
2. 熟悉大学生"双创"本质的结构;
3. 能够运用"双创"的本质属性引导创新创业实践。

第一节 创新创业中的价值说

发展的关键在创新,创新的未来在青年,伴随着全球价值链专业化分工的不断深入以及跨国生产、服务效率的提升,世界范围内的劳动者需求市场发生了极大的变化,用人单位在追求劳动者基本道德、文化、技能素质的前提下,更强调劳动者本身所具有的创新意识,这就促使高校大学生进一步认知创新与创业的价值与其本质结构,以应对未来职业市场的冲击与挑战。

【导引案例】

创新创业圣地——美国硅谷

硅谷,是外界对旧金山湾区的另一种称谓。这个地区最初闻名世界,是因为聚集了很多半导体公司,而半导体的主要材料是硅,"硅谷"便因此而得名。最开始,硅谷只包括旧金山湾区西部红木城到圣荷西的一个狭长地区,面积只有大约500平方公里。随着硅谷的影响力越来越大,周围的县市也慢慢开始把自己纳入到硅谷的范围里——毕竟能沾上硅谷的光。在今天,夹着旧金山海湾的谷地都被称为硅谷,就是这小小的一方土地,却创造出了人类科技创新史上的奇迹。目前硅谷集结着全球超过100万的科技人员,其中美国科学院院士在硅谷任职的就有近千人,获诺贝尔奖的科学家达 30 多人。硅谷是美国青年心驰神往的圣地,也是世界各国留学生的竞技场和淘金场。硅谷不竭的创新活力吸引着世界的目光,无数创业者来此"朝圣"。但其成功的根基,其实在百年前就埋下了。

硅谷的诞生源于一所拥有 100 多年历史的高等学府——斯坦福大学。一年,"加州铁路大王"利兰·斯坦福带着他的小儿子游历欧洲。在意大利,小儿子感染了伤寒,没多久就去世了。斯坦福夫妇非常难过,为了纪念自己的儿子,他们捐出 2 000 万美元和先前买下的 3 561 公顷土地,以自己儿子的姓氏"斯坦福"命名,建立了斯坦福大学,用来培养西部地区的高端人才。在建校初期,斯坦福大学并没有什么名气,并且建在人员稀少的西部,可以说是没有任何人才培养的基础。甚至有人断言,斯坦福大学里的教授只能对着空桌椅讲课。与此同时,利兰·斯坦福的过世和美国萧条的经济给刚起步的学校带来了不小的经济压力。建校 40 年时,斯坦福大学的财政已经捉襟见肘。斯坦福大学作为私立大学无法得到政府拨款,而校友捐赠也只是杯水车薪。于是,学校决定出租土地建立科技园以缓解斯坦福大学的财政危机。顺应电子工业发展的大潮,斯坦福科技园中第一批入驻的企业就有通用电气、洛克希德和惠普。这个科技园可以说是美国第一个创业者的聚集地。随着高新人才的聚集,在硅谷发家的企业越做越大,数量也越来越多,当初的斯坦福科技园逐渐发展壮大成为现在的硅谷。

硅谷因顺应电子工业发展的大潮而发家,但却没有一直停留在这一行业之中,而是不断地孕育新兴产业。在硅谷建立起来的前几十年里,软件、互联网、半导体行业都曾大行其道,而现在科技医疗的风也早已吹进了硅谷。从"工业心脏"转型为"生命湾",如今,硅谷已形成美国最大的生物科技企业群。

(硅谷百年创新往事:被斯坦福大学阴差阳错拯救的"不毛之地"_腾讯新闻
https://new.qq.com/omn/20220715/20220715A03U0W00.html)

创新与创业两者虽是不同的概念,但是彼此又有着紧密的关系。创业的基础是创新,创新又是创业的本质,创新的重要价值体现在创业中,创业的快速发展推动创新的快速发展。

一、价值的概念

价值,泛指客体对于主体表现出来的积极意义和有用性,可视为是能够公正且适当反映商品、服务或金钱等值的总额。在经济学中,价值是商品的一个重要性质,它代表该商品在交换中能够交换得到其他商品的数量,价值通常通过货币来衡量,成为价格。这种观点中的价值,其实是交换价值的表现。

按照马克思政治经济学的观点,价值就是凝结在商品中无差别的人类劳动,即耗费的脑力和体力。马克思还将价值分为使用价值和交换价值。使用价值是指物品能够满足人们某种需要的属性。凡不能满足人们某种需要的物品,不论是自然占有物还是劳动产品,都不具有使用价值。根据商品的含义得出,商品既要满足人们需要,又是劳动产品,所以商品同时具有使用价值和价值,故二者被称为商品的二因素。其中价值是商品的特有属性和本质属性。只有商品才有价值,但是,不是商品的物品也可以有使用价值,比如自然界的空气,它没有消耗人类劳动,故无价值,但是它能满足人们呼吸的需要,也有使用价值。所以使用价值不需要以价值的存在为前提。同时,如果一个商品没有使用价值,其价值无法实现。商品的使用价值与价值的最终实现,是以两者的分离为条件。商品的生产是为获得商品的价值,为此必须将商品的使用价值让渡给消费者;消费者为获得商品的使用价值,为此必须将商品的价值让渡给生产者。因此,无论是商品的生产者还是消费者,都不可能同时占有商品的使用价值和价值。使用价值反映了人与自然界的关系。也就是自然占有物或劳动产品作为自然界的物质而存在,能够满足人们的某种需要,其使用价值由物的自然属性加以规定。这种自然属性将随着科学技术的不断进步而不断得到开发,而有些则相反。这说明物的使用价值是随着人类物质生产活动方式的进步而被不断开发和利用的。包含在物中的有用性越多,那么其为人类所利用的范围就越广,因而物的使用价值也就越大。使用价值从人和自然界的关系去考察,反映着使用价值的自然属性,这种自然属性在任何历史条件下都存在。

交换价值反映了人与人主观需要层面上的使用价值。不为人主观需要的物品,即使具有使用价值,也很难用于交换。实际上,在市场交换中,使用价值应首先不为占有者所需要,也就是在让渡过程中,使用价值对于占有者来说是作为非使用价值而存在的,而对交换的另一方来说是使用价值。这是从市场的社会性来考察使用价值的,因而反映了使用价值的社会属性。使用价值用于交换,则反映了交换者主观需要层面上的使用需求,它包含着隐藏在其中的社会属性,由一定的经济条件和社会条件所决定。

二、价值的分类

(一)价值的主客体作用说

价值的主客体作用说即人们从经验中概括彼我关系的一个简单观念。经过哲学家们的演绎,主体与客体对立,成了观察事物、建构学说的一个固定的理论模式。

(二)价体

主体有价值的事物未必是客体,如老师教育学生,老师对学生有价值,但老师不是客体,而是主体。非主体的事物,如食物、住房、书籍等,对人也有价值,这些显然不能称为主体。这些对主体有价值的事物既不能称之为主体,也不能称之为客体,我们特称之为价值实体,简称为价体。以价体取代客体,以主体与价体的关系取代主体与客体的理论格局。

(三)价值的分类

价值是在价体与主体的关系体系中价体的内在结构孕育的功能对受体(主体)的作用,这个价值观可称为价值的授受关系说。价值观揭示了价值的一般规定性、从观念上划定了价值的存在范围，区别了价值与非价值。按照要素，价值可分为价体型价值、受体型价值和内容型价值三类。

价体型价值是以价体为标准对价值进行要素分析的分类而得到的要素型价值。价体就是人、自然物、事件和知识。大学生创新创业是一种事件，大学生创新创业的成果可以看作一种劳动产品。

受体型价值是以受体为标准对价值进行要素分析的分类而得到的要素型价值。受体有多种，主要是个人、集体、民族、社会、国家和人类。这些受体就要以自己的标准考察大学生创新创业的价值，这就产生了大学生创新创业的个人价值、集体价值、民族价值、社会价值、国家价值和人类价值。

内容型价值是以价体对受体作用的具体内容为标准对价值进行要素分析的分类而得到的要素型价值。价体对受体的具体作用主要有生物性作用和社会性作用，内容型价值也分为生物性价值和社会性价值两类。社会性价值是价体满足社会性需要的内容型价值，根据价值的具体内容可分为经济价值、学术价值类型。经济价值是价体能满足社会和个人经济生活需要的社会价值，包括商品价值、商业价值、就业价值等。学术价值是价体能满足社会和个人科学需要的社会价值，包括理论价值、应用价值等。大学生的创新创业这一事件能满足社会和个人科学需要与个人经济生活需要，体现出一定的社会性价值。其中大学生创新体现出学术价值，大学生创业体现出经济价值中的商业价值。

三、学术价值与商业价值

（一）大学生创新的学术价值

创新包括知识创新、技术创新、理论创新、制度创新等。一切创新体现出新颖性、独创性和超越性，其中超越性是最本质的特征。大学生创新体现出客观性、准确性和逻辑性，其中逻辑性又是保证客观性和准确性的前提。大学生创新最终是一种学术价值的显现。学术价值包括理论价值和应用价值，两者缺一不可。理论价值是指创新能正确反映学科发展的客观规律，具有高瞻远瞩的眼光，起到宏观指导作用；应用价值是指理论能对国民经济和人民生活等各方面起推动作用，即具有促进生产力发展的作用。一切研究、一切发明、一切新技术，归根到底还是为了用。

1. 大学生是创新学术价值的奠基者

对于创新项目的学术价值，最有判断能力的首先是大学生自己，他应该知道创新项目的科学性、创新点在哪里。大学生本人对目标领域研究现状进行总结和分析，找出尚未解决的问题，提出欲解决的问题，以此来凸显创新学术价值。尖端、深奥、鲜见的研究才能成就自己的算法、方案或成果，这样的创新项目才不会步人后尘。

2. 导师是创新学术价值的判断者

导师首先从创新项目的背景与逻辑性、实施方案的可行性、实操方法的准确性来判断创新项目具有的科学性和创新性，不断推进创新项目，提高其内在的学术水平和学术质量,体现出一定的学术价值。

3. 同行专家是创新学术价值的评价者

同行专家熟悉创新项目所涉及学科的研究背景、研究进展、研究方法、应用前景等,能够判断创新项目是否可行,是否有创新性和科学性,是否有学术价值,进而提出修改意见,建议是否中标、获奖等等。同行专家评价起学术质量把关的作用,但由于论文未正式发表,还属于一种预期的评价。

4. 大学生创新创业赛事是创新学术价值的推广平台

大学生创新创业赛事为创新学术价值的推广提供了广阔的平台。一方面,参与者在宣讲自己研究的独特见解、新算法或新结论的同时,也吸取着他人项目的丰富宝藏,大学生创新者之间可进行学术价值的互相参考。另一方面,大学生创新创业赛事的举办将一个创意创新层面的理念向社会开放传播,参赛人员设计规划了项目从创意到落地执行的所有方面,甚至有些还进入了实践阶段,充分展现了项目的可操作性和可行性,让原本只是理念层面的科研项目得以在实际行动中展现,特别是在竞赛中很多企业和投资人直接选定中意的项目进行签约投资,让原本仅仅停留在理论层面和实验室的科研成果直接走出校园,同市场有效对接。

在大学生创新创业的学术价值的体现过程中,大学生希望在自己的项目上有所造就;导师希望指导的项目入围各种赛事,能够得到社会的认可;同行专家希望目标项目对专业发展具有指引作用,注重创新性;大学生创新创业赛事的主办方则希望企业和投资人选定中意的项目,多多益善。就此而言,大学生创新项目对于各方而言产生的是一种理想化的学术价值。导师认为学术价值高,同行专家不一定认为学术价值高;同行专家认为具有学术价值,赛事主办方不一定同样认定。因此大学生创新的学术价值必须依靠各方才能实现最大化。

(二)大学生创业的商业价值

所谓商业价值,是指产品和服务在产生、消费和交易中的经济价值。在这里,这种经济价值既不是指"表示客体对主体的意义",也不是指"客体满足主体需要的关系",而是指实践的一种属性,即任何实践都有的能把可感性的产品和服务生产出来并使人的某种需要在这些产品和服务的消费中得到满足的属性,是可用货币来衡量和评价的属性。例如,理论是创新活动的对象,因为理论通过创新活动而产出论文、著作和研究报告等理论成果,这种理论成果具有未被发现的非商业价值,也就是我们常说的未被发现的"理论价值"。但是,理论不是创业活动的对象,因为创业活动以发现和创造商业价值为出发点和归宿,没有发现和创造商业价值的活动不是创业活动。所以,我们有"理论创新"这一说,但没有"理论创业"这一说。大学生创业活动创造的商业价值有多种表现形式。

1. 利润获得

大学生创业活动创造的商业价值表现为新建企业利润或原有企业重组、改造利润的获得,而这种利润在作为创新创业活动的新建企业或原有企业重组、改造那里是被当作具有不确定性的"黑箱",而这种利润的获得标志着这个"黑箱"之谜的解开,标志着商业价值的创造。然而,追求利润即便是企业创新或创业者创业的目的,那也只是目的之一,并不是企业创新或创业者创业唯一的目的,就像创业者开发出有利于提高生活质量的产品,而无论当前是否能够获得利润。例如,新建企业开发出一个有利于保护生态环境的产品,抑或一个有利于促进人的全面发展的产品和服务等等。

2. 上市产品和服务

大学生创业活动创造的商业价值表现为开发出具有发展前景的产品或服务,而无论这种开发当前是否获得了利润。例如,开发出一个既方便、快捷又准确、实用的识别假冒伪劣产品的软件,其具有维护市场秩序和保护消费者权益的作用而成为一种具有发展前景的软件,因而这种开发是一种商业价值创造,但当前该产品也许由于市场端的开发一时不到位而难以实现规模经济,从而可能出现经营上的亏损。

3. 利益追求

大学生创业活动创造的商业价值表现为背后所隐藏的动机,指向包含着某种个人主义的利益追求,如生存需要、尊重需要、自我现实需要,或对地位的渴望、对财富的追逐、对梦想的追求等等。这种追求最终都要通过商业价值的创造来实现。

第二节　创新的本质

【导引案例】

恒瑞医药——创新,任何时候都值得!

基于满足患者需求,立志造福患者的民族药企——恒瑞医药是创新的典型代表。

自 1970 年的连云港制药厂开始,50 多年来,恒瑞医药一路成长发展,成为目前中国医药产业的代表性企业,这背后始终离不开"创新"二字。不管是 20 世纪 90 年代为了扭转经营困难而毅然进入当时少人问津的抗肿瘤和麻醉药领域,还是进行股份制改造后力推"仿创结合"战略,以及 2000 年上市后不断加大创新药发展力度,理念、经营、管理等方面的改革,创新始终伴随恒瑞医药发展的每一步。创新不仅是恒瑞长期坚持的发展战略,更是推动其长远发展的引擎。正因如此,恒瑞近年来持续加大创新研发投入。2020年研发投入接近 50 亿元,2021 年在业绩承压的情况下,前三季度研发投入仍持续增长至41.42 亿元,占营收比重达 20.5%,位居全国医药行业前列。

恒瑞创新药研发迎来收获期,基本保持了每年 1~2 款创新药上市的节奏,并有望进一步加快输出。恒瑞已有 10 款创新药在中国上市,另有 50 余款创新药正在临床开发、240 多项临床试验在国内外开展,有 20 多个创新药项目获准开展全球多中心或地区性临床研究。从研发管线布局来看,恒瑞前瞻性地广泛布局多个治疗领域,向纵深发展。首先,在肿瘤领域有丰富的研发管线,覆盖激酶抑制剂、抗体药物偶联物(ADC)、肿瘤免疫、激素受体调控、DNA修复及表观遗传、支持治疗等研究领域,针对多靶点,深耕组合序贯疗法,力求高应答、长疗效。恒瑞在自身免疫疾病、疼痛管理、心血管疾病、代谢性疾病、感染疾病、呼吸疾病、血液疾病、神经系统疾病等领域也进行广泛布局,根据疾病进程,全方位、多器官覆盖,打造恒瑞长期发展的多元化创新支柱。

国际化是除创新外,恒瑞医药确立和实施的又一发展战略。恒瑞医药是国内"出海"较早的药企之一,是第一家将制剂产品规模化销往欧美日市场的中国制药企业,目前有多款仿制药产品在欧洲、美国、日本等地上市,有些产品的市场占有率在海外名列前茅。近年来,恒瑞不断加大海外研发投入,仅2021年上半年海外研发支出就达6.43亿元,打造国际化临床研发团队、布局创新药物国际临床试验的步伐不断加速。恒瑞目前在美国、欧洲、澳大利亚、日本等地都建有海外研发团队,全面启动全球产品开发团队(GPT)工作模式,进一步提升临床研发国际化的层次与内涵。在具体产品的国际化方面,目前,恒瑞推进开展的国际临床试验有25项,其中国际多中心Ⅲ期项目8项,启动86家海外中心,多个创新药产品实现全球同步开发。其已在国内上市的10款创新药中,多款在海外取得积极进展。比如:氟唑帕利胶囊联合醋酸阿比特龙片和泼尼松片(AA-P)对比安慰剂联合AA-P一线治疗转移性去势抵抗性前列腺癌的国际多中心Ⅲ期研究已获得美国FDA批准。卡瑞利珠单抗联合阿帕替尼治疗晚期肝癌国际多中心Ⅲ期研究已完成海外入组,并启动了美国FDA BLA/NDA递交前的准备工作,该适应证还获得美国FDA授予的孤儿药资格认定,将有机会在产品研发、注册及商业化等方面享受美国的政策支持,有利于加速产品在海外上市步伐。2022年初,海曲泊帕乙醇胺片也获得美国FDA临床试验资格,获批在美国开展一项治疗恶性肿瘤化疗所致血小板减少症(CIT)的Ⅲ期临床试验。这些都为恒瑞早日实现中华民族创新药产品走向世界奠定了基础,恒瑞国际化战略有望取得新的进展和突破。

(部分内容来源于网络,编者整理)

国家政策层面长远看好创新药也是恒瑞医药等国内创新药企业的"定心丸"。2022年1月30日,工信部、发改委、卫健委、药监局等九部门联合印发《"十四五"医药工业发展规划》,提出近期发展目标和15年远景目标。其中明确提出,"创造国际竞争新优势,更高水平融入全球创新网络和产业体系","形成一批研发生产全球化布局、国际销售比重高的大型制药公司"。

一、创新的概念

(一) 熊彼特创新理论(Schumpeter's innovation theory)

1. 熊彼特创新理论概述

熊彼特认为,所谓创新就是要"建立一种新的生产函数",即生产要素的重新组合,就是要把一种从来没有的关于生产要素和生产条件的新组合引进生产体系中去,以实现对生产要素或生产条件的新组合；企业家的职能就是实现创新，引进新组合；所谓经济发展就是指整个社会不断地实现这种新组合，或者说经济发展就是这种不断创新的结果；而这种新组合的目的是获得潜在的利润，即最大限度地获取超额利润。周期性的经济波动正是缘于创新过程的非连续性和非均衡性，不同的创新对经济发展产生不同的影响，由此形成长度不一的经济周期。

2. 熊彼特创新类型

（1）产品创新

采用一种新的产品，也就是消费者未接触过的产品或某种产品的一种新的特性。

（2）技术创新

采用一种新的生产方法，也就是在相关的制造部门中尚未通过经验检定的方法，这种新的方法不一定需要建立在科学新发现的基础之上，它也可以存在于商业上处理一种产品的新的方式（即技术创新）之中。

（3）市场创新

开辟一个新的市场，也就是相关国家的某一制造部门以前不曾进入的市场，不管这个市场以前是否存在过。

（4）资源配置创新

掠取或控制原材料或半制成品的一种新的供应来源，不管这种来源是已经存在的，还是第一次创造出来的。

（5）组织创新

形成任何一种工业的新的组织，比如造成一种垄断地位（例如通过"托拉斯化"），或打破一种垄断地位。

3. 熊彼特创新理论的基本观点

（1）创新是生产过程中内生的

"我们所指的'发展'只是经济生活中并非从外部强加的，而是从内部自行发生的变化。"尽管投入的资本和劳动力数量的变化能够导致经济生活的变化，但这并不是唯一的经济变化；还有另一种经济变化，它是不能用外部加于体系的影响来说明的，它是从体系内部发生的。这种变化是许多重要经济现象的原因，所以，为它建立一种理论似乎是值得的。这里的"另一种经济变化"就是创新。

（2）创新是一种"革命性"变化

熊彼特曾做过这样一个形象的比喻：无论把多大数量的驿路马车或邮车连续相加，也决不能得到一条铁路。"而恰恰就是这种'革命性'变化的发生，才是我们要涉及的问题，也就是在一种非常狭窄和正式的意义上的经济发展的问题。"这就充分强调了创新的突发性和间断性的特点，主张对经济发展进行动态性分析研究。

（3）创新同时意味着毁灭

一般说来，"新组合并不一定要由控制被创新过程所代替的生产或商业过程的同一批人去执行"，即并不是驿路马车的所有者去建筑铁路，而恰恰相反，铁路的建筑意味着对驿路马车的否定。所以，在竞争性的经济生活中，新组合意味着通过竞争消灭旧组织，尽管消灭的方式不同。如：在完全竞争状态下，创新和毁灭往往发生在两个不同的经济实体之间；而随着经济的发展、经济实体的扩大，创新更多地转化为一种经济实体内部的自我更新。

（4）创新必须能够创造出新的价值

熊彼特认为，先有发明，后有创新；发明是新工具或新方法的发现，而创新是新工具或新方法的应用。"只要发明还没有得到实际的应用，那么在经济上就是不起作用的。"因为新工具或新方法的使用在经济发展中起作用，最重要的含义就是能够创造出新的价值。

（5）创新是经济发展的本质规定

熊彼特力图引入创新概念以便从机制上解释经济发展。他认为，可以把经济区分为"增长"与"发展"两种情况。所谓经济增长，如果是由人口和资本的增长所导致的，并不能称作发展，"因为它没有产生在质上是新的现象，而只有同一种适应过程，像在自然数据中的变化一样"。"我们所意指的发展是一种特殊的现象，同我们在循环流转中或走向均衡的趋势中可能观察到的完全不同。它是流转渠道中的自发的和间断的变化，是对均衡的干扰，它永远在改变和代替以前存在的均衡状态。我们的发展理论只不过是对这种现象和伴随它的过程的论述。"所以，"我们所说的发展，可以定义为执行新的组合"。这就是说，发展是经济循环流转过程的中断，也就是实现了创新，创新是发展的本质规定。

（6）创新的主体是企业家

熊彼特把新组合的实现称为企业，那么以实现这种新组合为职业的人们便是企业家。因此，企业家的核心职能不是经营或管理，而是看其是否能够执行这种新组合。这个核心职能又把真正的企业家活动与其他活动区别开来。企业家只有实际上实现了某种新组合时才是一个名副其实的企业家。这就使得"充当一个企业家并不是一种职业，一般说也不是一种持久的状况，所以企业家并不形成一个从专门意义上讲的社会阶级"。熊彼特对企业家的这种独特的界定目的在于突出创新的特殊性，说明创新活动的特殊价值。但是，以能否实际实现某种新组合作为企业家的内在规定性，这就过于强调企业家的动态性了，不仅会给研究创新主体问题带来困难，而且在实际生活过程中也很难把握。

（二）创新的区分——广义创新与狭义创新

创新可以分为广义的创新和狭义的创新两类。狭义角度的创新就是实现对产品、技术、方法的改进、发明，通过技术、产品、方法的创新来推动经济发展。而随着我国实施创新驱动发展，创新已经扩展到经济、社会、文化的各个方面，是更为广义的创新。

1. 广义创新

广义创新是人们按照某种目的能动地实施并且能产生价值成果的开创性活动，是人类社会进步的灵魂，是 21 世纪的时代特征，是国家兴旺发达的不竭动力，是成才、成功的必由之路。因此，不论创新研究如何发展，都应坚持基本的理念，即：人人都有创新潜能；人的创新能力不是天生的，它可以通过教育、训练而得到提高；当今世界上的一切事物都不是完美的，它们都可以经由创新变得更美好。广义创新由创新主体、创新客体、创新环境和创新机制联动展开。"大众创业、万众创新"这一概念的提出极大地拓展了创新的内涵。它不再是传统意义上科学技术层面的狭义创新,而是包含了理论观念、体制机制、发展方式、科学技术和社会管理等多方面、多层次的战略性、系统性、综合性的广义创新。同时,大众创业摒弃了单纯以企业为主体的狭义创新,把全社会的每一个成员都看成是活跃的创新主体,既充分发挥政府主导作用,更着力激发企业、个人、社会组织和各类民间团体的创新、创业和创意热情,致力于培育整个国家的创新精神,全面提升整个国家的创新能力的创新实践。

2. 狭义创新

狭义创新就是实现对产品、技术、方法的改进、发明,通过技术、产品、方法的创新来推动经济发展。例如青霉素的发现、青霉素的功效和它对社会的影响是无法比拟的。青霉素是由亚历山大·弗莱明(Alexander Fleming)首先发现的。1928 年,弗莱明发现青霉菌具有强烈的杀菌作用,他推论真正的杀菌物质一定是青霉菌生长过程的代谢物,称之为青霉素。在当时技术条件下提取的青霉素杂质较多,性质不稳定,疗效不太显著。1929 年,弗莱明发表了他的研究成果,遗憾的是,这篇论文发表后一直没有受到科学界的重视。20 世纪 30 年代,病理学教授弗洛里、钱恩组织了一大批人专门研究溶菌酶的效能,再次发现了真菌的抗菌作用。1939 年底,钱恩成功地分离出像玉米淀粉似的黄色青霉素粉末,并把它提纯为药剂。1943 年 10 月,弗洛里和美国军方签订了首批青霉素生产合同。青霉素在二战末期横空出世,迅速扭转了同盟国的战局。二战后,青霉素得到了更广泛的应用,拯救了数千万人的生命。1945 年,弗莱明、弗洛里、钱恩三人分享了诺贝尔生理学或医学奖。

二、创新的本质

(一)自主创新——学术价值的独立体现

自主创新是原始和独立的创新。抗新冠肺炎药阿兹夫定片就是一个自主创新的典型案例。2020 年 7 月 25 日,国家药品监督管理局官网发布消息,根据药品管理法相关规定,按照药品特别审批程序进行应急审评审批,附条件批准河南真实生物科技有限公司阿兹夫定片增加治疗新冠病毒肺炎适应证注册申请。阿兹夫定片是我国自主研发的口服小分子新冠肺炎治疗药物。阿兹夫定药物发明人,河南师范大学原校长,现任郑州大学党委副书记、副校长常俊标教授在新冠肺炎疫情爆发后带领其团队,联合河南真实生物科技有限公司首席科学家杜锦发博士、董事长王朝阳和常务副总裁刘勇,中国医学科学院蒋建东院士、王辰院士和彭小忠研究员,北京首都医科大学附属北京地坛医院张福杰教授,郑州大学第一附属医院余祖江教授和任志刚博士等带领的科研攻关团队,投身科技抗疫一线,围绕我国第一个拥有自主知识产权的抗 HIV 口服核苷类药物阿兹夫定积极开展抗新冠病毒系列研究。研究发现,阿兹夫定具有广谱抑制 RNA 病毒复制的作用,新冠病毒虽然有别于 HIV,但同属于 RNA 作为遗传物质的病毒。阿兹夫定作为一种抑制病毒 RNA 依赖性 RNA 聚合酶(RdRp)的核苷类似物,能特异性作用于新冠病毒 RdRp,从而抑制病毒复制,其药物靶向性强且长效。治疗新冠肺炎的阿兹夫定片价格初定,每片 1 mg,每瓶 35 片,价格不到 300 元,与获批进口的辉瑞公司的新冠口服药相比,服药剂量较小,药品价格较低,体现了其独立的学术价值。

(二)集成创新——学术价值的完整凝聚

集成创新就是有互相借鉴的要素,也有自主的创新,把各种创新要素的学术价值集成在一起。例如我国首个获批的自主知识产权新冠病毒中和抗体联合治疗药物抗体安巴韦单抗和罗米司韦单抗联合疗法。2021 年 12 月,国家药监局附条件批准安巴韦单抗和罗米司韦单抗联合疗法上市,用于治疗轻型和普通型且伴有进展为重型(包括住院或死亡)高风险因素的成人和青少年(12～17 岁,体重≥40 kg)新型冠状病毒(COVID-19)感染患者。该疗法最初设计抗体时就已考虑到未来可能出现的病毒突变,所以设计的并非单个抗体,而是一对抗体;同时,考虑到联合疗法的强效性,最终确定了"安巴韦单抗(1 000 毫克)＋罗米司韦单抗(1 000 毫克)"的剂量,这也是目前国内外获批的中和抗体里的最高的剂量。2022 年 7 月 7 日,安巴韦单抗和罗米司韦单抗正式开启了商业化销售进程。目前安巴韦单抗和罗米司韦单抗联合疗法国内上市采用自主定价模式。在海外,该药物的商业模式是政府采购模式,如美国政府采购规模为几百万人份,每人份的政府采购价格为 1 500～2 000 美元。这款国产新冠特效药在国内的定价低于美国的采购价格,基本在 1 万元人民币以内。

(三)持续性创新——学术价值的繁衍伸展

持续性创新就是持续永久地拓发新思维、新想法。人们总是喜欢创新,喜欢想别人没有想象出的点子、事情、故事等等。在这个新型的社会,持续创新又包含了可持续发展、绿色发展、和谐发展等理念。对于一个企业而言,持续创新是企业实现学术价值、持续性突破的根本,有利于形成持续竞争优势。

1. 持续的自主创新投入是企业提升关键核心技术学术价值的基本要求

第一,创新投入是企业技术创新目标实现的核心要素,持续的自主创新投入能促进关键核心技术得到学术价值的提升,提高创新活动的效率和效果。第二,持续的自主创新投入是推动科技创新的最直接动力,能显著增强企业的原始创新能力、集成创新能力和知识吸收能力。第三,持续的自主创新投入有助于企业成为技术创新的主体,进而保证企业发挥自身在创新决策、创新管理、成果转化、收益分配等过程中的主导作用。

石药集团是科技部等三部委认定的"国家级创新型企业",年研发投入 35 亿元,2018—2021 年的研发投入年复合增长率达到 36.76%,研发费用占成药收入的 15.1%。2022 年 1 月 11 日,石药集团中诺药业(石家庄)有限公司开发的盐酸米托蒽醌脂质体注射液(10 mL：10 mg)上市,用于治疗复发或难治的外周 T 细胞淋巴瘤(PTCL)。该产品为石药集团自主研发的抗肿瘤纳米药物,也是全球首个上市的米托蒽醌纳米药物,打破了我国在纳米药物研发领域多年没有创新药物上市的局面。

2. 构建产学研深度融合的创新联合体是企业提升关键核心技术学术价值的重要基础

第一,构建产学研深度融合的创新联合体能使企业获取并整合来自高校、科研院所的互补性创新资源,从而能有效增强企业的知识基础,拓宽企业的知识广度。第二,构建产学研深度融合的创新联合体有利于降低企业创新成本、分散企业创新风险,提高企业的技术创新能力。第三,构建产学研深度融合的创新联合体有利于提高创新效率,优化企业自主创新体系并突破行业关键核心技术。

长期以来,石药集团与国内外100多所高校和科研院所建立了产学研合作关系,重点建立了6个紧密的产学研合作联盟、12个联合实验室,产学研合作不断深入开展。我国历史上第三个具有完全自主知识产权的化学类国家一类新药恩必普就是石药集团与中国医学科学院药物研究所合作开发的,并于2014年实现销售收入15亿元以上,成为我国第一个创新药"重磅炸弹"。目前,产学研合作开发的国家一类新药有15个。其中石药集团与四川大学签署的"创新药物战略合作开发"协议,研发总投资1亿多元,在抗肿瘤、抗病毒、类风湿性关节炎等领域开展8个创新药研究。

3. 建立企业自主创新平台是企业提升关键核心技术学术价值的重要条件

第一,自主创新平台的建立为企业整合各类创新资源提供了重要的载体,有利于促进创新供给者和创新需求方之间的有效匹配,从而实现优势互补和产生协同效应。第二,自主创新平台的建立有助于企业根据自身发展需求开展关键核心技术攻关,有效避免与外界合作时目标不一致等问题,从而推动创新能力的培育。第三,自主创新平台的建立能帮助企业自主管控关键核心技术创新活动的全过程,提高创新活动的效率。

石药集团于2011年1月设立"石药控股集团有限公司院士工作站",致力于引进院士专家高端智力资源,进行创新药的开发与合作以及解决产业关键技术难题等。院士工作站为石药集团创新药的开发和重大科技成果转化的实现提供了战略决策和支撑服务,现已成为推动企业实现创新发展的重要工作载体和平台。院士工作站目前有在研新药项目300个,每年有2～3个新产品上市。已上市的产品中,有30个产品单品种销售过亿元。以津优力、多美素、克艾力等为主的抗肿瘤产品,每年营收以翻番的速度增长,将成为中国抗癌药领域的第一梯队成员。2022年,石药集团入选河北省科技厅发布的河北省院士合作重点单位。

4. 通过持续重组和并购整合行业关键技术和创新资源是企业提升关键核心技术学术价值的重要方式

第一,持续重组并购能使制造业领军企业获得互补性创新资源,并能对其进行重组和分配,从而推动了创新活动的高效开展,并取得协同创新、联合研发的效果。第二,企业不仅能直接使用被重组并购方的核心技术和关键创新要素,还能对其进行消化、整合、转化和吸收,从而推动自身创新能力的提升。第三,通过持续重组和并购获得的创新要素是企业进行二次创新的重要基础,有利于提高技术的新颖性并加快技术的更新迭代。

石药集团通过收购合作的方式不断夯实创新型大小分子的产品管线,令创新药和肿瘤靶向药的布局趋于全面。内外通力配合令集团的研发管线能够迅速丰富,也弥补了此前创新药起步较晚的短板。

2019 年 1 月 4 日,石药集团公布,集团全资附属公司佳曦与永顺科技签订协议,佳曦以 2.53 亿元人民币收购永顺科技全部已发行股份。永顺科技主要从事靶向肿瘤抗原及多种癌症免疫治疗的新型单克隆抗体研发业务。目前,永顺科技已取得国家药品监督管理局颁发的关于 JMT101、JMT103 两个项目的三个试验用新药批件。除以上处于临床阶段的研究项目外,永顺科技还拥有通过具有自主知识产权的靶基因双等位基因敲除技术而获得具有高表达 ADCC 强化抗体的哺乳动物宿主细胞株及其相关工艺以及具有免疫调节功能的新型双抗筛选平台,该平台已取得专利,并已选出若干临床前候选药物。自 2012 年成立以来,永顺科技发展为拥有雄厚生物药物研发能力的公司,并已建立强大的研发产品项目。石药集团收购永顺科技,将为扩大集团在中国生物制药领域的市场地位奠定良好的基础。

2022 年 2 月 8 日,石药集团收购珠海至凡企业管理咨询中心的 100% 权益。珠海至凡企业管理咨询中心的主要业务为投资铭康生物。于 2000 年成立的铭康生物是一家从事生物药研发、生产和销售的生物技术公司。铭康生物的技术团队在生物新药的研发、生产和质量管理方面经验丰富,尤其在动物细胞培养和蛋白分离技术方面有着深厚积累,并建有国际一流的 GMP 认证生产厂房和哺乳动物细胞连续培养工业化生产线。铭康生物自主研发的注射用重组人 TNK 组织型纤溶酶原激活剂(铭复乐)为具有知识产权的第三代特异性溶栓药,于 2015 年在国内上市,用于发病 6 小时以内的急性心肌梗死患者的溶栓治疗;其用于脑梗死溶栓的适应证于 2017 年获得临床试验批件,并于 2021 年开展Ⅲ期临床试验(TRACE Ⅱ)。截至 2022 年 1 月 28 日,已启动 61 家研究中心,入组患者 1 362 例。石药集团认为,该产品具有很好的商业潜力,收购事项将进一步加强集团的产品管线,并提供新的增长动力。

5. 国际化是企业提升关键核心技术学术价值的关键途径

第一,积极融入全球创新链和产业链、汇聚与整合全球重要的科技战略资源和核心能力是提高企业技术创新能力的重要基础。第二,汇聚与整合全球创新资源能有效提高企业的知识基础和技术存量,从而有利于企业培育创新能力。第三,汇聚全球创新资源、融入全球创新链和产业链有利于开阔企业视野,推动企业对不同来源的全球创新要素以新方式进行重组和整合,从而推动关键核心技术持续创新能力的形成。

2006 年,石药集团在国际高端市场"触网",将一类新药丁苯酞的专利使用权转让给欧美及韩国知名公司,第一次实现了中国药品专利的"出口",具有划时代的意义。2019 年 12 月 20 日,石药集团高血压专利药马来酸左旋氨氯地平(玄宁)获美国食品药品监督管理局(FDA)审评通过。作为美国食品药品监督管理局批准的首个左旋氨氯地平,中国研发的降血压新药成为国际标准,代表了中国制药"出海"的新高度。该产品获 FDA 批准在美国上市,意味着其拿到了在全球上市销售的许可证。2020 年,这个新药实现大批量出口美国。2020 年 9 月 17 日,石药集团的新药注射用多西他赛(白蛋白结合型)已获

FDA 批准在美国开展临床试验。2021 年 3 月 29 日,石药集团首创在研药物 JMT601 (CPO107) 的新药临床试验申请已获 FDA 批准,就晚期非霍奇金氏淋巴瘤开展临床试验。目前石药集团拥有海外临床新品种 14 个、美国 ANDA 项目 19 个、NDA 项目 1 个。石药集团与美国哥伦比亚大学合作,建立创新药开发联合实验室;与美国得克萨斯大学休斯顿健康科学中心(UT Health)签订合作协议,引进一项乳腺癌治疗药物专利权的独家许可;与美国 Verastem,Inc. 签订合作协议,引进其抗肿瘤药物度维利塞胶囊(Duvelisib)在中国注册及商业化;与 Galaxy Bio,Inc. 订立产品授权协议,全面实现国际化运作。

6. 持续引进与培养科技领军人才是企业提升关键核心技术学术价值的关键要素

第一,在知识经济时代,知识型人力资源在企业创新、生产和分配过程中的地位逐渐上升,掌握关键知识和信息的科技领军人才成为科技创新系统中的核心和主体。第二,持续引进和自主培养科技领军人才有利于企业积累知识、技能等关键人力资本。第三,科技领军人才是企业创新重要成果的主要创造者和应用者,在隐性知识向显性知识转化的过程中发挥了十分重要的作用,有助于促进企业关键核心技术攻关活动的开展。

石药集团深知人力资源建设对企业发展的重要性,始终坚持"尚贤用能,兼容并蓄,成事达人"的人才理念,尊重品德高尚、富有才干的人才,以开放的视野、包容的气度博采众长,为优秀的人才搭建施展才华的平台,使人才在实现自我价值的同时也助力集团持续发展。石药集团每年引进大量优秀人才,在补充基层岗位的同时吸纳更多有知识有经验的高学历人才,本科及以上学历人员约占集团总人数的 43%,还引进了 200 多位博士及海外高端研发人才。

7. 中央和地方各级政府的支持是企业提升关键核心技术学术价值的重要动力

政府能整合和分配重要的创新资源、制定相关政策、优化创新体系,在企业的创新活动中发挥着重要的引导和协调作用。一方面,培育关键核心技术持续创新能力、突破关键核心技术的过程具有高度复杂性,所涉及的组织和资源广泛,从而离不开中央和地方各级政府的支持和引导。另一方面,政府可以制定并优化各类创新政策,并通过利益协调机制、创新要素配置、创新环境优化等方式推动企业关键核心技术攻关活动的开展。

中国药品专利链接制度综合权衡原研药企业、仿制药企业和社会公众三方之间的利益,这个制度 2021 年在中国落地,石药集团在中国上市药品专利信息登记平台上登记了盐酸米托蒽醌脂质体注射液、丁苯酞氯化钠注射液及丁苯酞软胶囊三个品种,涉及三项专利,最迟的一项专利于 2026 年 12 月 29 日到期,这样就依据《药品专利纠纷早期解决机制实施办法(试行)》的政策将石药集团的品种相对地保护了起来,若有仿制,必须进行仿制药的声明,这样就更进一步地维持了石药集团的创新热情。

（四）颠覆性创新——学术价值的更新换代

Christensen 根据创新对市场的影响是否在同一技术轨道上,将技术创新分为颠覆性创新和维持性创新两类,发现颠覆性创新是指新技术通过性能跃迁或价值创新等方式侵入低端市场,对原有技术范式、产品结构或商业模式产生影响,最终实现主流市场的突破与颠覆。随后,国内外学者基于产品、市场、战略过程视角进行了丰富的研究。颠覆性创新是指拥有自主创新技术产品,通过切入利基市场并逐步提升市场份额,实现对主流市场的突破与颠覆,同时向用户提供新价值的过程。

颠覆性创新演化路径分为异质性需求定位、用户中心化的技术创新、融入文化的商业化创新、市场侵蚀四个阶段,如图4-1。

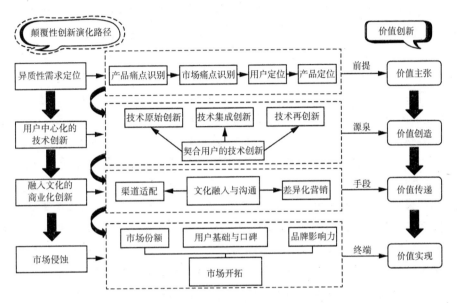

图4-1 颠覆性创新的演化路径模型

2020年7月,国家药品监督管理局药品审评中心（CDE）发布《突破性治疗药物审评工作程序（试行）》细则,根据2021年度药品审评报告,2021年受理的注册申请中,申请适用突破性治疗药物程序的注册申请263件,53件(41个品种)纳入突破性治疗药物程序,覆盖了新型冠状病毒感染引起的疾病、非小细胞肺癌、卵巢癌等适应证。

第三节 创业的本质

【导引案例】

南京海辰药业股份有限公司

2003年,毕业于中国药科大学的曹于平创办南京海辰药业,这是一家集医药研发、生产和市场营销为一体的高新技术企业。建有GMP标准的冻干粉针、小容量注射剂、头孢粉针、固体制剂及原料药车间。产品种类涵盖心脑血管、消化、内分泌、抗感染、免疫等领域,可生产 60 多个代表品种。先后向市场推出注射用托拉塞米、注射用头孢替安、注射用单磷酸阿糖腺苷、注射用更昔洛韦钠、注射用头孢西酮钠、注射用替加环素、注射用兰索拉唑等多个临床必用产品。曹于平潜心钻研药物研发、产业转化,做公益、树品牌,从小到大,从弱到强,一步一个脚印走出发展之路,产值和利税等经济指标每年均以较大幅度递增,2021 年荣获"江苏省劳动模范"荣誉称号。

南京海辰药业股份有限公司在江苏生命科技创新园建有 9 600 平方米的海辰新药研发中心,组建了由博士、硕士为骨干的研发团队;同时与中国药科大学等多个国内外著名医药科研机构保持着广泛的项目合作,走出了一条"产、学、研联合创新"的路子。申请注册了多个具有市场潜力的原料及制剂产品,形成了研制一代、储备一代、生产一代的良性循环。公司占地 108 亩,注册资金 1.2 亿元,具备年产头孢粉针 3 000 万支、冻干粉针 4 500 万支的生产能力,为江苏省内主要的抗感染及冻干药物生产基地之一。2013 年公司全资收购镇江德瑞药物有限公司,产业链延伸至医药原料药、中间体,原料药出口欧美、日本和其他地区,为海辰药业的可持续发展夯实了基础。2013 年公司完成股份制改造,整体变更为股份有限公司。公司建立了现代企业治理结构,构筑以"股东大会、董事会、监事会"为核心的管理模式。2017 年 1 月 12 日,公司成功登陆 A 股,在深交所创业板正式挂牌上市,实现了实体经济与资本运营并举。海辰药业建立和完善了遍布全国的销售网络系统,在全国拥有 28 个办事处、终端推广与客服人员近千名,拥有千家大中型医院的终端客户。高品质的特色产品、高素质的销售队伍、专业化的学术推广能力、完善的销售服务体系为企业赢得了良好的口碑。公司多次被政府部门授予"国家火炬计划重点高新技术企业""江苏省高成长型中小企业""产学研先进企业""技术创新先进企业""劳动与社会保障诚信企业""信息化带动工业化示范企业""重合同、守信用企业""南京市节能减排先进单位""优秀民营企业"等荣誉称号。海辰药业秉承"耕耘药业、科技报国"核心价值观,以"营造健康、护佑众生"为企业使命,以"百强企业、百年品牌"为企业愿景。一个迈向规模化、资本化、国际化的新海辰将傲立于长江之滨、医药之林。

(部分内容来源于网络,编者整理)

一、创业的概念

熊彼特从创新的视角,认为创业就是创新,是"企业家"打破旧传统,创造新规则,开辟新事业。

(一)熊彼特创新理论的延伸

1. 熊彼特的创业理论

熊彼特的早期理论十分重视对企业家的研究,企业家的创业活动也是熊彼特研究的重点。在"第一创业理论"中,熊彼特认为创业就是创新,也是创新的实现形式。在"第二创业理论"中,熊彼特将企业家的概念上升到国家层次,极大地扩展了创业活动研究的范围并提升了研究的价值。

（1）第一创业理论

在熊彼特的早期"第一创业理论"提出前，学界关注的企业家概念仅指生产或贸易的组织者或管理者、雇主和单一资本所有者。如首次使用"企业家"一词的理查德·坎蒂隆（Richard Cantillon），首次推出"企业家"特征概念的让·巴蒂斯特·萨伊（Jean-Baptiste Say），以及继承并发展了亚当·斯密（Adam Smith）企业家理论的莱昂·瓦尔拉斯（Leon Walras）、约翰·贝茨·克拉克（John Bates Clark）和阿尔弗雷德·马歇尔（Alfred Marshall）等经济和管理领域的顶级研究学者。而熊彼特的"企业家"概念是关于企业家功能特性的。熊彼特认为，企业家可以是一个没有资本的人。除了公司创造者或生产资料管理者之外，那些通过银行贷款购买生产工具以创造新组合的个体也被熊彼特称为企业家。同时，熊彼特在创业活动研究中关注与创新相关的企业家功能。熊彼特认为，创业活动并不限于生产或贸易的管理与组织中。企业家的创业活动包括使用未尝试的技术制造一种新商品、以新的方式改造旧产品、开辟材料的新供给来源，以及为产品提供新出口供应渠道或重组产业等。企业家的创业就是充满信心地创新，超越熟悉的范围界限，组织新行动。熊彼特的企业家概念甚至更相当于"创新者"的概念。而创新者若要时刻保持创新，便未必会获得利润。于是，熊彼特认为，没有人是终身的企业家，也没有一个唯利是图的商人是企业家。因此，创业并不是开办公司或以获利为目的的商业活动，创业更相当于一种不断创新的"企业家精神"；或者对于个人而言，他的任务是坚持严格地打破旧的规制，创造新的传统，开创人生新的事业。所以，熊彼特认为，创业也就是创新。

（2）第二创业理论

熊彼特后期的创业理论（"第二创业理论"）开始逐渐与前期创业理论（"第一创业理论"）相区别。他开始关注组织、国家创业与演化经济学。相比"第一创业理论"中定义的企业家概念，熊彼特的"第二创业理论"对个人重要性的关注要少很多。探究熊彼特的"第二创业理论"，其中的"企业家"概念主要减少了个人主义，并被扩展到组织层面。在"第一创业理论"中，他认为企业家是一个杰出的个人主义者，而在"第二创业理论中"明确指出企业家并不非得是一个人，国家或组织都可以作为企业家。这是由于熊彼特认为创业行为是一种功能，可以不依附于某个人来实施，因此，组织、国家也能实现这一功能。熊彼特还认为，创业行为是经济活动的中介，即创业者既可以是新消费品的供应者，也可以是市场中新生产手段的购买者。熊彼特结合演化经济学的相关理论，提出创业能够将独特的生产要素或社会资源投入市场，激发市场活力，带动经济繁荣从而使经济能够保持良性的动态发展。熊彼特从组织、国家、经济等不同角度探讨创业，使得创业的概念与意义有了更大范围的扩展。

2. 创业的类型

创业是技术、市场、组织三要素共同作用的结果。三要素交叉组合形成了创业的基本状态及类型。如果将这三个要素放在三个圆圈里并互相交叉，会出现七个区域，构成创业的七种状态（图4-2）。组织、技术、市场皆备的区域是创业成功区；其他六个区域为创业尚未成功的状态，缺少1~2个要素，可以概括为创业的六种状态，也可以概括为创业的六种类型，即：只有一个要素的三种基本类型（组织引领型、科技驱动型、市场导向型)、有两个要素的衍生类型(市场拓展型、技术研发型、组织创建型)。

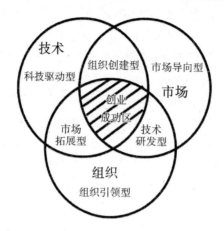

图 4-2　创业的七种状态

(1) 基本类型

创业的冲动往往源于一个要素的刺激,要么是志趣相投的人想一起干一番事业,要么是有科技成果亟待转化为市场需要的产品,要么是发现了潜在的市场需求。一个要素刺激的创业冲动形成了创业的基本类型,需要在创业实践中补齐其他两个要素。

① 组织引领型

有一个志愿创业的团队,即有组织,但没有技术和市场,需要研发或购买技术、拓展市场。

② 科技驱动型

有成型的科技成果,即有技术,但没有组织和市场,需要创建组织或寻找成熟的企业、拓展市场,并评估该科技成果有无市场需求。

③ 市场导向型

发现了市场的需求,即有市场,但没有组织和技术,需要创建组织或寻找成熟的企业、研发或购买技术。

(2) 衍生类型

大学生属于特殊的社会群体,同时具备三个要素成功创业的大学生较少,往往先具备一个要素再补齐其他两个要素。在补了一个要素后,其创业的情形就发生变化,类型随之而变;个别情况下,也会同时具备两个要素,只需要再补齐一个要素即可,创业的类型也不同于基本类型,我们称之为"衍生类型"。

① 市场拓展型

有一个志愿创业的团队和成型的科技成果,即有组织和技术,但没有市场,需要评估该科技成果的市场需求,并拓展市场。

② 组织创建型

有成型的科技成果和市场对该科技成果的需求,即有技术和市场,但没有组织,需要创建创业组织或寻找已经成熟的企业。

③ 技术研发型

有一个志愿创业的团队并发现了市场的需求,即有组织和市场,但没有技术,需要研发和购买科技成果。

3. 熊彼特的创业理论基本观点

(1)创新是要素条件新组合

创新是在现有生产体系中引入新的生产要素和生产条件,形成要素、条件的新组合。经济越发展,创新的作用越明显,当经济发展到一定程度后,创新就成为促进经济转型升级发展的关键。实现创新的媒介或依托是创业,企业家只有借助科学家或发明家的创新成果,才能创造全新的投资、增长和就业机会。

(2)创业就是创新

创业是尝试未知领域、超越熟悉领域的创新,创业是企业家坚持打破旧的传统,创造新规则,开辟新事业的活动。换言之,创业也就是创新。

(3)创业是创造新事业

从实现创业功能的角度来看,企业家不仅是个人,还可以是组织甚至是国家。企业家概念范围的扩大使得创新创业的含义与范围有了新的界定角度,个人、组织或国家都可以借助创新实现创业(创造新事业)。

(二)创业的区分——广义创业与狭义创业

创业作为一个学术概念,也有广义和狭义之分。

1. 广义创业

广义的创业就是开创事业,是具有事业心与开拓技能的思维方法、行动方式,是创造价值的过程。与此相应,把"创业者"视为开创事业的人。创业是一种过程,在这个过程中,某一个人或团队创办一个企业或其他经济实体,利用其掌握的信息、资源、机会或技术,通过创新去创造价值和谋求发展,并实现某种追求或目标。

2. 狭义创业

狭义的创业是指创办一个新企业的过程,把"创业者"称为企业家,把"创业"视为创办自己的企业,这是人们对创业最常见的理解。主要分三种情形,第一是通过创办一个企业,实现机会转化和价值创造。第二是"内创业",即在机构内部进行创新。第三种就是在西方国家日渐流行起来的社会创业,即非营利机构创业,具有明显的社会目的和社会使命。

二、创业的本质

创业的本质是创造价值,这种价值不单单指经济价值,还有社会价值、人生价值。创业产生于商业领域,强调运用各种资源将机会转化为现实的经济价值。作为一种独特的思考和行为模式,创业也可以应用到社会领域,体现社会价值。创业亦可以作为自我实现的途径而实现个体的人生价值。大学生创业正是基于广义层面的创业,目的不是让所有的大学生都去创办企业、成为企业家,更重要的是培养大学生的事业心、开拓技能与开创性个性,从而不断提高大学生的创新精神、创业能力,使其成为国家发展的接班人和建设者。

(一)创造一种生活方式

创业是把一件事从无到有做起来,是带着一群未知的人去一个未知的地方,因为创办企业时的设想和最终把企业做成什么样差别很大。创业是一种生活方式,如果愿意选择这种生活方式,就可以创业。但创业时必须有个"一把手",如果自己不适合做"一把手",就一定要找个合适的。

(二)创造一种买卖交易

创业天天琢磨"做买卖"三个字,从小买卖做起,一步步做大。做买卖背后的核心意思是你抓没抓住用户的需求;如果一个产品没有抓住用户的需求,这个产品肯定做不起来;如果抓住了用户的需求,又找到了销售方法,就可以把它做起来。需求不在小,而在强。如果大家都不太需要你的产品,你就不可能成功。多少人在多少情况下非用你的产品不可,这就是需求。这个需求是不是强烈的需求,直接决定了你能不能做起来。所以,创业实际上是在找需求。

(三)创造一种素质情怀

创业被过多地赋予了掘金的意味,创业者的角色则被窄化为追逐私利最大化的人。事实上,创业者作为一群改变世界的人,是有可能和有动力从"做好事"中掘到金子的,在获得财富的同时创造让自身和更多人受益的社会新价值。创业创造的素质情怀包括两个核心要素和两个关键环节。

1. 核心要素

(1) 善

孟子"性善论"认为,善包括恻隐之心、羞耻之心、辞让之心和是非之心。西方文化则倾向于从人的需求角度进行剖析,主张人虽然是自利的,但人性修养的终点一定是向善的。心理学家埃里希·弗罗姆的观点具有代表性,他认为人的第一潜能是善,恶是善的发展受到阻碍的结果,只是第二潜能。所以说,你见或不见,善就在那里。

(2) 金

"金"是指创业的价值,反映在创业者的收入和新企业的利润上,也涉及解决就业和实现技术进步等方方面面。但创业之"金"更强调新的效用关系,而非财务指标。所以,有些跟风的创业项目即便赚到了钱,也很难说有价值。而有些创业项目即便亏损,却依然受人拥戴。因此,创业的"金"不等同于鼓鼓的钱包,而应该是一种无价之宝。

2. 关键环节

(1) 他人机会

机会开发是创业价值实现的关键过程,起源于创业者的他人机会信念,即创业者从外部环境的信号中感知到存在一个对他人具有意义的机会。美国印第安纳大学创业学教授迪安·A.谢泼德认为,发现他人机会的创业信念开启了创业者从想法到行动的创业之旅。乔布斯的名言"活着就是为了改变世界"广为人知,其实,这句话就是在"言他",因为创业者要改变的世界正是无数个"他"的集合。

(2)自我机会

创业者在感知到他人机会信念之后,会将其进一步转化为自我机会信念。正是这份自我机会信念让创业者不再犹豫,促发了新组织创建等创业行为。这份信念也解释了为什么创业者在大众眼中颇具"孤胆英雄"气概。微软创始人比尔·盖茨有句话与此异曲同工:"在这个世界上,只要你自己的信念还站立,没有人能使你倒下。"

第四节 创新创业的共生依存关系

【导引案例】

药品上市许可持有人、药品专利的权利人及发明人

扬子江药业集团江苏紫龙药业有限公司作为药品上市许可持有人获批上市的磷酸左奥硝唑酯二钠0.125 g注射剂,批准文号/注册证号:国药准字H20210018。其在中国上市药品专利信息登记平台(https://zldj.cde.org.cn/home)上的登记专利ZL200610166893.2左旋奥硝唑磷酸酯及其制备方法和用途,专利权人为陕西新安医药科技有限公司,扬子江药业集团江苏紫龙药业有限公司为排他实施许可合同的被许可人,该专利的发明人为苏红军。在该案例中,苏红军为发明者,而陕西新安医药科技有限公司及扬子江药业集团江苏紫龙药业有限公司的法人为企业家,苏红军的发明提出了左旋奥硝唑磷酸酯及其制备方法和用途,陕西新安医药科技有限公司组织了这项技术的商业化运作,扬子江药业集团江苏紫龙药业有限公司实现了以此为基础核心专利的药品磷酸左奥硝唑酯二钠0.125 g注射剂的市场化。

一、创新与创业的关系

创业和创新是一对既紧密联系又互不相同的概念。一方面,创业需要创新。创新是创业的源泉,创业通过创新拓宽商业视野、推进企业成长。虽然创新不是创业的唯一途径,但是,创新特别是可持续创新可以不断创造竞争优势,进而推动创业的成功。另一方面,创新必须注意市场需要,并有创业的需要。因为创业为创新的成功创造条件并且推动创新成果产业化,继而产生经济效益。新技术或发明能不能转化为产品,能不能产业

化、市场化,还要有一个创业的过程。创新只完成了一半,如果没有创业,就可能半途而废(图 4-3)。

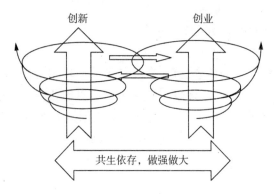

图 4-3　创新与创业之关系

(一) 创新与创业之双生关系

创新与创业在人的价值追求上具有本质一致性,是人的创造性和创造力的体现。创造性意味着创造性人格、创业意识以及创新精神,创造力指创造能力、创造性相关知识以及创造性思维。

从创新角度看,创新精神的本质在于人主动探寻和发现事物间新关系等创造性活动过程中产生的智能心理与非智能心理状态。而马克思关于人的全面发展学说揭示了人的创造性是人的综合素质发展水平的集中体现,是人的本质力量发展的最高表现。当代遗传学研究、脑科学研究和加德纳多元智力理论也向我们证明了创新让个体发展发挥无限潜能成为可能。

从创业角度看,创业的着眼点在于使人生更加完美,其功能就是培养人的终身发展能力,这就决定了创业使人形成健康的心理和不断超越的创新人格。创业者要学会求知、做人、生存和与人共处以及对现实环境中蕴藏的机会及需求进行创新性思考,具有批判性精神、质疑精神、探究精神、对新知的敏感度、好奇心、求异求新的精神及能力,这些恰恰是创新精神的重要内容。

(二) 创新与创业之互依关系

1. 契合关系

创业与创新两个范畴之间有着本质上的契合,内涵上相互包容、实践过程中互动发展。第一个提出了"创新"概念的奥地利著名经济学家熊彼特认为,创新是生产要素和生产条件的一种从未有过的新组合,这种新组合能够使原来的成本曲线不断更新,由此会产生超额利润或潜在的超额利润。创新活动的这些本质内涵体现着它与创业活动性质上的一致性和关联性。创业者在进行创业时,重要的创业资本是核心技术、创业知识、运作资金、创业团队、创新能力等,但其中创新能力是最重要的,创业者在创业过程中需要具备创新意识和创新精神、独特和新颖的创新思维,产生富有创意的独特想法,寻求解决问题的新的思路和方法,不断克服企业发展中的瓶颈和难题,最终取得创业的成功。

2. 实践关系

创业是一个从无到有的实践。创新不是"创造新东西"的简单缩写,而是具有特定的经济学内涵的。通过理论或实践创新推出新的认识成果和物质产品是创新实践的标志性内涵。正是在这样的意义上,创业从本质上体现着创新的特质。创业的核心是创办企业,即通过创业者的努力,使一个新的生产或服务性企业的诞生。是否创办企业或者创办企业是否成功,是判断创业与非创业、成功的创业或失败的创业活动的根本标志。

3. 推动关系

创新是创业的基础,创业推动着创新。创业在本质上是人们的一种创新性实践活动。无论何种性质、类型的创业活动,它们都有一个共同的特征,即创业是主体的一种能动的、开创性的实践活动。创业推动并深化创新,推动新发明、新产品或新服务不断涌现,创造出新的市场需求,从而进一步推动和深化科技创新,提高企业或是整个国家的创新能力,推动经济增长。创业能深化创新,创业就是让新发明、新创造不断涌现,营造出旺盛的、全新的市场需求,使创新的经济价值、社会价值得以实现,实现科技创新的进一步深化,从而提高企业或国家的创新能力,推动经济转型与发展。创业的关键在于创新,持续创新必然推动和成就创业。

4. 价值关系

第一,创新的价值在于创业。创新的价值就在于将潜在的知识、技术和商机转化为产品与服务,能够创造财富,实现企业再创业,通过将创新成果进行商品化和产业化实现社会财富的增值。第二,创业蕴含着价值创新。一个创业能够取得成功,就必然存在价值创新。创业者进行创业,就是通过努力将创新的产品或让用户满意的服务推向市场,让财富不断地增值。因此,创业是一种能够自我发展达到不断创新的过程,创新其实就是我们常说的"企业家精神"的本质。

二、创新与创业的主体

创新是创业的源泉,是创业的本质。创业者在创业过程中只有具备了持续旺盛的创新、创业意识,才可能产生富有创意的想法或方案,才可能不断寻求新的模式、新的出路,最终创业成功。创新的价值在于创业。从某种程度上讲,创新的价值就在于将潜在的知识、技术和市场机会转化为现实生产力,实现社会财富增长,造福人类社会。而实现这种转化的根本途径就是创业。创新、创业共同的主体是人。创业者可能不是创新者或发明家,但必须具有能发现潜在商业机会并敢于冒险的特质;创新者也并不一定是创业者或企业家,但科技创新成果则经由创业者推向市场,使其潜在价值市场化,将创新成果转化为现实生产力。

（一）创新创业的全链条

【导引案例】

青霉素的问世

（1）青霉素

1928 年，正在伦敦圣玛丽医院实验室工作的弗莱明准备出去度假，离开之前在培养皿中培养了一批葡萄球菌。因为不赶时间，他顺手将培养皿放在了实验台上，而不是38℃恒温的细菌培养器中——如果放在这里面，这个温度将快速催生葡萄球菌，青霉菌就不可能有生长的机会。9 月初弗莱明度假归来，惊讶地发现培养皿中长出了一块霉菌斑。科学家的专业素养和好奇心让他没有随手扔掉被污染的培养皿，而是对这块霉菌进行了观察、试验，于是青霉素被发现了。弗莱明于 1929 年发表了一篇论文，公布了他的发现，但是他本人多次尝试提纯青霉素均告失败——未加提纯的青霉素是没有什么实际疗效的。后来，弗莱明自己也放弃了尝试。这项伟大的发现沉寂了 10 年之久。直到1939 年，由于当时二战造成了巨大伤亡，迫切需要有效的抗感染药物，牛津大学的弗洛里和他的助手钱恩展开了研究。在翻阅了 200 多篇相关文献后，他们敏锐地发现青霉素在抗感染方面可能具有极大的潜力。在美国洛克菲勒基金会的资助下，他们组成的牛津小组展开了试验，历经重重失败，终于在 1940 年找到了提纯青霉素的方法，并通过动物实验证实了其神奇的疗效。由于当时正处于战争中，再加上英国多家制药厂的短视，弗洛里无法获得足够数量的青霉素进行临床试验。1941 年，弗洛里转往美国寻求支持，此后美国人一方面进行青霉素的临床试验，另一方面开始批量化生产青霉素。美国人找到批量生产青霉素的方法后，立即申请了专利。此前，钱恩曾提醒弗洛里申请专利，但弗洛里回答："我以为，知识是由全人类所共享的，青霉素的研究成果也应如此。"让弗洛里意想不到的是，在二战接近尾声的 1945 年，他被告知：如果想生产青霉素，必须向美国的制药厂购买专利。

青霉素发现过程中的偶然因素为其蒙上了一层传奇色彩，可如果没有后来获得基金资助的弗洛里和钱恩的进一步试验，没有美国实验室接力进行的临床试验和批量化生产研究，青霉素的传奇不可能如此辉煌。

（2）中国的青霉素诞生

20 世纪 40 年代的"神药"是青霉素，当时对于很多其他药物无法医疗的病，青霉素都可以做到药到病除，因此青霉素的价格高得惊人，甚至贵过黄金。那时青霉素在中国叫"盘尼西林"，因为全靠进口，价格不菲，一根金条能买到一盒青霉素算是非常不易的了。中央大学医学院(后改称上海医学院)教授、上海雷士德研究所的细菌系主任汤飞凡去长沙重建中央防疫处，他下了决心：中国人一定要自己生产出青霉素！并联合毕业于上海医学院的朱既明和美国檀香山的华侨黄有为，发动全处人员都来找青霉素菌种。西方人虽然发表了不少这方面的论文，但从不涉及如何能找到青霉素菌种、如何分离点青霉和黄青霉,对生产、提纯青霉素的方法更是守口如瓶。这不仅是科技机密,更是商业机密、军事机密。

1942年,朱既明用从他的助手的皮鞋上分离出来的青霉菌制造出了合格青霉素,这比西方才晚了一年多。1943年,美国、英国对青霉素菌株的管制有所放松。汤飞凡去印度访问,带回了10株青霉素菌株。中华血站的樊庆笙从美国回来,也带回一批青霉素菌株,并且加入朱既明领导的青霉素室工作。汤飞凡让他们对所有这些菌株做对比,选出一个最好的用于生产。对比的结果,那些洋菌株都败给了从卢锦汉的皮鞋上分离出来的那个菌株。自此,那个菌株就作了中央防疫处青霉素的生产株。

美国华侨黄有为夫妇俩为抗日而回祖国出力,被汤飞凡招至麾下,自己设计、自己制造出一台化学干燥机来。黄有为画出了设计图纸,除了所需的一台真空泵是用处里采购的美国货外,其他大小部件全部都出自他的手。总装调试阶段,他废寝忘食地在机房里忙,最后把许多人认为"不可能"的事办成了。每毫克200~300单位,每瓶装2万单位的国产青霉素试制成功,可以正式投产了!1944年9月5日,中国首批青霉素在昆明问世。但受条件所限,大批量生产青霉素的愿望没能实现。

1949年6月一个平静的夜晚,上海市第一任市长陈毅敲开了医学家、微生物学家童村家的门,两人彻夜长谈,讨论了为了打破帝国主义对中国经济的封锁、提高全国人民的健康水平,要发展中国自己的抗生素事业,先从实验室试制青霉素开始等重要事宜。童村欣然接受陈毅市长委托的重任,同一批科学精英积极筹备,选定延安西路番禺路口弄堂内一幢平房作为实验所所址。1950年3月,经陈毅市长批准,上海青霉素实验所成立,由童村主持领导青霉素研究工作。大家因地制宜,土法上马,很快制造出中国首台"青霉素发酵罐"。1951年4月,我国成功试制了第一支国产青霉素针剂,为后来将青霉素的研制成果推广并大规模生产奠定了基础。1953年5月,我国第一家生产抗生素药品的工厂——上海第三制药厂应运而生,在上海青霉素实验所的基础上正式建厂投产,开始批量生产青霉素,自此我国抗生素生产走上了工业化的道路。

上述案例都遵循着从科学发现到技术研发直至市场开发的链式进程。这两个案例都始于基础研究,科学家取得了科学发现,科学家、工程师做出了技术突破,最终由企业完成了产品的商业化生产。在不同的历史时期,青霉素及其衍生产品对全世界人类的健康和生命安全都起到了极大的保障作用。

1. 创新创业全链条的定义

前述案例中外青霉素问世的过程中,围绕核心组织,通过对基础研究→验证、检验和实验→发明专利→试制→制造→商业化→最终产品的管理和协调,利用知识流、信息流、资金流、物流等要素,覆盖了基础研究、技术科学、工程技术的整体功能网链结构称为创新创业的全链条。

2. 创新创业全链条的关键环节

从前述两个案例的推进过程来看,要实现创新创业全链条的推进,就要打通六个关键环节,形成全链条,如图4-4所示。

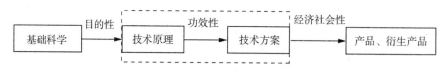

图 4-4　全链条创新的过程示意图

（1）科学源头

创新最终能得以实现，源头在于科学家们取得了重大科学发现或者提出了重大科学理论。弗莱明偶然发现了青霉素的杀菌作用，为青霉素及其衍生产品的诞生奠定了基础。汤飞凡和童村在社会需求的指引下开展有目的的基础研究，为创新的实现提供了科学源头。可见，无论是偶然发现还是有意为之，基础研究都能够体现出对原始创新的源头支持作用。

（2）科学向技术转化的环节

要实现从科学向技术的转化，首先要将科学成果转化为技术原理（技术科学的成果形式），其次要能够实现关键的技术环节。如在青霉素的研制过程中，弗莱明发现了青霉素的杀菌作用，但只有当弗洛里和钱恩开始进行青霉菌的培养、分离、提纯和强化时，其抗菌力才有可能达到应用标准。由童村主持领导的上海青霉素实验所因地制宜，土法上马，制造出中国首台"青霉素发酵罐"，才能生产出第一支国产青霉素针剂。

（3）技术转化为产品

技术转化为产品仅依靠实验室工作还是远远不够的。要将一种原创性的技术应用到生产环节，就需要有生产商。弗洛里和钱恩与美国军方合作，连同辉瑞、默克、施贵宝等公司一起实现了青霉素的生产。第一支国产青霉素针剂问世后，上海第三制药厂在上海青霉素实验所的基础上正式建成投产，才批量生产了青霉素，使我国抗生素生产走上了工业化的道路。

（4）产品转化为商品

产品的涵义涉及对象、概念、符号三个彼此相关的维度，其中的对象承载着产品属性，产品属性是指产品或事物自然具有的构成质与量的元素，包括产品质量、产品特征和产品风格三个方面。当产品以产品属性为基础，以一定生产成本为制约条件，并具备在某一特定方面的使用价值时，则形成综合产品质量。优良的综合产品质量可以成为产品转化为商品、进入市场的充要条件。

以药物发现过程为例，新药研发是一项漫长又费钱的事情，新药研发涉及药物发现、临床前研究、临床试验、申报注册和上市等漫长过程，平均耗时约 14 年。其中，药物发现和临床前研究阶段耗时约 3~6 年，Ⅰ/Ⅱ/Ⅲ期临床试验耗时 6~7 年，提交上市申请后经 0.5~2 年获批并实现规模化生产。最新统计的药物研发费用平均是 26 亿美元，而且成本在不断上升（图 4-5）。

（二）创新与创业的主体

在上述创新创业全链条中存在着两个主体，即创新者和创业者。

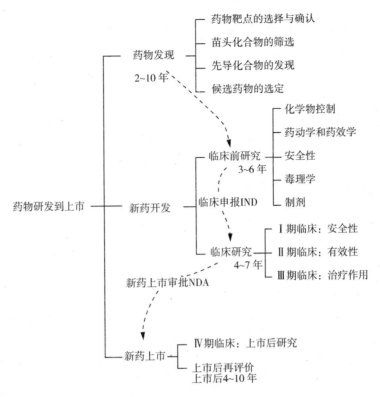

图 4-5 药物上市过程简图

1. 创新者的地位

创新者通常指科学家和发明者这一群体。其基本理念为国家是组织国家创新的宏观创新主体,企业是组织企业创新的中层创新主体,创新者是科技创新项目的微观创新主体。三种主体互相配合,缺一不可。创新者的地位是创造能够解决问题且经过客户验证的价值。但创新不易,唯有善待创新者,才能推动社会的进步与发展。

(1)缓和科学知识获取广度与企业技术创新绩效之间的矛盾

科学家和发明者既发表科学论文,又申请技术专利。这种异质性的知识结构使得他们同时拥有技术市场知识和前沿基础科学知识,可以识别最有商业化前景的基础科学研究,获取有价值的学术信息之后更有效地应用这些科学发现,有助于调和外部科学知识获取广度和企业技术创新绩效之间的矛盾。

(2)加强知识获取非冗余度对企业创新绩效的正向影响

企业科学知识获取非冗余度越高,企业内部异质性知识越多。由于科学家和发明者既发表论著又拥有专利技术,因此能够帮助企业有效地识别和理解所获取的异质性科学知识。同时,科学家和发明者取得重大科学发现之后申请专利并创立企业,或者通过入股等方式加盟企业,他们既是科学家又是企业家,这种特殊的身份使得他们能够更好地把握基础研究与应用研究之间的演化逻辑冲突。

（3）提高科学研究成果的利用率和产学科学知识转移的效率

科学家和发明者既发表科学论文，又申请技术专利，在学术界和产业界都具有广泛的合作研究关系，因此他们常常成为连接科学网络和技术网络的中枢节点。这使得他们拥有信息优势，可为技术创新与企业商业化运作的科研合作牵线搭桥，从而更有效地消除基础科学商业化过程中的内在障碍。

2. 创业者的地位

创业者通常指企业家这一群体。一个有趣的现象是：技术专业背景的创业者在现代企业中比比皆是。华为公司的任正非、腾讯公司的马化腾、百度公司的李彦宏、小米公司的雷军、比亚迪公司的王传福、网易公司的丁磊等一批享誉海内外的行业翘楚，早年均有从事技术性工作的经历。医药商贾中，以岭药业的吴以岭、南京海辰医药的曹于平等早年都从事过医药研发工作并拥有丰盛的研究成果。所以创业者都是由创新者起步的，他们以"创新"为信念，不局限于现有的资源，创新性地组合各种要素，实现自己既定的目标。

（1）创业者的创新能力解决了"客户/用户是谁？"的问题

创业者如果有技术背景与经历，一方面，由于他们熟谙某领域所必需的生产知识、经营方法、特定技术资源等诀窍，从而对相关技术的萌芽、发展、成熟、衰退等全生命周期各阶段明察秋毫，对相关技术前沿及未来发展趋势的把握驾轻就熟，对企业潜在的某项新技术应用从投入到产出的转换周期认知游刃有余，亦对企业未来创新机会、可能性的突破洞若观火。这极大地规避了创新项目失败的风险，提升了创新投入的成功率，使得他们更愿意进行企业创新；另一方面，由于他们的日常技术性工作可以描述为将外部碎片化的"意会知识"或"缄默知识"转化为自身体系化的"显性知识"，是一个通过刻苦修习、动手实践到逐步掌握相关技艺，持续把"奇思妙想"通过真实的产品呈现出来，把专业知识或经验通过操作或管理手册等规范的形式表现出来的过程，这本身就是一个在失败中不断累积经验，对技术条件进行反复调试和对前人成果进行再创造，在"既切之而复磋之，既琢之而复磨之""治之已精，而益求其精也"的修炼后，最终到达成功彼岸的不确定性过程。这种在技术中"摸爬滚打"的经历锻造了他们锲而不舍、不惧失败的气魄和担当，使得他们对于成功问世的技术项目可以安然若素，对于未能孵化出来的技术项目亦可以做到心态平和。正是这份对于创新成败的容忍度保证了创新投入的持续与稳定，从而促进了企业创新活动的开展。

上述技术背景及经历淬炼形成的创业者的创新能力能够准确回答"客户/用户是谁？"的问题。所谓的"客户/用户"不仅包括直接使用这个技术的人，还包括相关组织及利益相关者。企业创新的目的是创造价值，任何技术都需要有人或者组织来买单。这个人或组织可称为客户/用户。如果这个技术是针对企业的，对于客户/用户的思考必须细化到人或岗位。技术的直接使用者和出资者往往不是一个人，可能存在利益上的矛盾。如果企业规模大了，组织结构不合理也会带来一些问题。如果没有特定的岗位为这个技术负责，其实就相当于没有用户，技术落地的难度就会很大。

（2）创业者的创新思维剖析了"客户/用户是如何使用产品的？"

创业者如果有技术背景与经历，一方面，由于他们日常工作的性质可以描述为是一项项创造性和探索性的心智活动，包含了冒险与渴望新奇体验的特性，其思维和视野通常会不自觉地秉承对于自由探索的热爱，这使得他们对未知世界充满好奇心和求知欲，汲取前人智慧、感受前辈胸襟，无形中熏陶了他们勇于开拓进取、探索未知的创新思维，这使得他们更愿意进行企业创新；另一方面，由于他们的工作内容是改造社会技术、促进技术进一步发展的实践活动，"发现新事物、探索新事物、获得意外惊喜"的工作经历不断训练着他们的用户思维、求是思维、价值思维、逆向思维等，这无形中塑造了他们不循常规、寻求变异、从多角度探索答案，并相信自己的创造力能够改造社会的创造性思维模式，这使得他们更倾向于进行企业创新。

上述技术背景及经历熏染成就的创业者的创新思维剖析了"客户/用户是如何使用产品的？"的问题。客户/用户的需求是在使用产品的过程中体现出来的。认识客户/用户的需求，就要认识客户/用户的工作流程以及在使用产品的过程中会遇到的场景。一般来说，客户/用户使用产品的场景是复杂多变的。工作的常态可能只有一种情况，异常和特殊情况则会有很多种。客户/用户使用产品过程中的误操作也是需要考虑的。完整地认识场景，才能完整地认识需求。

（3）创业者的创新精神诠释了"什么是我的创造？"

创业者如果有技术背景与经历，一方面，由于他们被视为企业创新责无旁贷的扛鼎之才，无形中强化了他们对于这份职业的高度认同和敬畏的工匠情怀自觉。考虑到创新的周期性较长，长时间的人力和物力高投入，在短时间内有极大可能看不到立竿见影的成效，因此，当面对高风险的创新决策时，他们更有意愿从企业的整体利益出发去思考和权衡，较少有基于自身"职业忧虑"的短视、急功近利的表现，从而具备高屋建瓴的胸怀和格局，亦有着更高的道德水平和社会责任感。他们的这一价值取向和坚定信仰正是企业创新的重要内部动力。另一方面，由于他们被视为"精工和精益求精"的代表，他们的日常技术工作本身便可视为是对工匠情怀的自我修炼。这种对于每一个技术项目的每一个环节的"内观己心"的严格精确要求，得以自始至终贯穿于技术工作岗位的全过程中，如此"一步一个脚印"的特质恰是保证技术创新项目最终"落地生根"和"开花结果"，并真正服务于社会和创造价值的"魂魄"，亦是企业持续创新的基石。

上述技术背景及经历锻造出炉的创业者的创业精神诠释了"什么是我的创造？"创业者的目标是新价值的创造，他们致力于创新并向社会提供更美好、更便捷、更便宜、更舒适的产品或者服务，或者建立更有效率、更完美、更公平的新组织。尽管有些时候，新价值创造活动可能会失败，但创业者愿意承担这样的风险，并享有新价值创造可能带来的收益。

【本章小结】

发展的关键在创新,创新的未来在青年。大学生必须进一步认知创新与创业的价值与其本质结构,以应对未来职业市场的冲击与挑战。创新与创业两者虽是不同的概念,但是创新和创业之间又有着紧密的关系。创业的基础是创新,创新又是创业的本质,创新的重要价值体现在创业中,创业的快速发展推动创新的快速发展。其中大学生创新体现出学术价值,大学生创业体现出经济价值中的商业价值。创新的本质在于自主创新独立体现学术价值,集成创新完整凝聚学术价值,持续性创新繁衍伸展学术价值,颠覆性创新更新学术价值。创业的本质在于创造一种生活方式、一种买卖交易、一种素质情怀。创新与创业共存共生,互相依赖。作为创新创业的主体,创新者和创业者在完整的创新创业的全链条中各自起着无可替代的作用。

【延伸悦读】

科学求真,伦理求善

科伦药业是一家年销售收入超过 400 亿元的高度专业化的创新型医药集团,下辖四川科伦药业股份有限公司、四川科伦药物研究院有限公司、Klus Pharma Inc.(美国科伦)、科伦 KAZ 药业有限责任公司(哈萨克斯坦科伦)、四川科伦医药贸易集团有限公司等海内外 100 余家企业。2017 年,科伦药业位居中国制造业 500 强第 155 位,综合实力进入中国医药工业前三名。2018 年,科伦药业凭借大容量注射剂的全球优势获评制造业单项冠军示范企业。

四川科伦药业股份有限公司于 2010 年 6 月在深圳证券交易所成功上市。上市伊始,科伦药业立即启动了百亿产业投资计划,开始实施"三发驱动、创新增长"的发展战略。第一台"发动机"是通过持续的产业升级和品种结构调整,保持科伦药业在输液领域的领先地位;第二台"发动机"是通过对优质自然资源的创新性开发利用,构建从中间体、原料药到制剂的抗生素竞争优势;第三台"发动机"是通过研发体系的建设和多元化的技术创新,积累企业基业长青的终极驱动力量。

在输液领域,科伦药业已经实现全面的产业升级,具备高端制造和新型材料双重盈利能力,占据了技术创新和质量标杆的战略高地。科伦药业建立了从药品的研究开发、生产制造、物流转运直至终端使用的闭环式责任体系,以确保产品质量安全。主导产品已实现批量出口,在 50 多个国家和地区享有盛誉。科伦药业自主研发的"可立袋"产品为国内外首创,拥有 20 多项专利,荣获国家科学技术进步奖。它比传统输液产品具有更高的安全性和性价比,在降低能耗和环境保护方面也有巨大的应用价值,代表着中国输液产品发展的方向。

在抗生素领域,公司"衔枚西进",设立了伊犁川宁生物技术有限公司,生产硫氰酸红霉素和头孢系列中间体。通过研发试验、升级优化、创新合作、引进国内外先进技术设备,川宁生物技术有限公司获批建设国家环境保护抗生素菌渣无害化处理与资源化利用工程技术中心,解决了抗生素行业的源头性问题。

自创立以来,科伦药业先后将数十亿元资金投入研发创新,建立了国家级博士后科研工作站,累计13项产品获得"国家重点新产品"称号,先后承担15项"重大新药创制"科技重大专项、1项国家科技支撑计划和1项国家科技援外项目支持。截至目前,科伦药业已申请专利4 000余项,获得专利授权2 000余项,在肿瘤、细菌感染、肠外营养等多个疾病领域先后启动了300余项重大药物的研制,创新专利实现海外授权。这标志着科伦药业的药物研发已进入"仿制推动创新,创新驱动未来",并成功进军国际市场的良性循环。

为充分利用国内外药物研究的人才和其他竞争资源,科伦药业建立了以成都研究院为核心、苏州研究分院及美国研究分院为两翼的研发体系,形成了以国内正向研发为主导、国外技术反哺为辅助的新型研发模式,昂首进入中国药企创新能力的第一方阵。

吴以岭与以岭药业

国家重点高新技术企业——石家庄以岭药业股份有限公司于1992年6月16日创建,公司以"继承创新、造福人类"为企业宗旨,以"科技健康明天"为企业发展目标,以健康人类为己任,以造福社会为宏愿,始终坚持市场龙头、科技驱动的创新发展战略,以中医学术创新带动中医药产业化,运用现代高新技术研发中药、西药和生物药。创立"理论-临床-科研-产业-教学"五位一体的独特运营模式。先后承担国家973、国家863、国家自然科学基金、国家重点研发计划等国家级、省部级课题40余项,研发治疗冠心病、脑梗死的通心络胶囊,快慢兼治心律失常的参松养心胶囊,标本兼治慢性心衰的芪苈强心胶囊,治感冒抗流感的连花清瘟胶囊等专利新药10余个。截至2020年12月31日获得专利660项,荣获国家科技进步一等奖、国家科技进步二等奖、国家技术发明二等奖等国家级、省部级科技奖励30余项。公司在河北石家庄、衡水,北京大兴、密云等地建设的生产基地打造了完美的生产布局,保证了产品供应,引进了国内外先进设备和制药工艺,打造符合国际标准的全面质量控制体系,保证了消费者的用药安全,建立了强大的营销网络与学术营销队伍,形成了科技中药、化生药、健康产业三大业务板块,在医药行业领域的影响力持续增长,为中国中药10强企业、中国医药上市20强企业、中国上市公司市值500强企业(股票代码002603)。

吴以岭教授40多年来致力于中医络病研究,为中医络病学学科创立者和学科带头人。他系统构建了络病理论的络病证论、脉络学说和气络学说三大体系,主编的《络病学》教材被40多家高等医学院校选用。他以络病理论指导临床特色专科建设和新药研发,研发出10余种国家专利新药,获得6项国家重大成果奖,建立起3大国家络病二级学会及29省市络病专委会,形成了上万人的络病研究专家团队,为中医药学科进步、产业发展及中医药现代化做出了突出贡献。

药品上市许可持有人和专利发明人

图4-6中解释了专利发明人和药品上市许可持有人在药品面市过程中的地位和作

用。专利发明人在药品开发不同阶段申请专利保护,这些专利技术要想商业化,必须由药品上市许可持有人全过程运作。

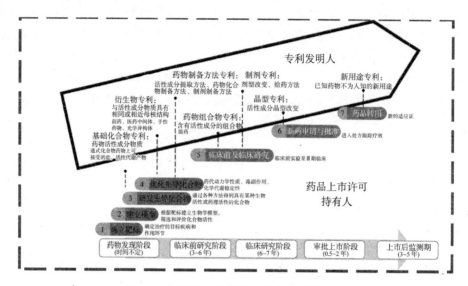

图 4-6　药品上市许可持有人和专利发明人

（部分内容来源于网络与历史文献,编者整理）

【拓展资源】

书籍:

白东鲁,沈竞康. 新药研发案例研究:明星药物如何从实验室走向市场[M]. 北京:化学工业出版社,2014.

视频:

全球创业峰会美团王兴主题演讲:全球未来时期创新创业的风口:创业最重要的不是钱,而是人。

【课后训练】

1. 简述如何理解创新者和创业者。
2. 举例说明药界商贾是如何将创新创业辩证统一,推动做大做强的。

第五章　大学生"双创"前提及分析

【学习目标】
1. 了解大学生创新创业者的定义、特征及应具备的条件和能力;
2. 熟悉大学生"双创"类型、前提条件、优劣势以及所面临的风险;
3. 能够分析风险并初步规避风险。

第一节　大学生"双创"前提与优劣势

党的二十大报告提出了"促进中医药传承创新发展,健全公共卫生体系""完善科技创新体系,坚持创新在我国现代化建设全局中的核心地位"等关于创新的发展战略。其中,大学生是最具创新、创业潜力的群体之一。在高等学校开展创新创业教育,积极鼓励高校学生自主创业,是教育系统深入学习实践科学发展观,服务于创新型国家建设的重大战略举措;是深化高等教育教学改革,培养学生创新精神和实践能力的重大途径;是落实以创业带动就业,促进高校毕业生充分就业的重要措施。大学生创新创业能力的培养,是高等教育面向社会、面向市场经济办学的重要举措。大学生是大众创业、万众创新的主力军,高校创新创业教育的水平和成效关乎高等教育的发展和人才培养质量的提高。"互联网+"背景下,大学生创新创业教育模式已经成为我国高等教育改革的一个重要策略。

一、大学生创新创业者画像

(一)创新创业者的定义

法国经济学家萨伊对创新创业者进行了定义:创新创业者是在某一项经济活动过程

中,同时协调资源的分配、资金的使用和劳动力的雇佣的代理人。著名经济学家熊彼特提出创业者应为创新者。因此,创业者的定义中又增加了一条,即具备抓住市场潜在盈利机会的能力,且能通过研发、技术引进等方式将新的知识、工艺或技术引进企业中的人。

创业者的含义为:具有完全权利能力和行为能力,能创办新企业,并能时刻抓住市场潜在的盈利机会,维系整个企业的运营与管理从而使企业获取收益的领导者。而大学生创新创业者作为身处校园的学生,在同学的合作、老师的帮助、学校的支持下,尝试着进行实际的科技创新或创业实践,最大程度地释放自我潜能,实现自我价值。

【导引案例】

服务"三农"的圆梦学子

2011年6月,张永波从扬州大学动物科学与技术学院动物科学专业毕业,2014年起自主创业,注册资本50万元,成立了农标普瑞纳启海服务部。经过多年努力,业务量在母猪阶段饲料市场上约占10%的比例,让母猪生产力明显提高,每年母猪提供断奶仔猪达23~25头,并有配套的B超服务,减少了无效生产日,提高了母猪生产率,受到了客户的普遍欢迎和好评。

在别人还懵懵懂懂,只知道为各种考试做准备的时候,张永波就已经开始思考未来如何更有价值地生存。进入大学,学校要求每位同学进行学业与职业生涯规划,国家、学校在大学生创业方面的政策给了他很大触动,他毫不犹豫地选择了创业,而且是基于畜牧业发展方向的创业,并树立了"学好专业知识,培养核心竞争力,在未来闯出一片天"的信念。张永波了解到创业必须要有知识积累、能力积累、人脉积累,便开始着手准备。在校期间,他积极参加各类学生活动,在演讲比赛等多项专业文化活动中取得优异成绩,大三时参加职业生涯规划大赛。大学舞台塑造了他坚毅的品质、热情的性格、绝佳的口才以及不错的领导能力,为其后来创业和就业奠定了坚实基础。

毕业之后,来自农村的他没有足够的资金开始自己的创业。于是,他首先选择了进入中粮肉食(天津)有限公司做饲养员,每天与饲料为伍,"伺候"着猪进食,生活简单而略显枯燥。但是,他知道必须进入第一线生产环节才能更好地了解动物生产,这也是未来发展的必由之路。2012年,他来到了温氏集团。在这里,他选择从基本的育种技术员做起。做生产计划、选育、配种、孕检,他吃的苦越多,学到的知识也越多。在温氏集团的两年里,他兢兢业业,工作认真细心,做事积极,得到了公司上下一致的好评。他也成长为养殖场的中层干部。一个很平常的星期天,在江苏启东发展的朋友打来电话劝说张永波结合自己的专业特长,一同创业,开办养殖服务部。说起启东,张永波并不陌生,他在大学就参加了学校组织的暑期社会实践,当时就对启东做了一番详尽的市场调查,当年校内职业生涯规划大赛的作品也规划在启东。此时,确实令人纠结:一边是坚持职场道路,未来的光景基本伸手可得;另一边选择创业,风险虽大,但收获也可能更大。两头都各有利弊。左思右想之下,他拨通了当年的大学辅导员老师的电话,昔日老师的鼓励重新燃起他的创业梦。于是,他连夜将当年的创业方案进一步盘整设计,拿出全部积蓄,注资50万,成立养殖服务站。

在启东海门农标普瑞纳养殖服务部创业的一年当中,酸酸甜甜的日子都尝尽了,和伙伴意见的冲突、和兄弟苦中作乐,都化成丰厚的财富与记忆。个人创业犹如点燃星星之火,最终目的是要实现星火燎原。由此,服务"三农"、支持农村畜牧发展的理想更加坚定。在创业的过程中,张永波始终没有忘记自己肩负的责任,没有忘记带领其他人解决生活困难,他时不时联系学院领导,为在校学习的学弟学妹提供实习岗位。他不但自己创业,还解决了一部分即将毕业的学生的就业问题。回顾自己的工作和创业经历,张永波深深感到,如果没有政府的政策,没有各级组织和领导的关心,没有大家的支持和帮助,他的梦想不会变成现实。他在创业中树立"诚信乃成功之本"的信念,靠勤学实干兴业,靠求实创新发展,造就了今天的事业。超越自我,挑战未来,使他成为一名创业圆梦人。

(资料来源于网络,https://swgcx. jsafc. edu. cn/info/1022/2166. htm)

(二)创新创业者的特征

无论身处何种行业,光有踏实努力和积极肯干的精神是不够的。即便是传统行业也需要创业者根据市场的变化和人们的需求情况及时进行调整,不断创新。一个没有创新意识和创新观念、不懂得带领团队创新的人是很难取得成功的。创新创业的过程不仅充满艰辛、挫折、忧虑,而且需要付出常人难以想象的努力和坚持。那么创新创业者应该具备哪些特征呢?

1. 志向坚定

创新创业需要有一个坚定的目标作为指引,而作为一名创新创业者,则需要拥有坚定的志向。如许多国际知名品牌的创始人就具有一种专注的工匠精神,愿意把事情做到极致,这就是创新创业者具有坚定志向的表现。

2. 永不言败

创新创业的过程就像跑一场马拉松,整个过程充满了不确定性,只有排除万难才能摘取成功的果实。创新创业者应永不言败,这是创业者应具备的非常重要的特征。创新创业者要相信,失败并不可怕,可怕的是丧失斗志,不敢从头再来。只要创新创业者拥有不屈不挠、持之以恒、永不放弃的决心,就会离成功更近一步。

3. 充满自信

对大多数创新创业者来说,创业并非一帆风顺,而是充满了艰辛和坎坷。但不管怎样,创新创业者必须坚信自己的产品、服务正是消费者所需要的,即使面对风险,只要进行过充分的科学研究和市场调研就应有足够的信心将创新创业进行到底。

4. 卓有远见

远见是指看到别人没有看到的机会的能力。有远见是创新创业者应具备的特征之一。通常来说,成功的创新创业者似乎总能发现一些容易被他人忽略的市场机遇,使自己的产品、服务甚至技术走在时代的前列,从而在市场中获得主动权。

除此之外,创新创业者还应该把自己的远见转化为可执行的方案,用更具说服力的个人品质和特性来吸引更多的专业人员和投资者。

5. 充满激情

激情是创新创业者愿意不断付出的基础,是支持创新创业者不断向前的内在驱动力,因此激情对创新创业者来说是极其重要的。那么,创新创业者应如何保持超越常人的激情呢?

一是要学会自我激励。在充满艰难险阻的创业路上,要想不断前进,创业者就必须学会自我激励。否则就会缺乏创业激情,也很难取得成功。

二是要懂得葆有激情。很多创新创业者往往只有"三分钟热度",但短暂的激情是远远不够的,创新创业者需要保持长久的激情。对于创新创业者来说,激情是必不可少的精神支柱。一个创新创业者无论选择什么行业,都需要持久的激情。

6. 风险意识

创新创业凭借的不是运气,而是创新创业者的胆识和谋略。创新创业像一种理性的风险投资,集融资与投资于一体,因此,创新创业者必须有一定的风险意识。这就要求创新创业者的判断一定要准确、合理,要充分考虑自身实力及承受风险的能力,还要时刻关注环境的变化,以便把创新创业风险控制在最小范围内。

7. 善于学习

创新创业者应该拥有一颗善于学习的心,仅掌握书本上的知识是远远不够的。创业者要明白:最好的课堂是社会,最好的老师是生活。因此,在生活中,创新创业者应该不断学习,保持思维的灵活性。这样才能更好地统筹大局、协调发展。

二、大学生创新创业者应具备的前提条件

【导引案例】

以生物造万物——微构工场诞生记

"以生物造万物"的合成生物学是近年来发展最为迅猛的新兴前沿交叉学科之一。得益于基因组学与系统生物学奠定的技术基础以及工程设计核心、数学工具的引入,合成生物学被认为是能带来底层变革的下一代技术。当下合成生物学多点开花,从新材料、生物医药到能源环保、火星移民等,围于实验室的研究成果正积极寻找落地场景。一项技术落地带来的便利造福了终端消费者,但推进和落地过程中的曲折和艰辛犹如负重前行人背上的沙粒,个中滋味只有当局者能体会。25 岁的兰宇轩就是负重前行人之一,他是微构工场联合创始人兼 CMO。走出"象牙塔"即"下海"创业,一年多的时间里,从企业筹备、融资、科研转化、建项、选址建厂到试产投产,挑战一个接一个。

2021 年 2 月创办的北京微构工场生物技术有限公司(以下简称"微构工场")专注于嗜盐微生物的改造和工程化应用,是清华大学科技成果转化成立的企业,也是致力于制

造生物材料和高值化合物的初创公司。公司基于"下一代工业生物技术"建立了盐单胞菌合成生物学改造的技术平台。微构工场创始人、首席科学家是清华合成与系统生物学中心主任陈国强教授,他也是国内合成生物领域的先锋人物。成立不久,微构工场便拿到红杉种子领投的近 5 000 万元天使轮融资。2022 年 1 月,公司又完成 2.5 亿元人民币 A 轮融资。这是一条与行业发展脉动相符,也注定艰难而又充满魅力的征途。

兰宇轩与陈国强教授相遇以及他们所在的微构工场团队的建立是一场学以致用探索路上的风云际会。《人民日报》在一篇对陈国强团队的报道中这样描述,"用 37 年把冷板凳坐热","在可降解的生物材料研发上摸索了 37 年的清华大学教授、合成与系统生物学中心主任陈国强,这次接近看到曙光了"。从 1994 年回国开启合成生物研究,到 2003 年开发聚羟基脂肪酸酯生产技术,2015 年实验室完成开放式发酵生产聚羟基丁酸酯,再到量产测试;从 5 吨发酵罐量产到 15 吨,再到 200 吨,微构工场是陈教授产学研道路上的又一处脚印。兰宇轩是微构工场创始团队中最年轻的一位。受家庭影响,兰宇轩很早就对生命科学产生兴趣,高考后顺理成章报考了清华大学的生命科学学院,最终以年级前三的成绩毕业。彼时在兰宇轩心里,生命科学是一门很酷的学科,但进入大学后他发现,很多研究距离真正的产业化相去甚远,并不能对现实产生直接影响。当时陈国强教授恰好一直致力于产业落地,于是他便找到陈教授,其本科论文也与陈教授的研究相关。本科毕业后,兰宇轩远赴加州大学伯克利分校深造。因为清楚自己的诉求,所以在伯克利求学时,他一半的课程是偏应用化的生物工程,另一半课程则是哈斯商学院的创业管理。在伯克利,他看到很多学术研究成果能很快落地,但国内好的研究只能止步于实验室。他意识到,国内生命科学赛道不缺人才,但能够把基础科学与产业连接的人才十分稀缺。于是,取得硕士学位后,当他收到陈国强教授的创业邀请时,一切都发生得自然而然。2021 年微构工厂落地时,兰宇轩还没满 24 周岁,他在团队的定位是负责产品、市场和商务合作的事务。

(资料来源于网络,https://www.forbeschina.com/innovation/62338)

(一)大学生创新创业者应具备的条件

创新创业是对自己拥有的资源或通过努力能够拥有的资源进行优化整合,从而创造出更大科技、经济或社会价值的过程。创新创业是极具挑战性的社会活动,是对大学生创新创业者自身智慧、能力、气魄、胆识的全方位考验。当代大学生要想获得创新创业的成功,必须具备基本的创新创业素质。因此,大学生创业时若想少走弯路,就至少应该具备以下内在层面和外在层面的前提条件。

1. 内在层面的前提条件

(1)优良的思想政治素质。大学生思想政治教育工作是培养学生政治素养和人文素质的主阵地、主课堂、主渠道,对学生的世界观、人生观、价值观的形成影响深远,意义重大。创新创业教育是培养学生的创新精神、创业意识以及创新创业能力的一门课程,作为高校育人课程中的一个重要组成部分,是推动落实创新型国家人才发展战略实施的重要环节,因此应在课程教学中融入更多思政元素。立德树人是教育的根本任务,高校创新创业教育要与思想政治教育同向同行,形成协同效应,将两者更好地融合发展。一方面加强思想引领,突出思想政治教育,另一方面彰显出创新创业教育的专业性和实效性,将大学生培养成符合时代发展需求的高素质人才。

(2) 健康的心理素质。党的十八大报告提出了"鼓励多渠道形式的就业,以创业带动就业,实施创新驱动发展战略,改善创业环境,推动大众创业、万众创新"的号召。大学生作为创新创业队伍的主力军,其创新创业能力的高低基本决定了创业的成功率。而心理素质是大学生创新创业的关键能力,对创新创业活动起着潜移默化的影响,对创业的成功与否起着关键的作用。因此,培养和提升大学生的心理素质,不仅可以促进大学生全面自由发展,还可以增强大学生的创新创业能力,提高大学生创新创业的成功率。

心理素质是在先天遗传基础上,受后天教育与环境以及个人实际经历和训练的影响而逐渐形成的性格品质和综合心理能力。良好的心理素质应该包括健康的心态、较强的心理适应能力、积极强烈的内在动机、良好的性格以及恰当的行为表现能力等。大学生创业心理素质是指大学生在创业实践过程中所表现出来的相对稳定的心理特征,包括大学生的性格、能力和思维模式等。大学生创业心理素质主要包括创业意识、创业能力、创业个性以及创业意志等方面。

(3) 健全的人格道德素质。开展创新创业教育必须以对创新创业人才的人格特质、道德素质和核心关键能力的清晰认识为前提。创新创业人才普遍具有创造性人格特质,形成了以自信心、责任心、冒险意识、合作意识、市场意识、风险意识和抗挫折性为核心的心理素质。大学生在从事工作的过程中,应当树立正确的职业观念和职业态度。职业态度不仅能体现大学生在从业过程中的生活工作状况,而且能揭示大学生对于工作的主观看法。在许多时候,大学生从业的工作积极性和工作完成质量取决于其职业价值观念,如果大学生热爱所从事的职业,对工作保持积极向上的态度,那么其工作的完成质量就会大大提升;反之,其工作效率就会相对低下,完成情况也不尽如人意。尤其与大众生命健康安全相关的行业(如食品、药品、消防等)的从业人员,更应具备健全的人格道德素质。大学生的职业道德素质的培养非一朝一夕之事,需要其在长期学习和工作中不断坚持。

(4) 专业知识文化素质。坚实的专业知识文化功底是对劳动者素质的最基本要求,也是对高校学生培养的最基本要求。高校对学生专业知识文化素质的培养切忌好高骛远,忽视专业基础知识的教学。要教育学生不怕苦、不怕累,刻苦学习专业基础知识,扎实打好专业基础知识的功底。在教育教学中,还要不断地培养学生的自学能力。只有提高自学能力,才能在工作中不断学习和更新知识,以适应新时期经济发展转型的要求。"无法被轻易复制"的专业领域知识是大学生创业者所需要高度重视的核心储备。大学生在创业前要做好充分的知识储备准备,例如,利用在企业实习的机会来积累相关的管理和营销经验,或者参加创业培训积累创业知识,从而提高创业成功的概率。

2. 外在层面的前提条件

(1) 适宜的发展生态环境。无论国际形势还是国内政策都在不断变化,这种变化可能会带来机会,也可能会带来风险。因此,创业者要培养全球化的意识,学会从宏观的角度分析问题,这样才有利于抓住机会、避开风险。

(2)良好的行业氛围。靠拢资源节约型、环境友好型的社会新发展方向,迎合新能源、新材料、生物医药等战略型产业,技术与兴趣融合,擅长技术创新,这是大学生创业的特色。一些投资者正是看中了大学生所掌握的先进技术,才愿意出资赞助。因此,打算在高科技领域创业的大学生一定要重视技术创新,努力开发出拥有自主知识产权的产品,这样才能吸引更多的投资者。

(3)足量的启动资金准备。在选择好创新创业项目之后,就需要考虑资金的问题了。如果缺少创新创业资金,再好的创意也难以转化为现实的生产力。因此,解决资金问题是大学生创业的关键。当然,创业者在尝试获取资金前,首先要明确自己需要的资金数额以及获取资金的途径等问题。

(4)合理的人力资源市场。能力是创业者成功的条件之一,其中最为重要的是获取人力资源和人脉资源的能力,即构建社会资源的能力。要尽快实现科技成果产业转化和创新理念成品落地,就必须要有各种层次的人员共同参与其中。这就包括了技术人才支撑和基本的劳动力支持。在大学生走向社会后,如果能在最短时间内建立属于自己的人脉关系,将非常有利于创业事业的开展。

(5)个人魅力。创业者的个人魅力不仅可以凝聚人心、鼓舞士气,让员工乐意和自己一起工作,而且可以给合作伙伴留下良好的印象。创业者的个人魅力主要体现在四个方面:讲信誉,言必信,行必果;善于倾听,会赞美他人;胸襟开阔,勇于承担责任;在擅长领域中有一定的眼界。

三、大学生创新创业优势分析

随着大学毕业生以及高学历人才的增多,当代大学生面临着就业难的问题。金融危机使本已严峻的大学生就业形势愈趋复杂,雪上加霜。大学生就业形势日益严峻,促使现今社会关注的焦点转移到大学生的创业问题上来,而大学生作为相对独立的创新创业群体,也是我国创新创业的主力军之一。大学生创新创业的优势都有哪些呢?

(一)专门政策扶持优势

首先,大学生创业具有一定的政策优势,很多地方政府为了鼓励大学生创新创业和留住人才,相继出台了注册、存款、税费、培训等方面的优惠政策。大学生创业者可享受各地各高校对自主创业学生实行的持续帮扶、全程指导、一站式服务。地方、高校两级信息服务平台可以为他们提供国家政策、市场动向等信息。除此之外,各地在充分发挥各类创业孵化基地作用的基础上,还因地制宜地创建了大学生创业孵化基地,并提供相关培训、指导服务等。随着创业环境的改善,除了政府之外,许多投资机构也开始关注大学生创新创业。在这样的社会背景下,准备创新创业的大学生一定要先了解清楚当地的创新创业政策,做好充分的准备。

（二）专属"双创"教育优势

在校大学生已经接受过十多年的基础教育，有相对完善的基础知识和人格，并且具有较高的知识水平，是一个集知识、智力和活力三者于一身的群体，他们在创业创业实践中具有较强的专业本领，运用互联网技术能力强，能够在互联网络上搜寻到许多信息。因此，知识资源成了大学生创业的最大优势。大学生创业者可享受创新、创业教育资源，参加面向全体学生开设的研究方法、学科前沿、创业基础等方面的必修课和选修课，同时还可以免费学习各高校资源共享的慕课、视频公开课等在线开放课程。另外，大学生创业者还可享受各地区、各高校实施的系列"卓越计划"、科教结合协同育人行动计划等提供的资源，并且能参加跨学科专业开设的交叉课程、创新创业教育实验班等。

大学生创业者可享受各高校建立的自主创业大学生创新创业学分累计与转换制度。教育部新修订的《普通高等学校学生管理规定》的第十七条中规定，学生有参加创新创业、社会实践等活动以及发表论文、获得专利授权等与专业学习、学业要求相关的经历、成果，可以折算为学分，计入学业成绩。学校应当鼓励、支持和指导学生参加社会实践、创新创业活动，可以建立创新创业档案、设置创新创业学分。

（三）专属年龄语境优势

大学生是最具创新精神的人群之一。大学生往往对未来充满希望，他们有着年轻的血液、蓬勃的朝气。刚进入社会的大学生勇于拼搏，无太重负担，具有较强的社会适应能力；决心较强，对自己认准的事物会有激情去体验。不畏艰难一路向前，不后退惧怕失败的后果，这是大学生在创业路上最大的优势，只有拥有这样的心态，才有可能创业成功。

（四）专业知识和智力优势

大学生具有较高的知识水平，是一个集知识、智力和活力三者于一身的优秀群体，他们享受了专业领域的分工，具有较强的专业能力，因此，知识资源（如医药学和农业食品专业知识和技能）成了大学生创业的最大优势。大学生领悟力强，自主学习知识的本领强，善于接受新事物，思路活跃，创意新颖，能将所学的知识很快内化为本领，外化为发明。具有创意就意味着创新，创新能力来源于创造性思维，一个成功的创业者一定具有独立性、求异性、想象性、新颖性、灵感性、敏锐性等人格特质。因此，创意能力影响着创业实践的特质，是促使创新创业实践活动顺利进行的首要条件，主要包括在专业、经营管理等方面的创意。

（五）学校和校友优势

大学生创业者可享受学校面向全体学生开放的大学科技园、创业园、创业孵化基地等科技创新资源和各类实验室、教学仪器设备等实验教学资源，还可以参加全国大学生创新创业大赛、全国高职院校技能大赛，以及加入高校学生成立的创新创业协会、创业俱乐部等社团。高校校友作为一种非常重要的人力资源，不仅能助力学校的发展和建设，对在校生的职业生涯教育也起着至关重要的作用。校友资源可以说是高校所拥有的独特资源，具有一定的归属性特征。这主要是由于校友在学校学习生活的过程中会对母校产生一种非常深厚的感情，自然会产生归属感。然而，正是这种归属感使得校友资源变为高校和大学生特有的财富。可以说，这种具有校本性的校友资源既是学校的人力资源，也是一种独具特色的资源。

四、大学生创新创业劣势分析

（一）资金规模偏小，融资难度偏大

首先，很多创业者，特别是缺乏社会经验的大学生创业者，对"互联网+"创新创业的残酷性往往没有充分的认识和准备。创业公司存续期短、创业成功率偏低向来都是无法回避的现实。从欧美调查数据来看，50%以上的创业公司存活时间不足5年。"互联网+"虽然降低了创新创业门槛，但比起传统的创新创业，"互联网+"创新创业更具残酷性。根植于移动互联网之上的各种新业态、新模式，其网络特性带来的先发优势和用户黏性，更容易形成行业垄断（或寡头垄断）局面。在细分领域中，经常出现行业第一和第二之间的竞争进入胶着和白热化后，行业第三应声倒下的案例。其次，创业者容易过分追求"互联网+"概念的炒作，追求形式上的创新，而忽略创新的本质，忽略核心技术、产品质量、服务品质的提升。

常言道："巧妇难为无米之炊。"即使拥有市场前景良好的技术资源，如果没有适量的资本投入，也是很难打开创业局面的。合伙众筹、亲友支持是大学生创业最为熟知的启动资金筹措渠道，采用小额银行贷款、民间借贷、天使融资等渠道的大学生创业者占比仍然较低，其中的主要原因：一是相比其他社会创业者，"大学生"身份的创业角色更难获取投资方的信任。二是融资形式匹配度不高。小额担保贷款额度低、期限短，难以持续支撑创业发展；大额借款利率压力大，盈利周期和回报率要求高，初创型创业者难以承担对应责任。三是选择的创业项目竞争激烈。服务业是大学生创业首选的领域。近年来，大学生自主创业最为集中的行业依次为中小学教辅、互联网、综合餐饮等，但这些行业市场饱和度高，竞争比较激烈，大学生创业者又缺乏社会经验，很容易在激烈的市场竞争中败下阵来。

（二）实战经验不足，存在先天短板

史玉柱曾说："创业者应该少去听一些成功人士的经验报告，相反多看看创业失败者的经验会更有收获。"获取专业知识是大学生求学生涯的主旋律。尽管各高校逐渐重视学生在校期间的创新创业教育培训活动和项目锻炼，与过往相比，通过开设专题讲座、进行典型人物及事例宣传、开展大学生创新训练计划项目、举办创业训练营等各种形式，为广大大学生创业践行者们提供了试错、成长的机会。但是，受时间、空间和学识的限制，大学生创业者想要积累足够的实战经验，以便在今后的创业阶段能够从容应对各种困

难,仅仅依靠校园内部或者仅针对大学生的创业项目、科创类赛事进行实践和历练,显然远远不够。

(三)人脉和心理素质不足

大学生创业者在创业前长时间生活在校园里,与社会接触较少,缺乏社交经验,导致其社会人脉资源比较薄弱,因此,在业务拓展方面的能力欠缺,心理特质和能力水平能力储备不足。很多大学生创业者仅凭一腔热血开始创业,但缺乏相应的能力储备,包括专业知识、基本技能、管理能力、心理承受力等方面。对外部环境的敏感度不够,对社会的认知不全面,抗打击能力不强,这些都是导致大学生创业失败的原因。

(四)传统高等高校创业教育不足

受传统高等教育体制的影响,部分高校的大学生创业教育仅限于思想上的引导和精神上的鼓励。从学生的思想认知来看,由于缺乏必要的心理准备和文化环境上的支持,学生的观念难以从传统的就业观转变为创业观;从高等教育的方法来看,绝大多数高校的创业教育尚处于起步阶段,缺乏统一的标准,师资队伍也缺乏创业经历和实践能力,所以创业教育质量难以保证。

五、大学生创新创业前期准备

在明确了自己的特点、能力之后,大学生创业者还需要制订有针对性的策略,明确优势和劣势,规避潜在的风险,明确自己应该怎样做才能取得成功,具体可以从以下几个方面入手。

(一)找准目标并拉近距离

大学生创业者要想创业成功,首先要转变自己的心态,要以企业家的标准来要求自己,使自己逐渐具备企业家应有的魄力、思维模式、洞察力及分析处理事务的能力。另外,大学生创业者还应该将自己目前的状态和将来想要达到的目标进行比较,明确二者之间的差距,将差距转化为动力,并通过不断学习和积累经验慢慢缩小差距。

(二)建立良好的人脉关系

人脉代表了创业者构建的人际网络或社会网络,良好的人脉关系可以帮助创业者减少创业过程中的阻力。因此,人脉是创业过程中非常重要的资源。下面就介绍一些大学生拓展人脉资源的途径:①加入大学生社团组织。加入大学生社团组织不仅可以能锻炼自己的综合能力,还能结交一些有能力的学生和老师,从而积攒人脉资源,为今后的创业打下基础。②积极参加志愿者活动。大学生可以利用课余时间多参加一些志愿者活动,这样就可以结识一些社会中的朋友,从而培养自己的人际交往能力。③参加竞技比赛。大学生应多参加一些校内外的竞技比赛。这是认识新朋友的大好时机,也是展现自我的机会,还能认识很多志同道合的人,这样人脉圈就会越来越大。④从事兼职工作。越来越多的大学生利用寒暑假兼职,不仅可以赚取零花钱,还能早些融入社会,锻炼自己为人处世的能力,同时可以结交到更多的朋友,充实生活。大学生从事兼职工作对其快速成长和扩充人脉也是非常有利的。

(三)做好创新创业前的心理准备

大学生创业者在进行创新创业前应该有充分的心理准备,不要因后期的压力或挫折就半途而废;要有坚定的信心,不畏惧创业过程中遇到的任何困难,用坚韧的毅力和不懈的努力来战胜各种挫折。

第二节 大学生创新创业类型、风险及流程

【导引案例】

橄榄枝生物科技创业团队

橄榄枝生物科技创业团队三名核心成员皆为南京大学化学化工学院优秀研究生。王鹏本科、硕士研究生均就读于南京大学化学化工学院,曾担任化院第八届研究生会主席,除完成学生干部工作外,还取得了突出的科研成果。他在攻读硕士研究生期间加入了生命分析化学国家重点实验室,在国际知名期刊发表高影响因子SCI论文5篇。先后获得南京大学研究生优秀奖学金、"蒋雯若奖学金",并以院系第一的排名获得研究生国家奖学金。而王丹亮和袁刚则有着丰富的生产实践知识和很强的市场拓展能力。三人在不同领域的特长与优势构成团队强而有力的"铁三角"。三人创业的契机源于学生时代一次实验中的意外现象。通过这次实验,他们掌握了利用量子限域效应控制光电子传导的方法,结合光电子捕捉技术,制得了"可控光痕捕捉材料"。作为南京大学优秀研究生,他们放弃了中化集团等国内知名企业的工作机会和优厚待遇,决定充分利用国家号召大学生创业的大好机会,用自己的双手实现梦想、贡献社会,携手走上了创业的道路。2014年初,该团队参加了南京大学专门为创业学生量身定做的"创业英才计划",创立了南京橄榄枝生物科技有限公司。

项目开展之初,团队投入大量的时间和精力专注于科研开发,为公司的后续发展蓄力。通过高效密集的研发攻关,公司已独立掌握了从基因层面修复衰老皮肤、防止紫外线自由基对皮肤造成损伤的领先技术。这一技术已应用于新型基因修护手工香皂开发,让消费者在感受手工制品的细腻奢华的同时,第一时间享受科技进步带来的成果。橄榄枝生物科技创业团队相信,影响消费者选择美妆品牌的因素除了对惯有品牌的忠诚度,

产品质量是最重要的一环。他们认为,我国消费者对本地品牌的不信任首要还是源于化妆品的品质缺乏保证,解决了这一问题,消费者自然会以国内品牌为首选。南京橄榄枝生物科技有限公司在成立之初便明确市场定位,将目标客户定位为 25～35 岁的白领女性,这批人是女性中使用护肤品和化妆品较为频繁的人群。明确的市场定位配合适当的营销策略,使得公司在销售的第一年就实现盈利,完成了公司的初步计划。

南京橄榄枝生物科技有限公司通过一年的持续投入,已先后申请国家发明专利 6 项。公司创立第一年就实现了主营业务收入 18 万元,立志在未来数年为社会提供更多的劳动岗位,做出应有的贡献,带来更大的社会效益。让中国人首先享受科技发展所带来的福音一直是橄榄枝生物科技创业团队共同的愿景,他们将为此奋斗终生,用双手实现梦想。该项目获南京大学第一届大学生创业计划竞赛特等奖、南京市优秀大学生创业项目特等奖、江苏省优秀大学生创业项目等荣誉。团队已成立南京橄榄枝生物科技有限公司,现阶段主要从事手工皂等化妆品的研发、生产及销售,致力于将尖端纳米技术和分子生物学相结合,打造高端日用品,用中国人自己的技术,让消费者在第一时间得到实惠。

(资料来源于网络,https://ndsc. nju. edu. cn/69/e1/c11250a223713/pagem. htm)

市场充满了风险,创业更是如此。对于大学生创业者来说,在创业的路上风险如影随形。因此,直面风险非常有必要。下面将首先介绍大学生创新创业的相关政策以及适合大学生的创业模式,然后介绍大学生创业过程中可能会遇到的风险和创业风险的规避方法等。随着经济的不断发展,大学生创业者的人数也在逐年增加。然而对于刚毕业的大学生而言,创业并不是轻而易举的事情。下面将对大学生创业的创业类型、风险及流程进行分析,帮助大学生少走弯路,提高其创业成功的概率。

一、大学生常见的创新创业类型

选择适合自己的创新创业模式是创新创业成功的关键之一。创新创业的路径很多,创业者需要准确判断自身的优势和劣势,选择适合自己的创新创业模式,以化解创新创业过程中遇到的不利因素。适合大学生的创新创业模式主要有以下几种。

(一)小微企业

小微企业是小型企业、微型企业、家庭作坊式企业、个体工商户的统称。大学生创业多数属于"白手起家",其创业是从无到有的过程,必须先学习经验,积累起动资金,从小微企业做起。创业者必须具备超强的耐受力。小微企业的创业模式要想成功,应当具备四个基础条件:广泛的社会关系、好的项目或产品、良好的信誉和人品、吃苦耐劳的精神。

(二)概念创业

概念创业是指凭借创意、点子或想法进行创业。概念创业只有标新立异才能抢占市场先机,吸引投资者的眼球。概念创业适合具有强烈创新意识但缺乏资源的大学生创业者,他们可以通过独特的创意来获得包括资金、人才等方面的多种资源。

(三)加盟创业

加盟创业是采用加盟的方式进行创业,一般方式是加盟开店。调查资料显示加盟创业成功的概率较高,在相同的经营领域,加盟创业的成功率远高于个人创业的成功率。加盟创业的关键是选择加盟商。因为加盟创业并不是采用创业者自己的产品、品牌和经营模式来创业,而是借助和复制别人的产品和经营模式,所以加盟商的质量好坏直接决定了创业者的创业前景。一般来说,选择加盟商可以从行业和品牌等方面进行考虑。

(四)网络创新创业

当代大学生的创业意愿持续高涨,近九成大学生考虑过创业,其中 26% 的大学生有强烈或较强的创业意愿。大学生创业主要聚焦消费电商、餐饮住宿领域,而创新创业的驱动力是"为了追求自由的工作生活方式"。网络创业就是通过网络来进行创业,是目前较为流行的一种创业方式,主要包括网上开店与网上加盟,通常适合技术人员、大学生和上班族。随着互联网技术的发展,网络创业门槛大大降低,越来越多的人选择了以网上开店或微商加盟的方式来创业。这种方式前期投入少、创业成本低,这也是大部分人选择网络创业的原因。进行网络创业需要注意货源的选择。网上开店的目的是盈利,而寻找物美价廉的货源能帮助创业者节约成本。一般可以在创业者所在地的批发市场或批发网站上寻找货源。这两个地方的商品货源充足,品种、数量也多,创业者有较大的选择余地。关于服务和售后,不管是实体店还是网店,服务态度都是十分重要的。与实体店不同的是,网上开店不能和客户面对面地交流,因此要特别注意网上服务的技巧,不能让客户感受到不耐烦,不能怠慢客户,以免造成客户流失。对于物流的选择,货物运输是网上开店的一个重要环节,要在最短时间内保证客户拿到产品并且保证产品完好无损,这要求创业者找一家信誉好、价格合适的物流公司。

(五)团队创新创业及大赛创新创业

团队创新创业是指由能力互补或有共同兴趣的成员组成团队而进行的创业。团队创业成功的概率远高于个人独自创业。一个具有研发、技术、市场、融资等方面优势的互补型创业团队是创业成功的法宝,对高科技创业企业而言尤其如此。大赛创新创业是指利用各种商业创业大赛获得资金支持而进行的创业。因此,创新创业大赛被比喻为创新创业孵化器。创新创业大赛不仅为大学生创业者提供了平台,还为其提供了锻炼能力、转变思想观念的宝贵机会。通过创新创业大赛,大学生创新创业者可熟悉创业的流程,积累创业经验,储备与创业相关的知识。

(六)兼职创业

兼职创业是指大学生或在职人员在学习或工作之余进行创业,如培训师可以做兼职家教或培训顾问,会计可兼职代理做账等。一般来说,兼职创业最好选择自己熟悉的专业领域。

二、大学生创新创业风险分析

创业风险通常指创业者在创业中面临的风险,即创业环境的不确定性,创业机会与创业企业的复杂性,创业者、创业团队和创业投资者的能力与实力的有限性等导致创业活动偏离预期目标的可能性及其后果。对经验、能力、资金等各方面都相对不足的大学生创业者来说,其所面临的创业风险主要体现在以下六个方面。

(一)项目选择风险

目前,大学生创业者选择的创业项目主要集中在高科技领域和智力服务领域。此外,快餐、零售等连锁店加盟也是大学生创业者青睐的创业项目。大学生创业者在创业初期,如果忽略前期的市场调研工作,仅凭自己的兴趣和想象,不结合市场的资源状况就做决定,那么想创业成功是很难的。

(二)专业技能不足风险

很多大学生创业者缺乏创业必备的知识和能力,没有充分了解创业的相关政策法规,也缺少在相关企业工作、实践的经历且缺乏一些专业技能,所以应对市场变化的能力不足,增大了创业风险。

(三)对市场和竞争对手了解不足的风险

任何行业都存在竞争,任何创业团队都有竞争对手。大学生创业者应对市场环境和竞争对手进行充分的调研,了解自身的优势和劣势,明确自身的竞争力。有些看似很好的产品,消费者反应却很冷淡;有些品质一般的产品却由于竞争对手不多而受到消费者追捧。由此可见,如果大学生创业者没有充分了解市场和竞争对手,那么就很难保证所推出产品的销量,从而会加大风险。

(四)资源风险

由于缺乏社会生活经验,大学生的社会资源相对较少,尽管有老师和同学的帮助以及政府、创业机构的支持,但这些帮助和支持对大学生创业企业的持续经营来说还是不够的。因此,资源匮乏也会加大大学生创业的风险。

(五)管理风险

部分大学生创业者虽然接受过创业方面的相关培训,但大多停留于理论层面,所以很容易陷入经营理念淡薄、产品营销方式单一等误区。多数大学生创业者缺乏企业管理方面的经验,处理不好与员工的关系,导致团队凝聚力不强,从而增大了管理风险。

（六）财务风险

大学生创业者的创业资金主要来源于家庭支持、银行贷款、风险投资等渠道。除家庭支持外，从其他资金来源渠道获得资金都需要一定的资质和担保，这对刚进行创业的大学生创业者而言是非常困难的。同时，大学生创业者普遍缺乏财务管理意识和专业财务知识，在账务管理上容易出问题。因此，财务风险是创业初期的绊脚石。

三、规避大学生创新创业风险

虽然创业过程中的风险是难以预测的，但是大学生创业者仍然可以采用科学的方法，对不同类型的风险制订不同的防范措施，尽可能降低风险。

（一）应对市场变化风险

不论是企业还是企业的产品，都需要面对变幻莫测的市场。面对市场的变化，大学生创业者可以采取以下措施来应对：①进行有效的市场调查。只有进行有效的市场调查和分析，才能了解消费者的需求。这是保证产品或服务有市场需求的较为可行的办法。市场调查不仅包括对项目创意的调查，还应该贯穿产品研发和试制过程的始终。调查结果将成为可信赖的标准，切实指导产品的开发和改进。②成为新领域的先锋。新技术、新产品不仅可以适应消费者需求，满足其需要，还能够发掘新的市场需求，动态地改变消费者的偏好。成为新领域的先锋，可以让大学生创业者由被动适应变为主动引领。③建立踏实高效的团队。仅有好的创意、好的机会还不够，在新产品、新技术实现和推广的过程中，特别是产品进入市场后的追踪服务环节，有一个踏实高效的团队是非常重要的。因此，只有建立踏实肯干、善于学习且能够主动适应市场的团队，才能将新产品的营销推广真正落到实处，将企业的理念贯彻到底。

（二）应对管理风险

大学生创业企业的管理团队一般偏年轻化。由于是刚刚组建的，彼此缺乏默契，再加上管理经验不足，又要在短时间内完成新技术、新产品的研发和推广，所以可能会出现很多的管理问题，大学生创业者必须积极采取措施应对。

对于管理团队年轻化的问题，在公司起步阶段，大学生创业者可以考虑与风险投资公司或孵化公司合作，邀请有经验的人员参与经营管理，也可以多聘用各方面的专业人才。这样可以利用有经验的专业人才带动整个组织及管理团队的成长和进步。企业内部的团队精神是企业最终成功的要诀之一。面对日益激烈的市场竞争，企业更应该注重团队人才的培养，塑造符合自身发展目标的企业文化。

（三）应对资金风险

资金是企业运营的关键因素之一，大学生创业者在面对资金风险时，应主动采取措施。同时，大学生创业者要学会通过观察、内部调控的方式从容应对资金风险，并争取将风险变为机遇，占领市场先机。

四、大学生创新创业的一般流程

虽然创业的道路充满曲折和艰辛，但是掌握创业的一般流程可帮助大学生创业者提升创业成功率。大学生创业流程一般包括以下五步。

1. 选择创业项目。选择合适的创业项目是创业成功的基础。因此，大学生创业者必须秉持严谨的态度，结合自身的情况对行业进行细致分析，从而选择一个适合自己的创业项目。

2. 制订商业计划。经过周密思考，制订一个较为全面的企业经营计划与实施计划。

3. 分析可行性。对将要从事的行业进行调研，分析商业计划的可行性，在条件允许的前提下，还可以邀请专业人士参与可行性论证。

4. 整合资源。寻求资金来源，组建创业团队，确定合作原则。

5. 成立公司。确定公司类别、名称、经营范围和组织机构后，准备启动运营。

要成立一个企业，需要办理各种手续，如认缴登记、办理营业执照等。只有完善了全部手续，才能成立一个合法的企业。

（1）选择企业的组织形式

创业企业的组织形式不同，对大学生创业者的要求也不同。企业是指依法设立的、以营利为目的、从事商品的生产经营和服务活动的独立核算经济组织。现代企业的组织形式，按照财产的组织形式和所承担的法律责任的不同，通常可以划分为个人独资企业、合伙企业和公司企业三种。下面分别进行介绍。

①个人独资企业。个人独资企业简称独资企业，是指个人出资经营、归个人所有和控制、由个人承担经营风险和享有全部经营收益的企业。独资企业是一种很古老的企业组织形式，至今仍被广泛运用，主要盛行于零售业、手工业、服务业和家庭作坊等。

②合伙企业。合伙企业是指由两个或两个以上的自然人通过订立合伙协议、共同出资经营、共负盈亏、共担风险的企业组织形式。

③公司企业。公司企业又可以分为有限责任公司和股份有限公司两类。

a. 有限责任公司。有限责任公司又称为有限公司，是指由符合法律规定的股东出资组建，每个股东以其所认缴的出资额为限对公司承担有限责任，公司法人以其全部资产对公司债务承担全部责任的经济组织。

b. 股份有限公司。股份有限公司是指公司注册资本由等额股份构成，并通过发行股票筹集资本的公司，股东以其认购的股份为限对公司承担责任。设立股份有限公司，应当有 2 人以上 200 人以下的发起人。股份有限公司注册资本的最低限额为 500 万元。

（2）成立创业企业的流程

成立创业企业的第一步是工商注册。一般来说，工商注册的流程包括企业核名、提交材料、领取营业执照、刻章等。完成注册后，想要开始正式经营，还需要办理银行开户、税务报到等事项。具体流程如下。

①工商注册。一般来说，新办企业工商注册的流程为核准名称→提交材料→领取营业执照→刻章等，具体内容如下。

第一步：核准名称（1～3个工作日）

确定公司类型、注册资本、名称、股东及出资比例后，到工商部门现场或线上提交核名申请。

第二步：提交材料（5～15个工作日）

核名申请通过后，确认地址信息、经营范围、高管信息，在线提交预审申请。在线预审通过后，按照预约时间去工商部门递交申请材料。

第三步：领取营业执照（预约当天）

携带准予设立登记通知书、办理人身份证原件，到工商部门领取营业执照正本和副本。

第四步：刻章等事项（1～2个工作日）

凭借营业执照到公安局指定刻章点刻制公司公章、财务专用章、合同专用章、法定代表人名章、发票专用章等。

需注意的是，印章具有法律效力，不能随意刻制。新成立的企业申请刻制企业相关印章时，须持营业执照副本原件、营业执照副本复印件和企业法定代表人（或负责人等）身份证复印件各1份，以及由企业出具的刻章证明、法定代表人授权委托书，到公安局指定的刻章点刻章。对一般企业来说，刻制公司公章、财务专用章、合同专用章和法定代表人名章即可。

a. 公司公章。公司公章在公司所有印章中具有最高的效力。不管是对内还是对外，它都代表着公司法定代表人的意志。使用公司公章的情形包括代表公司对外签订合同、收发信函、开具公司证明等。

b. 合同专用章。合同专用章是公司对外签订合同时使用的。签订的合同必须盖有合同专用章才能生效，其意味着公司享受由此合同产生的权利并承担相应的义务。一般情况下，公司公章可以代替合同专用章。

c. 财务专用章。财务专用章的用途比较专业化，一般只针对企业会计核算和银行结算业务。

d. 法定代表人名章。法定代表人名章就是公司法定代表人的个人用章，它对外具备一定的法律效力，可以在签订合同、出示委托书文件等时使用。

②税务报到。多证合一后，税务登记证被合并到营业执照中，因此不需要再办理税务登记证了。但是企业在成功办理营业执照之后还是需要进行税务报到的。现在国税和地税已经合并，因此，在税务局就可以办完税务报到相关的全部业务，非常方便。相关事宜如下。

a. 税种核定。新企业在取得营业执照之日起1个月内要到税务局与分管自己企业的税务专员核定企业的税种。税种核定所需的资料包括营业执照、法人身份证原件和复印件、财务负责人财务上岗证和身份证复印件、办税人员办税员证和身份证复印件、印花税购票凭证、账册、经营地租赁协议、银行账号等。

　　b. 申请税控及发票。如果企业要开发票,需要在税务专管员核定好税种后,到税务局的办税大厅申请一般纳税人,然后签订一个三方协议,并申办税控器,参加税控使用培训,核定申请发票。完成申请后,企业就可以自行开具发票了。

　　③开立银行账户。大学生创业者要成立一家企业,往往需要通过银行账户来进行资金周转和结算,因此需要了解如何办理银行开户、销户等手续。按照国家现金管理和结算制度的规定,办理银行开户手续需要填制开户申请书并提供有关证明文件。开立不同的账户,所需材料也不同,具体如下。

- 基本存款账户:当地工商管理部门核发的企业法人执照或营业执照正本。
- 一般存款账户:基本存款账户的开户人同意其独立核算单位开户的证明。
- 临时存款账户:当地工商管理部门核发的临时执照。
- 专用存款账户:有关部门批准的文件。

当开户人出现下列情形之一时,应该向开户银行提出撤销银行结算账户的申请。

- 被撤并、解散、宣告破产或关闭。
- 注销、被吊销营业执照。
- 因迁址需要变更开户银行。
- 其他原因需要撤销银行结算账户。

　　开户人撤销银行结算账户时,应与银行核对账户余额,经银行审查同意后方可办理销户手续。销户时,企业应交回剩余的重要空白凭证和开户许可证副本。另外,撤销银行结算账户的方法为:先撤销一般存款账户、专用存款账户、临时存款账户,将上述账户资金转入基本存款账户后,才能办理基本存款账户撤销。

【本章小结】

　　大学生是最具创新和创业潜力的群体之一,是大众创业、万众创业的主力军。对当代大学生来说,创新创业是一条光明之路、希望之路。现代大学生创新创业应该具有内在层面和外在层面的前提条件,要逐步树立创新创业形式多样化的观念,突出并利用好大学生专有的创新创业优势,规避大学生创新创业的潜在风险。高校和社会在大学生自我创业中所起的作用和所能提供的服务是多方面的,包括创业指导、资金落实、客户联络、社会沟通等。高校作为创新创业教育的前沿阵地,应该积极发挥先行者和践行者的示范作用,不断强化新时代大学生创新创业教育,提升人力资源素质,促进大学生全面发展,实现大学生更加充分、更高质量的就业。高校应坚持把创新创业教育摆在重要位置,统筹协调推进创新创业教育与德育、智育、体育、美育、劳育全面发展,承担好"为党育人、为国育才"的神圣使命,办好人民满意的大学生创新创业教育,为国家深入实施创新驱动发展战略提供重要人才支撑。

【拓展资源】

书籍：
霍洛维茨. 创业维艰[M]. 北京：中信出版社，2015.
电影：
《当幸福来敲门》，美国。导演：加布里尔·穆奇诺。

【课后训练】

1. 与小组成员一起寻找感兴趣的大学生创新创业思维案例，谈谈他们成功的原因和对你的启发。

2. 结合课上内容，选择大学生创新创业失败案例，小组分析其失败原因，包括面临的创业风险和认知误区等等。

3. 利用常见的搜索引擎，检索并仔细研究所在学校或感兴趣的省、市、区等不同级政府的创新创业优惠政策。

第六章　药学生创新创业思维概述

【学习目标】
1. 了解思维概念和思维过程，认知创新创业思维；
2. 熟悉创新创业思维经典模式；
3. 能够运用相关思维开展创新创业实践。

第一节　认识创新创业思维

思维是人类认识世界、改造世界的最重要的能动力量。人们会分辨对错，会进行评价、调控乃至于做出决断，这些行为、活动无一不是通过思维来进行的。换言之，人是需要经过思维才能形成理性认知的。所以人的一切活动都建立在思维活动的基础之上，创意、创新、创业、创造均不例外。正所谓："授人以鱼，不如授人以渔。"因而，在学习创新创业思维前，有必要先对思维进行一定的引导。

一、思维

（一）概念

思维是高级生物的大脑对客观事物的本质和事物之间内在联系的规律性做出概括与间接的能动反映。思维受知识经验、生活方式、习惯、情感、性格、兴趣、心理素质和技能等因素影响，通过空间结构思维和时间逻辑思维两种基本形式得以实现。

不同学科之间，由于研究对象、侧重和性质各异，对思维的学术释义存在着一定差别，比如：

心理学方面,将思维与感知觉都归属为人脑对客观现实的反映。相对于感知觉的外部感性认识而言,思维更趋向于理性认知,强调对某类事物共有的、本质属性的内在联系的反映。

逻辑学相对侧重思维形态角度,将思维视为特定认识活动,通过概念、命题、推理来对事物本质属性和内在联系进行抽象概括和间接反映。

哲学层面则强调思维是主体行为,即意识主体发现客体对自己有所影响后,为了获取处置客体的意识,做好消除客体影响的准备工作,思维组织在生存意识的主导和思维意识的指挥下,对感知组织获得的信息进行分析处理的行为。

无论思维的概念如何变化,人类文明作为自然界的主导力量能够持续地衍生与发展,正是得益于具备了其他动物无可比拟的高级思维能力、过程和方法。

（二）思维过程

思维,尤其是具有创新意识的思维活动都具有系统化的组织过程,包括信息认知、情绪介入和意识建构等等。一般而言,思维过程大致需要经历以下几个步骤:发现问题、识别矛盾、建构预设和推理论证。

1. 发现问题

（1）觉察问题是解决问题乃至形成起始价值的前提。通常,显性问题或者问题积累到显性程度,就能进入关联人群的视野;然而,创新创业者更应知晓在事物衍变时还有很多蕴藏价值的隐性问题或矛盾。不是任何人都能及时发现和归纳出问题的。

（2）问题发现与关联人、观察人素养具有较强相关性。不难想象,在问题出现之际,知识层面的欠缺容易导致发现问题的"视觉盲区",经验方面的匮乏容易导致忽视问题的复杂性和多面性……类似客观因素都会影响在问题发现的起始阶段中所得出的结果。

（3）除了上述客观因素之外,问题发现还会受到主观因素的影响。例如,面对相同问题,相对于被动承接、消极懈怠者,显然更具主动意识、积极态度者能够更快、更准地把握、挖掘问题。

2. 识别矛盾

（1）矛盾既是问题形成的诱因,也是问题呈现的基本形式,还是人们识别问题内在关系的主要总结形式,这是由矛盾自身的普遍性所决定的。

（2）是否能够辨别主次矛盾以及矛盾的主次方面直接关系着解决问题的方式、方法以及最终结果。

（3）创新创业主体多元化、发展具有较强不确定性都使得矛盾趋向复杂化。运用专项学习、模拟实战等手段积累有效信息和经验,有利于直击问题实质、快速应对。

3. 建构预设

（1）建构预设就是针对问题提出解决的可能途径与方案,选择恰当的操作步骤。这些预想、设计是思维过程进入实质性阶段的标志。

（2）建构预设常用两种方式:一是在自身专长领域内,依靠本身的经验和思辨力提出初步假设;二是对于非擅长领域,借助其他资源获取专业视野假设。为了避免表达混乱、冗长等情况,可以借鉴 SCQA 模型表达法(如图 6-1 所示)。

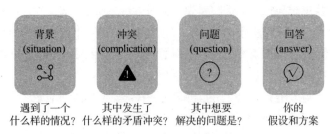

图 6-1 SCQA 模型表达法示意图

4. 推理论证

（1）推理论证是指以预设的路径或方案步骤为基础，进行模拟推演从而使思维建构活动更透彻、更具可行性的过程。它对人的思维保持严密性、一贯性有着不可替代的校正作用。

（2）实施推理论证最为常见的方法有演绎、归纳、类比。其共性特征是存在可套用的已有思维模型。例如：使用经济学公式进行演绎推理预测商业盈利，多项药物动力学数据归纳出实验设想支撑基础，借用市场竞品数据来类比预测创新产品后续发展，等等。

（3）不可否认的是，对于创新创业活动，往往还会遇到没有合适思维模型匹配的情形，这就需要依靠实践摸索，动态决策，甚至在解决问题的同时在思维层面一并进行开创式尝试。

二、创新创业思维

【导引案例】

从中国药科大学"国家生命科学与技术人才培养基地"走出的医药行业新星

2015 年 11 月，中国药科大学"国家生命科学与技术人才培养基地"硕士毕业生李浩强、林帅、靳维维联合创办杭州皓阳生物技术有限公司，正式投身于治疗性抗体和重组蛋白药物开发服务领域。时至今日，公司已发展成为国家级高新技术企业。拥有抗体药物人源化和成药性分析、稳定细胞株构建、发酵工艺开发、纯化工艺开发、制剂处方开发、分析方法开发、抗体偶联药物（ADCs）开发、培养基定制开发等多个药物开发平台，建有完善的 250L 和 500L 规模原液和成品 GMP 生产线，能够提供从 DNA 到 IND 和临床 I、II 期样品生产的一站式纯粹与专业 CDMO 服务。已建成独立研发实验室近万平方米，总投资额超过 2 亿元人民币。

而时针拨回 8 年前，即 2007 年，三位创始人还是刚刚入校报到的本科一年级新生。回顾来路，一直深埋于内心的思维意识让他们在一个个抉择路口做出了坚毅的人生选择，最终将其带上如今的人生舞台。

据公司总经理李浩强自述，他在高考志愿填报阶段就有较为明确的职业取向和未来规划，认定医药行业是可持续发展的朝阳行业，具有极高的创新属性，是最具产学研结合可能的方向。作为一个浙江人，从小耳濡目染浙商敢于拼搏、敢于创业的事例，对比那些较为稳定的事业单位和大型企业,李浩强有着一种强烈的信念,准备通过创新创业改变命运。在进一步了解中国药科大学"国家生命科学与技术人才培养基地"办学主旨之后,经过取舍当即认定个人专业。该专业是教育部从2002年开始在全国36所重点大学设立的生物医药拔尖人才培养基地,具有前瞻性教育理念,注重综合素养与能力的锻造,其知识体系主张构建生命科学、化学、医学等交叉融合,实践体系覆盖面广,教学过程中有机会让学生深入接触生物医药领域中的药品研发、生产、技术创新、质量监控等环节,甚至包括生物医药所涉及的保健品、医药器械、工艺设计等内容。培养目标是为生物医药领域输出一批从事创新药物研究、开发和生产的科技领军人才和具有创新意识、创业胆识的生物医药高层次英才。

基于相似的想法和经历,李浩强等三人选择了中国药科大学,进入"国家生命科学与技术人才培养基地"学习,通过"4+2"本硕连读模式以及优秀合作基地的联培,分别在本科三年级和攻读硕士阶段步入产业研发一线,专业技术能力和科研素养得到迅速提升。2011年,在企业生物制药部门锻炼的经历使李浩强对生物医药行业有了更深入的了解,他对比国内外大小分子药物的市场占比,敏锐地发现国内大分子药物市场份额远低于国外,这意味着属于中国的大分子药物时代很可能将要来临。因此,他牢牢抓住产学合作协同育人的先发优势,利用联合培养技术平台,与靳维维和林帅一起积极承担挑战性强的工作,查阅大量文献,辅以请教校内外导师,成功建立了生物制药关键领域——高表达稳定细胞株的技术优势。三人之中,李浩强擅长细胞株构建和细胞培养;大学室友林帅擅长抗体药物偶联(ADC)工艺开发以及生产,他也是国内最早一批从事ADC工艺开发的人;同班同学靳维维技术最为全面,对蛋白分析、纯化甚至细胞培养都有所涉及。把三人的技术和能力结合在一起,便能涵盖生物制药工艺开发的几乎全部流程。

随着中国生物制药行业乘风起势,三位具有创新技术实力和创业胆识的年轻人经过不断交流和讨论,深埋心底的创业种子终于破土发芽了!2015年底,杭州皓阳生物技术有限公司扬帆启航。

创业伊始,万事艰辛。面对没有特殊背景、没有外部资源、没有光鲜的资历等竞争劣势和困难,皓阳生物唯有靠技术创新超越同行对手,昔日同窗齐心协力、事无巨细、亲力亲为,每个人既是公司创始人、高管,又是项目研究员、市场销售,甚至是维修工、管账会计……创新时代终究不负科技人才,皓阳生物依靠实实在在的业务成果逐渐赢得了越来越多客户的青睐,凭借具有市场竞争力的技术能力站稳脚跟。从2016年6月正式开业至2021年12月底,皓阳生物从4个人开局发展到拥有150人的团队,CDMO年营收额从最早的100余万元飙升至近1亿元。李浩强、林帅、靳维维完成了从药学生、技术员、创业者到创新人才的一路蜕变。未来,他们定将继续携手并进,争取获得创新创业路上的更大成功。

(案例素材由杭州皓阳生物科技有限公司提供,编者整理)

(一) 定义

对于创新创业思维的定义,当前通行范式是将创新思维和创业思维分开给予定义。基于这一情形,本教材选择立足于高校内创新创业教育的出发点,将创新思维和创业思维整合讲解。在归纳定义前,首先需要对创新思维和创业思维二者的既有关联予以辨析,以便学习者形成更为贴切的创新创业思维概念。

按照主动性和独创性来划分,思维可以大体分为定势思维和创新思维两类。前者属于常规方式,基于过往经历或经验,适用于已知或近似环境;后者则产生于探索未知领域的过程中以及定势思维遭遇障碍等情况下。而论及创业,其同样具备主动性、时代性、不确定性和非标准化等典型特征。无论是将创业视为实施创新的手段、承载理念的路径,还是单论创业自身,具有后工业时代烙印的创业思维都应属于思维创新范畴,也属于创造性行动的思维方法,甚至是探索与创造未知世界的方法。

基于上述分析,不难看出,两者在本质上构成相辅相成的逻辑关系。因此,在高等教育层面不应对创新思维和创业思维进行区分,而应当鼓励大学生进行统筹式理解,从而真正平等对待创新行为和创业行为。

关于具体定义,通过综合已有文献,结合实践经验,我们不妨分别从广义和狭义层面对创新创业思维进行概括。

广义层面,创新创业思维是指创新创业者在相关活动过程中所运用的一切思维形式的总和。狭义层面,创新创业思维是由创新创业主体为使未知价值得以实现,依托理解、思辨、设计等综合能力,开展识别、质疑、联想、验证、实践等活动的能动反映。

借助创新创业思维,人们可以突破常规和定势,用新颖的模式支配资源,放大个人或者团队的能量,产生具有社会价值的思维成果。且与惯性思维相比,其表现出更具内涵的思维特征。

(二) 特征

1. 发散性

创新创业活动需要执行者具备串联、想象等发散型高阶思维能力。其具体表征为:不拘泥于传统,能够以开放、包容的态度吸纳、掌握或借用各类信息、材料、资金、人员等资源,从更丰富的角度、更多元的维度,采用更便捷的方法或途径来进行思索、整合,从而创立新构思、衍生出新价值(如图6-2)。

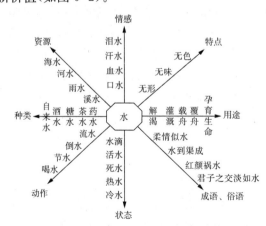

图6-2 由"水"字衍生的发散性思考

【知识点案例】

松下精工的"风家族"

1956年,著名的松下集团收购了生产电器精品的大阪制造厂,新成立了大阪精品电器公司(即现在的松下精工)制造电风扇,西田千秋接受松下幸之助总裁的委任行使总经理职责。接手后不久,西田千秋发现新公司产品结构过于单一,市场竞争力不强,导致财务不良状况难以改观。于是,就新产品开发事项向松下幸之助探询指示意见。

松下幸之助仅答复道:"只做风的生意就可以了!"显然,此话听来意指大阪公司只需专注于既定商业布局即可。然而,西田千秋并未刻板理解,而是运用发散性思维对此话含义做了创新式实践。

1961年,松下集团鉴于大阪精品电器公司的不俗表现,对其进行实地考察。结果发现,除了原有的电风扇、民用排风扇,该公司还成功开发了暖风机、鼓风机、果园茶圃防霜换气扇、农业种植用调温换气扇、家禽养殖用棚舍调温系统等新型系列产品,俨然构成了松下精工的"风家族"。

试想,如果西田千秋不具有发散性思维,自然也不可能铸就松下集团创新发展的新辉煌。

2. 综合性

随着合作主体、资源要素等趋向于多元化,单一的思维模式显然无法完成系统化整合。尤其在面对复杂多变的内外部环境的当今,因势利导、因事制宜地运用不同思维、多类方法是新时代优秀创新创业主体的必备素养。在此过程中,偏向于全局观的关联认识、逻辑分析、路径抉择都是综合性的具体展现。

3. 突破性

突破原有的思维框架和惯性的制约,这是创新创业思维最显著、最本质的特征。当人们遇到问题时,虽然已有的思维模式可以节省时间或其他组织成本,但拥有创新创业思维者往往表现得更加善于发现新规律、新联系,即通过特定思索,有意识地突破惯用思维程序,使得创新创业活动或结果展现出新颖性、原创性。

4. 多向性

与发散性由内及外的特征有所不同,多向性侧重于思维应用,从不同角度对问题本体实施观测、审视。它常有多个思维起点,如图6-3所示,对同一物体,采用正视、俯视、侧视等多个视角就能看到不同的图像。与之类似,对创新创业问题,不局限于一种视野,就可以从尽可能多的方面对其进行剖析,甚至从反方向出发(逆向思维),让思路纵横延展,避免闭塞、单一和枯竭,借助多种逻辑规则、评价标准得出多样化思维结果,最终达到另辟蹊径和整体优化的目标。

5. 思辨性

古语云:"在可疑而不疑者,不曾学;学则须疑。"人因质疑而思索,因思索而辨别,因辨别而创新。质疑、思辨、批判促使创新创业者破除传统枷锁,不盲从大众和专家权威,

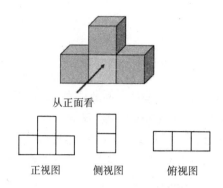

从正面看

正视图　　　　　侧视图　　　　　俯视图

图 6-3　观察事物的多向性视角示意图

辩证地看待事实规律,勇于提出极富创意的问题,敢于迈进更深邃、更广阔的未知领域,接受一项项挑战。

【知识点案例】

尊重但不迷信——"杂交水稻之父"的思维遗产

2021 年,袁隆平院士的离世引发举国悲恸,数以亿计的华夏儿女感念其在解决温饱问题上所做出的杰出贡献。但鲜为人知的是,杂交水稻横空出世的背后,袁隆平院士还为我们留下了一份珍贵的思维遗产。

当初,袁隆平立志研究水稻之际,苏联植物育种学家米丘林等人的"无性杂交"学说——"无性杂交可以改良品种,创造新品种"论断被学术界奉为圭臬。如其他研究者一样,袁隆平也耗费大量精力重复试验。但一次次试验结果让袁隆平对"无性杂交"研究产生了怀疑,为盛行的遗传学说观点打上了问号。通过学习孟德尔、摩尔根的遗传基因和染色体学说,他大胆地选择了水稻纯系选育和人工杂交试验的科研课题——水稻是自花授粉作物,杂交有没有优势? 这种优势能否为人类所利用? 袁隆平向这样的问题发起了挑战。

当时,许多同行嘲笑他"提出杂交水稻这一课题是对遗传学的无知"。美国哈佛大学的教科书——由美国著名遗传学家辛诺特和邓恩所著的《遗传学原理》中明确指出:"稻、麦等自花授粉作物自交不衰退,因而杂交无优势。"面对巨大压力,袁隆平性格中倔强的一面爆发了。"没有错误的实践,只有错误的理论。"实践中观察到的现象令他不向所谓"权威"低头。对于"自花授粉杂交无优势"的观点,他理性思辨、大胆质疑、毅然挑战,坚持将"水稻杂交优势利用"作为自己的科研目标。

后来,在安江农校试验农场,随着"天然雄性不育株"的发现,袁隆平对各种变异性状、植株进行反复推敲、辨析,最终成功攻克杂交稻遗传优势育种难关,大大提高了水稻亩产量,并得出具有划时代意义的结论——水稻杂交有优势!

回顾来路,袁老颇有感触:"在研究杂交水稻的实践中,我深深体会到,作为一名科技工作者,要尊重权威但不迷信权威,要多读书但又不迷信书本,不能害怕冷嘲热讽,害怕标新立异。如果老是去迷信这个迷信那个，害怕这个害怕那个，那永远也创新不了，永远只能跟在别人后面。"

（三）现实意义

历史表明，无论是微观层面的个人成长和组织发展，还是宏观层面的国家兴盛和民族复兴，都需要创新创业思维的引领。

特别是在包括生物医药在内的一系列战略性新兴产业领域中，创新创业思维的提升是专业化人才培养体系的核心内容。它对青年学子素质培养具有重要现实价值，绝非就业层面上促进创业尝试与实践而已。创新创业思维养成也并不意味着鼓动学习者在掌握思维工具以后都得去创业实践，而是重在启迪受教群体的思维潜能，协助其构建系统化、实用型的思维体系，助力全员全面发展。

面对人工智能、数据化赋能、互联网医疗等新技术、新理念的冲击，医药行业发展必将步入交叉融合进程，从而形成新的产业形态和岗位需求，催生新医科、新药科出现。在此背景之下，根据专业发展趋势提升思维层次，关注思维模式，大胆投身校内外实践，塑造职业竞争力，对于未来大学生学业和职业规划都极具现实意义。

第二节　创新创业思维模式

思维模式是人们思维所遵循的某种样板或格式，是理性认识过程中主体内部的比较稳定的认识结构，它包括由已掌握的经验和理论形成的知识结构和利用知识结构加工输入的思维信息的方式。常见的思维模式包括经验思维模式和逻辑思维模式两种类型。

创新创业思维模式对于创新初始立意、创业计划制订等方面能够起到有效的借鉴、参考作用。为了贴近药学类专业初级阶段学习者，本节选取多个行业案例，重点对用户思维、求是思维、价值思维等六种典型创新创业思维模式进行讲解。

一、用户思维

【导引案例】

宜昌人福药业——中国麻醉镇痛领域的拓荒者

宜昌人福药业有限责任公司位于湖北省宜昌市，是中国麻醉药品定点研发生产企业，居"中国化学制药行业工业企业综合实力百强榜"第26位。2021年该公司实现销售收入 60 亿元,其中麻醉药品销售收入达到 45 亿元,麻醉药品市场占有率连续 10 年达到 60％以上,成为当之无愧的医药行业细分领域内龙头企业。

20 世纪 90 年代末期,宜昌制药厂(后于 2001 年 8 月改制为宜昌人福药业)作为一家地方性国有企业,与大多数国有企业一样陷入困境,濒临破产。李杰临危受命,担任公司负责人。面对扭亏救厂的重任,李杰冥思苦想,渴求良策。机缘之下,他将目光聚焦到麻醉镇痛产品之上:由于近现代深受鸦片荼毒,国人"谈麻色变",医生和患者不敢也不会用麻醉药品,大量的临床镇痛需求得不到满足,导致当时拥有 2 亿多人口的美国麻醉药品销售额约为 100 亿元人民币,而拥有 10 多亿人口的中国麻醉药品销售额却只有 2.2 亿元人民币,国内芬太尼消耗量只有美国的 1/148,巨大的用药差距代表着巨大的市场空间;加之麻醉药品是国家管制产品,为防止其流弊,国家对麻醉药品的研发、生产、销售、使用都有很细致的规定,生产计划由国家下达,临床使用必须由拥有红处方权的医生开出,其准入门槛较高,使得一般制药企业难以涉足。经过细致分析,李杰董事长当机立断,郑重做出影响深远的重大决策,确定将麻醉药品作为宜昌制药厂扭亏脱困的突破口,实施"双轮驱动"战略。

一是重视麻醉药品创新研发。2003 年,新一代的受体激动剂、国家二类新药瑞芬太尼及其冻干粉针成功上市,它具有麻醉深度最可控、麻醉消退时间可预测、无二次呼吸抑制、对重要器官影响最小等特点,被业界专家誉为"21 世纪的麻醉创新药品",使中国的麻醉用药水平跻身世界先进水平。2021 年,宜昌人福药业与四川大学华西医院合作开发了新型水溶性静脉麻醉药物注射用磷丙泊酚二钠,该产品运用了前药设计的策略,很好地避免了丙泊酚注射脂肪乳剂的不良反应,改脂肪乳剂为水针剂,不会引起丙泊酚乳剂输注综合征,镇静持续时间更长、程度更深,注射痛明显减轻。随后,宜昌人福药业又与德国 PAION 公司合作开发了全球同步研发的 1.1 类新药注射用苯磺酸瑞马唑仑。作为一种新型苯二氮䓬类药物,它具有"短""平""快"的临床优势,在临床麻醉中应用广泛,独特的药理学特性也契合日间手术、精准麻醉、ERAS 等麻醉理念,在全身麻醉、区域阻滞的辅助镇静、ICU 镇静等方面都具有广阔的应用前景,其既拥有丙泊酚、咪达唑仑的优点,也成功规避了两者的缺点,成为湖北省自新中国成立以来首个上市的一类新药,也打破了全球镇静药物领域近 30 年无创新药上市的局面。

二是识别用户,做好学术特性推广。早在 1999 年,宜昌人福药业遵循麻醉药品的特性,成立了国内首支麻醉药品学术推广团队。20 多年来始终坚持基于产品的临床价值展开医学研究探寻,团队成员已由 5 人扩张为 3 500 人,搭建了准入、市场、医学、商务、推广五位一体的现代化推广体系,并依托中华医学会麻醉学分会、中国医师协会麻醉学医师分会等专业组织,举办各类优秀论文比赛、设立科研基金等,促进共识、指南的制定。打造覆盖全国的学术活动矩阵,惠及数万名麻醉医师,伴随众多中青年医师茁壮成长,助力麻醉学科医师人才队伍建设,不断推动麻醉技术交流,推广先进用药理念,和麻醉学科共同发展,与麻醉界专家、医师、青年人才结下深厚的情谊。

近 10 年来,公司学术推广团队通过专业拜访、市场调研、学术研讨、临床课题研究、新药研讨会、专家咨询会、医药专业平台数据库检索等多种方式收集和分析用户意见,了解用户对公司产品的改进与创新需求,深耕麻醉镇痛这一细分领域,不断拓展麻醉药品新的应用领域,开发镇痛、镇静、肌松、拮抗、手术用器械等系列新产品。

比如,在和临床医生的交流中了解到,随着重症医学的迅速发展,不但需要采用镇痛镇静来消除 ICU 患者的疼痛和恐惧,更需要降低 ICU 患者的机体应激反应,达到保护器官功能和预防器官衰竭的目的。宜昌人福药业于 2015 年成立了重症镇痛镇静学术推广团队,主推在 ICU 使用舒芬太尼,以满足重症患者镇痛需求。创伤性和外科手术后的重症监护患者,其疼痛程度和机体各器官的一过性应激反应水平比较高,采用适当的镇痛深度来调整中枢神经内分泌的应激过度是治疗的重要组成部分。舒芬太尼具有强大的镇痛效能并可有效抑制应激反应,可在此镇痛镇静环境下产生较好的效果,满足这一市场的主要需求。

癌症病人的疼痛管理以前并不被重视,约 1/4 新诊断恶性肿瘤患者、1/3 正在接受治疗的恶性肿瘤患者以及 3/4 晚期肿瘤患者合并疼痛。肿瘤转移引发癌痛较为多见,在进展期和终末期癌症病例中疼痛更常见、更严重。在普通成人癌症患者人群中,疼痛的患病率为 48%,大部分为中、重度癌痛,死于癌症的患者中约 70% 有疼痛经历。随着癌痛管理理念更新,宜昌人福药业于 2016 年成立了肿瘤镇痛推广团队,将阿片类镇痛产品用于晚期癌症病人的难治性疼痛治疗。阿片类镇痛产品处于癌痛三阶梯治疗原则中的第二、三阶梯药物,当非甾体抗炎药的用量已经接近极限剂量但仍不能良好地控制癌痛时,一般应该及时换用或合用阿片类镇痛药物。2020 年中国新发癌症病例 457 万例,占全球新发癌症病例数的 23.7%。现存癌痛患者数量约 1 200 万人,癌痛发生率约为 57.1%,重度癌痛发生率为 28.2%。需要使用强阿片类药物的癌痛患者约 193 万人,但目前接受治疗的癌痛患者比例不足 20%。宜昌人福药业在这一特殊的领域提升了晚期癌症病人的生存质量,为他们带来了生命的尊严。

由此可见,宜昌人福药业充分认识到医药创新企业不仅要做好产品,更要服务好用户。某种层面上,产品真实用户是麻醉科室的临床医生们,他们对临床用药的质量认可和意见反馈极为重要,促进了患者术后恢复、缩短了住院时间并降低了住院费用,为医疗卫生事业发展和人民健康水平提升做出了极大贡献。据统计,我国麻醉相关死亡率从 20 世纪 80 年代的 200/百万例降低到目前约为 5/百万例,麻醉学科发展显著提升了医疗质量。宜昌人福药业将无痛理念拓展至 ICU、无痛分娩、难治性癌痛及姑息治疗等领域,让更多患者获得无痛的舒适化就医体验。从事临床麻醉的医生群体才是造福患者、开拓市场的"通行证"。作为用户,他们想要的不仅仅是麻精药品的功效介绍和良好的临床用药体验,更想要获得"职业价值"——中国麻醉诊疗技术和用药水平的大幅提升,他们想成为这份有意义的事业的一部分。由此,宜昌人福药业始终助力临床医生职业成长和价值实现,愿意与他们一起讲好中国麻醉用药的故事,实施学术推广,实现双轮驱动。所以,宜昌人福药业能铸就今日的辉煌其实是得益于用户定位精准、需求分析明确,形成了特定药品领域的供应方、使用方相互成就的局面,从而造就了一家优质的国内麻精类药品生产研发企业。

(案例素材由宜昌人福药业有限责任公司提供,编者整理)

（一）基本释义

用户思维，顾名思义，就是要从用户角度出发，设计、审视自身创新创业活动。它是换位思考法在创新创业思维中的典型应用，是综合性、多向性思维的展现，即不局限于自我设定，主动将用户纳入创新创业行为主体定位，以用户需求反观自我本体，营造用户为中心的统筹格局。

那么，为什么称之为"用户思维"？它与"顾客思维"或"消费者思维"有区别吗？这与如今的新业态有很大关联：一是，现如今，随着时代变迁、技术革新，以往的受众逐步裂变，譬如互联网原住民、二次元部落、融媒体话题……使得原有概念不再适用；二是，创新创业活动产出可以不仅是具象的实物，也可以是可描述、可评价的情感体验、思想表达或价值诉求。对这些用户而言，精神层面的获得与认同高于物质享受。所以，"用户至上"相对于"顾客就是上帝"是一种思维跃升，是现阶段众多创新创业活动取得成功的核心要义。

通过宜昌人福药业的导引案例，我们可以清楚地看到，精准的用户定位、明确的需求分析造就了特定药品领域的供应方、使用方相互成就、互利共赢的局面，使得宜昌人福药业从一家濒临破产的地方药厂转变为优质的国内麻精药品生产研发企业。

（二）运用要点

1. 准确定位真正用户

明确用户群体是运用用户思维的一切活动的先导与关键。因为一旦用户定位出现偏差，也就意味着创新创业活动犯了方向性错误，虽然未必会产生立竿见影的影响，但是诸多市场案例已经证明，产品上市以后反响不尽如人意，症结往往就在开端环节——用户定位。而且，用户定位准确与否无法依靠诸如数学公式或自然学科定律等来验证，而是需要通过深厚的经验积累和深入的思索来论证。因而，对于大学生群体来说，准确辨析用户是一项极易被忽视的挑战。

其次，用户是动态变化着的。以本教材涉及的撰写商业计划书为例，用于校内外"双创"竞赛的文本，其用户应为评审专家群体；旨在融资的文本，真实用户是在意投资盈利预期的商业人士；而出于组建创新创业团队目的的文本，用户将变为估量项目意义和可行性的准合伙人……随着用户定位转变，即使是同一个创新创业项目，计划书的撰写逻辑和侧重点也都将发生变化，用户定位准确，才会得到期待的正向反馈，而用户指向错位，自然事事遇阻、磕磕绊绊。

2. 明晰用户真实需求

在大学生创新创业活动中，常见误区之一就是产品创新或者创业初衷多从自身构想出发，主观臆断用户需求，并将其转换至最终成果展现形式之中。其实，对于创新成果和创业产品的具体形态、外观、原理，绝大部分用户很难从专业角度评判其优劣，所以，最真实的意见往往来自内心需求被满足的程度。例如：与之关联需要付出的成本有哪些？会达到多少？与同类产品相比是否更加方便？

因此,创新创业者不仅要知道用户是谁,还需要在实践之前把握时机或创造机会与用户广泛接触,清晰地掌握用户所需、所诉、所想,帮助他们达到想要的状态。这样才能真正体现以用户为中心,勾勒出创新创业产出的标准画像。

3. 理解用户价值共创关系

不同于一般的商业交易形式,创新创业活动虽然秉持服务用户的行为准则,但双方价值互动所包含的内容并不简单,不仅仅是商品与货币之间等价交换。用户不再仅仅扮演传统的交易者、消费者等被动角色,尤其是在面向万物互联、信息透明、媒体下沉、消费平权的数字时代。

以"互联网+"时代增强用户黏性为例证,之所以活跃度高、成熟度好的用户越来越受到新时代创新创业主体的重视,是因为在资本价值与产品使用价值交互的过程中此类用户价值潜力无限,可以突破固有的线下方式充分给予改进、升级反馈或建议,而且所表达的观点更加符合消费、使用的真实场景,对产品创新研发、业绩提升都能起到不可替代的关键作用。

另一方面,当下流行爆品、超级单品层出不穷,也揭示出如今的创新创业主体不仅能明晰用户需求,还能从用户立场出发去积极创造、引领、助推文化认知、价值旨趣等等加速迭代、升级。

由此推断,更好地把握用户共创关系,能够让创新创业者更迅速地适应发展,尽早驶入发展"快车道"。

二、求是思维

【导引案例】

沙利度胺的幻灭与重生

1954 年,西德格兰泰制药厂(Chemie Grünenthal)在合成抗生素药物时分离出一个副产物沙利度胺(肽胺哌啶酮),意外发现其不但有镇静催眠作用,还能有效缓解和抑制孕妇晨吐等妊娠反应,具有良好的盈利前景。于是,该制药厂加紧研发,于 1957 年 10 月将沙利度胺以"反应停"为商品名推向欧洲市场。经高调营销和临床投放,"反应停"一时颇受妇产科医生和孕妇群体青睐,并陆续进入加拿大、澳大利亚、新西兰、日本乃至非洲、拉丁美洲等地区市场。然而,随着新生儿降生,临床上逐渐发现四肢残缺、手和脚直接错位生长于躯干之上的畸形儿出生率出现异常攀升。后来,澳大利亚产科医生威廉・麦克布里德(William McBride)和德国汉堡大学儿科主任维杜金德・伦茨(Widukind Lenz)博士等专业人士不约而同地怀疑沙利度胺与"海豹胎"流行有关,并提交了科学证据,导致格兰泰制药公司于 1961 年 11 月底彻底召回产品。不过,1 万多名"海豹儿"已经出生,沙利度胺仅在欧洲大陆就造成超过 2 000 例婴儿死亡,无数家庭和孩童因此背负着终身创伤。

但在这场蔓延甚广的惨剧背后，却有两件幸事让世人领略了求是精神的光辉。

一是，FDA 前药审员弗朗西斯·凯思琳·奥尔德姆·凯尔西让美国民众免遭"反应停"不良反应侵害。1959 年，美国梅里尔公司(Richardson-Merrell)获得了"反应停"属地经销权，并向 FDA 提请"反应停"在美国上市。鉴于"反应停"国外销售数年，该申请难免不被视作一种形式审批。FDA 指派刚入职的弗朗西斯承担此项审批工作。由于弗朗西斯具备有关胎盘屏障方面磺胺毒理研究的经历，她在核查文件时敏锐察觉到材料存在几处问题：第一，对孕期妇女使用后的毒副作用只字未提，她不能依此判断该药物能否受到胎盘屏障的有效遏制；第二，该药安全性评估数据几乎均来源于动物实验，催眠作用的人体试验数据与动物实验数据存在较大差异，意味着人和动物对这种药物有不同的药理反应。因此，她果断驳回申请，要求申请方提交更为详尽的数据报告。而当时学术界并无研究证据表明某些化合物能够透过胎盘屏障，因此弗朗西斯的"较真"引发对方不满。为尽快通过申请，梅里尔公司通过各方渠道对她施加压力，予以指责。值得庆幸的是，在当时并未区别化对待孕妇用药的背景下，弗朗西斯凭借着严谨求实的专业思维六度驳回申请，挽救了无数美国人和家庭，捍卫了 FDA 机构权威，也成就了自身(肯尼迪总统为其亲自颁发"杰出联邦公民服务奖章")。

二是，"反应停"事件后，沙利度胺并没有被药物科学家"打入冷宫"，放弃对它进行研究开发。与之相反，临床使用"反应停"的惨痛教训激发了一批有识之士对沙利度胺开展深入研究，以求真务实的科学态度努力揭示其致畸机制，为人类医药事业进步做出了新贡献。

首先，毒理学研究显示，沙利度胺对灵长类动物有很强的致畸性，且作用于怀孕早期(胎儿四肢形成期)，而大鼠体内缺失将沙利度胺转化成有害异构体的酶，这导致了人体试验与动物实验原始数据的差异；其次，沙利度胺属于一种手性药物，同时还是外消旋混合物，即右旋异构体(具有缓解早期妊娠反应的作用)和左旋异构体(具有致畸性)的混合物。

另外，20 世纪 90 年代初期，美国洛克菲勒大学的科学家研究发现，发生过度免疫反应的麻风病患者的血液中 TNF-α(一种免疫调节因子)含量很高，而沙利度胺能够抑制机体合成 TNF-α。

如今，沙利度胺已被 FDA 批准用于治疗麻风结节性红斑等皮肤病症、多发性骨髓瘤(multiple myeloma，MM)，但对孕妇用药有着严格限制。在我国《临床诊疗指南：风湿病分册》中，沙利度胺还可以治疗强直性脊柱炎和白塞综合征。

在半个世纪的轮回中，沙利度胺经历了从福音变为罪魁，再重新服务于病患的跌宕起伏。这个案例也启示着药学工作者：在用药安全的前提下促进新药研发与上市，正确权衡药物风险与收益，都需要秉持和运用求是思维。

(部分内容来源于网络与历史文献，编者整理)

(一) 基本释义

汉语字义中，"求"意为追求、探究，"是"可引申为真谛、规律、本质。求是思维，代表着思维主体探寻研究对象本源、运作规律的科学态度与精神,其核心就是主观能动地符合客观实际。

"反应停"事件中,迷失于商业利欲的格兰泰制药公司、梅里尔公司未能求是,罔顾药物证据链并夸大宣传,落得声名狼藉;而威廉·麦克布里德医生、维杜金德·伦茨博士、弗朗西斯·凯思琳·奥尔德姆·凯尔西等人实事求是,阻止了惨剧蔓延;科学界坚持求是,让人们认识到手性药物的生物活性双向作用,推动了创新药物的发现和对老药的重新认识,让沙利度胺摆脱阴影"重新做药,福泽患者"。

与之类似,在人类文明持续前行的过程中,很多惠及当代的进步都源于创新创业先驱们对世间万物的本质探寻,诸多成就正是直指问题核心的思维结晶。他们由内向外的思考习惯与大众思维常有的自外及内的"做什么?—怎么做?—为什么?"顺序不同,先抓住事物本质,掌握事物发展变化规律,务实、真实地解决未知的、复杂的问题。

(二)运用要点

1. 重视实践,深入一线调研,警惕经验主义

无数事实证明,实践是检验创新思维是否符合实际的客观标准。社会中的学习、生活和工作经验都来自实践,殊不知大部分成功背后都会存在环境特殊性的影响,内外部因素都是在不断变化的,经验本身却大概率不会自我发展。

而创新创业者善于突破,经常以新观念、新举措对常规边界进行扩增、消融,促使事物发展条件发生改变。那么,为了考虑可能增加的破坏性影响,避免发生不可逆损失,合理的做法就是尽早深入一线场景之中,依靠充足的调研和实践,充分摸底、讨论及类比评估,综合各类因素及突发重大事件,辩证地梳理客观实际,筛选出满足现实情形的经验,舍弃不合时宜的部分,不仅不盲从于经验或教条式依附于理论,还要努力在实践过程中发展和完善既有经验或理论,将其转变为创新创业者的无形资产。

2. 遇事讲求"标本兼治"

如前所述,求是思维有着讲求认知事物本质的特点,这决定了创新创业主体不能将认知层次停留在基础或者表象层面。好比良医坐堂问诊一般,既要治标,更得治本,才堪当大任。

对于创造类活动,要想清楚"怎么做""如何做"不是容易的事情,但更考验创新创业主体认知水平的是,谁能够主动去弄清楚创新创业所处的社会环境、行业政策导向调整、法律法规变化等非显性信息,知道"为什么"这一根本问题,从而在规划、设计之初就可以合理化地制订实施方案与应急对策,谋求高效运作模式或预防风险,特别是在新兴市场竞争中,起始阶段往往就奠定了成败结局。

3. 戒急戒躁,树立"长坡厚雪"意识

探寻本质是一种进步的表现,更是一段艰辛的旅程,需要耗费难以估量的时间成本,考验着求是思维奉行者的毅力。这里不妨借用"股神"巴菲特先生的一句名言:"人生就像滚雪球,最重要的事是找到厚厚的湿雪和长长的坡。"他用十分形象的比喻让投资者感受到复利的长期作用,阐明可观财富得以累积的原理。这与求是的长周期何其相似!真

知如同湿雪,时间如同长坡,只要创新创业者持之以恒,对事物客观规律不断积累,对内在本质逐步加深理解,持续汲取营养,一定会得到丰厚回报。

三、价值(问题)思维

【导引案例】

米诺地尔生发剂诞生记

20世纪中叶,国际著名药品生产商美国法玛西亚普强制药有限公司(Pharmacia & Upjohn)瞄准了治疗消化性溃疡的医药市场前景,集中力量组建了研发团队,先后投入巨资开发了一款新药——米诺地尔,希望一举占领该病症用药领域。然而,当米诺地尔正式投入临床使用后,公司却失望地发现其治疗溃疡病症的疗效并不及预期,导致市场应用受阻,不仅前期研发支出难以收回,还将对公司后续发展造成影响。困境之下,决策团队左右为难,但又不舍得放弃,于是,继续加强与临床医生合作以寻求转机。果然,一个临床问题反馈带来了曙光:跟踪监测过程中,有部分病患反映使用米诺地尔后出现心跳加快的副作用;同时,团队意外发现,患有重度高血压病的消化性溃疡患者群体服药后,统计数据表明米诺地尔产生了降血压作用!

研发部门立即转入新适应证研究,原来,米诺地尔具有开放钾离子通道的功效,可以增加血管平滑肌细胞膜对钾离子的通透性,使细胞内带有正电荷的钾离子外流,使血管平滑肌细胞受到抑制而舒张。所以米诺地尔属于血管扩张药,可以产生强大的小动脉扩张作用,降低外周阻力,使血压下降。

然而,围绕米诺地尔的在问题中发现价值、用价值引领产值的故事并未结束。科室医生的临床用药问题反馈与价值思维再一次发出了创新创业之光。

通过跟踪服药对象的使用情况,医生们发现,很多高血压患者服用米诺地尔超过1个月后几乎都出现了不同程度的多毛症。这种令人不舒服的副作用通常在停药1~2个月后才会消失。经过进一步研究,其药用机理源自米诺地尔刺激人体皮肤毛囊的上皮细胞增殖和分化的作用。动物实验显示,米诺地尔可以增加真皮乳头、毛母质、外毛根鞘的毛发纤维细胞合成的数量,促进血管形成,增加局部血流量,显著促进毛发生长。此外,米诺地尔作为钾离子通道开放剂,在增加钾离子通透性的同时还会使抑制毛发生长的细胞游离钙离子的浓度下降,所以米诺地尔的这一功效也间接促进了毛发生长。

而长期以来,在欧美发达国家,迫于职业压力等,成年男性秃顶和斑秃问题一直是令人困扰的难题。这个副作用的发现让米诺地尔有了另外一种用途——治疗脱发。

如今,每年有超过10万美国人在沃尔玛超市自行购买米诺地尔制剂用于治疗脱发。米诺地尔作为外用药,在全球110多个国家被用于脱发的临床治疗,是目前全球应用最广的脱发治疗药。

2019 年,HeyBro 硬核男士用品公司与振东制药开展战略合作,携手攻关新一代"生发药",成功研制出米诺地尔搽剂(HeyBro),并将其成本降低至美国进口产品的 1/3 以下,使其成为国内广大脱发病症患者的首选药物。2020 年 3 月,国家药监局通过该产品的安全性和有效性认证,正式批准其上市。

(部分内容来源于网络与历史文献,编者整理)

(一)基本释义

谈及问题,常人会不自觉地将之与麻烦、矛盾甚至错误等消极词汇画上等号。一旦实实在在碰到问题,人类趋利避害的本性又会驱使多数人惧怕问题,采取规避、遮掩问题的做法,却忽略了社会和事物的发展往往正是由问题来推动的。

当初,米诺地尔被用于治疗消化性溃疡。在问题频发之际,假若法玛西亚普强制药有限公司"毅然"选择关闭研发管线,必然就会错失后续所有机遇,"转危为机"更是无从谈起。该案例向创新创业者们深刻诠释了对事物的认知需要不断地加强信息管理、投入时间成本、承受压力考验,正确把握问题与价值二者之间的辩证关系。

众所周知,创新创业领域正是问题丛生之地,要想取得成功,创新创业主体就不能采用"鸵鸟战术"对待问题,反而应当就问题不断发问,合理运用创新创业思维工具挖掘问题所蕴藏的价值。正如辩证法的论述,"问题是推动事物不断发展的根本动力",充分揭示了问题与价值共生共存的隐性真理。

正因如此,价值(问题)思维属于高阶的创造性思维形式。当前,国内外教育体系纷纷将发现问题、提出问题、分析问题和解决问题列为学生应发展的四大关键能力。将培养能够发现问题的价值属性、具有持续创造力的人才作为新的教育理念与教育目标。

(二)运用要点

1. 塑造产生问题的潜意识

其实,对于相同事件或现象,当事人所获取的信息量基本相同。之所以结果或产出各异,区别就在于各自的思维判断,从中提取的有效信息所引发的疑问价值层次不一。

当下,不少创新创业教育者喜欢强调或者讲授如何识别机会,却忽略了识别机会的前提是要对现实生活中的价值进行反复感知。正如理论与实践之间存在行动力鸿沟一样,问题与价值之间也存在着思维水平的沟壑,需要具备一定的知识、阅历、意识才可填平。所以,大学生创新创业群体需要有意识地利用问题场景锻炼创造性思维,同李开复、张朝阳等学者型创新创业者一样,不断自我学习、自我成长,践行"读万卷书、行万里路"的终身学习理念。尤其是药学专业领域中遇到的创新研究、技术开发、上市监管等各类问题不胜枚举,只有塑造好产生问题的潜意识,才能及时判断问题是否具备价值,什么区域属于价值蓝海。

2. 重视价值挖掘过程

根据现实问题挖掘价值,其思维起点是问题的产生,其过程是问题循环或问题延伸,逻辑终点是归属于确定价值的原生问题。其中,最容易被简单化处理的就是问题循环(延伸)的挖掘过程,它其实关乎最终价值的质量。因为,问题循环次数不够,价值势必停留于浅层;问题循环得充分,价值可能裂变出意外之喜。换言之,问题循环(延伸)的广度和深度决定着思维应用价值的厚度。

此处,可用一项假设来帮助理解"价值挖掘"的提法,假定当年福特先生去市场上调研关于交通需求的话题,"请给我找一匹跑得更快的马!"可能是高频答案,但绝不会有人直接给出"请帮我制造一辆汽车"这样的"惊世骇俗"的答案。所以,创新创业者需要理解需求本质,再不断地进行自我发问求索,循环挖掘,最终让广泛却又表面化的价值与创造性结果联结起来。

3. 不惧被动,更能主动

《易经》有语:"君子学以聚之,问以辩之。"自古以来,信息和技能的获取都离不开"学"与"问"两个步骤,国人一直沿用"学问"来指代知识。

2019年,耶鲁大学校长苏必德(Peter Salovey)教授在题为"一切伟大的发现,都基于提出问题"的开学演讲中提道:"成为杰出人才,能更多地提问比只知作答更为重要。因为解决问题或许只是一个数学公式或实验技能而已,而提出新的问题、另一种可能性、从其他角度去看旧问题,却需要宝贵的想象力。"

这些论述表明:问题,有需要精力去处理的被动型问题,也有从"偏奇观特"现象中自我提炼而来的主动型问题。同理,价值可以是从被动型问题里挖掘出来的,也可以是经由奇思怪想而主动创造出来的。有学者将前者称为注重单纯的知识获取的海绵式思维,将后者比作淘金式思维,强调与目的对象接触时自发性地展开积极互动。

大学生创新创业拥有专业知识、学习环境等优势,学会主动发问从而转化价值,很可能会以新视角发现自身的未知潜能。

四、逆向思维

【导引案例】

"毒药"砒霜变身记

谈到毒药,往往闻者色变。砒霜(主要成分是三氧化二砷或亚砷酸)是国人熟知的剧毒物质,药物科学家却联合攻关,成功运用逆向思维将其变为医学难症的克星。

2015年,屠呦呦教授获得诺贝尔生理学或医学奖之后,很多业内人士不由联想到另一位中药西用的科学家——张亭栋教授,他为使用砒霜治疗急性早幼粒细胞白血病的方案做出了奠基性贡献。

白血病又称血癌,是一种严重危害人类健康的血液系统恶性肿瘤疾病。对于40岁以下的男性和20岁以下的女性,白血病是死亡率最高的恶性肿瘤病症。目前,仅我国就有数百万白血病患者,年均新增4万人,且患者中不乏低龄儿童。自20世纪70年代以来,国际治疗白血病的手段主要为化疗和手术,通常采取杀灭肿瘤细胞的化疗策略达到治疗目的。

作为中西医结合的血液病医生,张亭栋渴望在攻克白血病方面取得突破。受黑龙江地区民间验方启发,张教授将中医药学在肿瘤治疗方面的理论和实践成果纳入现代科学体系之中,经过深入研究和反复实验,带领课题组另辟蹊径、大胆创新,将砒霜列为突破性研究对象。与此同时,上海血液学研究所陈竺、陈赛娟团队在王振义院士引领下,基于急性早幼粒细胞白血病癌变细胞无限增殖和分化成熟程度低等特征,开展细胞分化诱导、抑制过度增殖研究,并首创全反式维甲酸治疗法。这一疗法虽改善了临床治疗效果,但复发率和耐药性成为后期困扰。

不久,基于同一病症的研究促使两支科研团队"会师"、合作。双方进一步验证和揭示了砒霜的相关疗效,阐明了三氧化二砷治疗急性早幼粒细胞白血病的机理,证实了癌蛋白 PML-RARα 中 PML 是三氧化二砷治疗急性早幼粒细胞白血病的直接药物靶点。经国内外临床试验,对 85 例急性早幼粒细胞白血病初发病例随访研究表明,陈竺及其团队所提出的全反式维甲酸和三氧化二砷"联合用药协同靶向治疗法"使得患者 5 年生存率达到 90% 以上,且不经化疗也可取得同等治疗效果。该治疗方案得到了国内外学者的一致认可,逐渐成为国际标准方案。

2000 年,亚砷酸在美国经 FDA 特批正式上市。欧洲委员会批准三氧化二砷注射液(Trisenox)为治疗多发性骨髓瘤和骨髓增生异常综合征的罕用药;英国于 2002 年 3 月 13 日宣布,欧洲委员会已核准三氧化二砷在欧洲上市,适应证为成年患者的复发/顽固型急性早幼粒细胞白血病。砒霜正式成为治疗急性早幼粒细胞白血病的主要药物。

2015 年,张亭栋教授荣获"求是杰出科学家奖";2018 年,瑞典皇家科学院授予上海血液学研究所陈竺院士舍贝里奖,以表彰他在"阐明急性早幼粒细胞白血病的分子机理并开创了革命性疗法"方面做出的杰出贡献。

事后,该团队主要成员陈赛娟院士说,在研究砒霜等治疗急性早幼粒细胞白血病的手段的科研历程中,每处困难的逆袭都得益于中医理论中辨证施治、以毒攻毒、方药配伍、驯化诱导的独特思维,让他们在病理认识与治疗手段上都有别于西方学者的病理认识方法。这不仅扩大了我国血液肿瘤学界的国际影响,也对中医理论进行了科学的印证和阐释,同时深刻地反映了许多哲学思想及内涵。

三氧化二砷在临床上的成功应用提醒世人:毒与非毒是相对的,对毒药的看法也应当以科学的角度权衡。事物性质在不同环境、不同条件下的表现形式是不同的,掌握合适的条件是用其利避其害的有效途径和关键所在。"毒药"与"良药"可以转换角色,科学合理地应用毒药,开发和研究其潜在的药用价值,将会同样取得良药的效果。这给我国中医的发展提供了新思路和新模式,我国中医药学中类似砒霜的药物还有很多,如中药十八反等毒性药物,其机制研究蕴藏着无限可能,将为更好地利用中医药成果造福人类提供有益的启示。

(部分内容来源于网络与历史文献,编者整理)

（一）基本释义

在日常社会实践活动中，人们不断解决问题，发现规律予以总结，逐渐习惯于按照熟知的、传导的思维模式去思考，这种常规方法能够满足一定的生存发展需要，达到预期效果，内化为正向思维。然而，随着改造和探索的实践活动出现越来越多的难题、怪象，按照司空见惯的思维模式很难或者根本无法解释，一些"反其道而思之"的观点却能够出人意料地、极为便捷地、有说服力地给出答案，令人豁然开朗，取得奇效，促使逆向思维模式衍生出来，并成为运用较广的创造性思维模式之一。

其实，客观世界一直存在着方向相对、性质相反的事物，源于这种对立统一性，结合人类思维多维发散的潜质，人们可以摆脱常规思维的羁绊，让思维向对立面的方向发散，创造性地从已有事物的相反功能或问题的相反面进行探索，使得逆向思维方式具有了普适性、批判性、新颖性等特点。

"砒霜变身"的导引案例深刻地阐明：逆向思维最显著的特点不仅在于形式上敢于"反其道而思之"，还贵在敢于对否定进行再否定的大胆设想。"毒药"的性质界定是对砒霜正常药用价值的否定，但张亭栋教授、陈竺教授等人没有随波逐流地依从公认的否定结论，而从科学的立场为砒霜"平反"，成功开发出其应有的药用功效。

（二）运用要点

1. 利用分拆或求异实现逆向

逆向思维是在执行假设、猜想、方法思索等思维活动时悖逆习惯性思考路线的一种思维模式。一般认为，正向思维与逆向思维的路径呈现绝对对立关系，其实不尽然，因为无论正向还是逆向，思维对象属于共同的事物事件或目标指向，故而二者具有完整关联性。所以，在同一情境之内既可以从整体上逆向而思，也可以从状态、性质等局部入手而不破坏整体，只要从一个方面想到与之对立的另一方面，都是逆向思维。逆向思维的多种表现形式比如：性质对立的两极之间的转换，如软与硬、正与负、动与静、进与退、高与低；结构、位置上的互换、颠倒，如上与下、左与右等；过程上的逆转，如气态变为液态或液态变为气态、电转化为磁或磁转化为电等。以往木匠用臂力推动锯和刨来加工木头，体力消耗大。但人们发明电刨时并没有模拟人体手臂动线，反而让木头由静止转为动伸，提高了工作效率和工艺水平。

2. 逆向而思不等于逆势而为

如果创新创业者能恰当应用逆向思维，其实际成效往往会独具魅力。但每种思维模式都有适用的场景，也都有自身局限和适用边界，并不是所有的问题都要逆向思索，都能用得上逆向思维，更不必为了迎合逆向趣味而刻意地否定一切。特别是在实战操作方面，基本的定性判断务必明确，关键是要审时度势，分辨出具有决定力量的趋势变量，区分开真与假、优与劣，哪些因素是正向积极的，哪些因素是负面甚至无效的。开展创新创业思维养成教育，其最终目的在于处理和解决复杂的、未知的问题。如果思维方向与事物发展的客观趋势背道而驰，只会将创新创业活动带至"赔了夫人又折兵"的尴尬境地。

五、曲线思维

【导引案例】

新医改背景下"善变"的中药企业

根据米内网数据,2018 年国内医院终端中成药院内总销售额接近 3 000 亿元,达到峰值;2019 年,总销售额降至 2 830.18 亿元,较 2018 年下跌了 1.98%;2020 年,重点城市公立医院终端中成药市场规模不足 300 亿元,同比下滑 12.48%;2021 年,虽然受新冠肺炎疫情影响,部分中成药品种销售额止跌回升,但整体状况仍然令人忧虑。伴随市场景气度滑坡、利润空间不断稀释、集中采购和辅助用药等政策变化,头部的中成药创新企业开始了"曲线治企",为大量尝试和探索平添了几抹亮色。

其一,运用金融投资手段并入行业内其他赛道。比如:现代中药知名药企天津天士力控股集团有限公司聚焦心脑血管、消化代谢、抗肿瘤三大治疗领域,加大生物药投资力度,使其与中药、化学药协同发展,剥离出天士力生物医药股份有限公司,制订分拆上市战略。黑龙江珍宝岛药业股份有限公司于 2021 年 6 月投资国内生物药基地浙江特瑞思药业股份有限公司,深度布局生物药单抗偶联(ADC)赛道,利用其单抗药物工艺放大、商业化生产的突破技术和产品管线的成本优势,加速公司战略转型与国际化医疗器械 CDMO 业务开拓。

其二,利用品牌溢价进行跨界经营。在功能性食品行业,相比传统食品企业,中药企业在产品研发方面存在明显优势。各家药企在传统中医养生和药食同源方面的专业优势让其跨界之路都颇为顺畅。江中药业、云南白药、天士力、马应龙、片仔癀、白云山等众多中药企业都有一款或多款明星产品占据不小的市场份额,例如:江中牌猴姑饼干、云南白药中草药牙膏、马应龙八宝眼霜和口红等等,甚至在面膜、卫生巾、纸尿布等日用快消品领域也有涉足。其中,知名产品健胃消食片畅销大江南北的江中药业股份有限公司,开创性地添加药食两用的猴头菇成分,精准把握食品领域消费者对于健胃保健功效的认同感,大大降低了消费人群的产品教育成本,让消费者欣然接受该功能性食品的养胃健胃功效,并设计出类似于药品用法说明样式的产品外包装图案,进一步引导性植入心理暗示,增强了消费者对江中猴姑饼干的信赖感,可谓经典案例。

其三,利用技术优势拓展医疗服务需求。风头正劲的医美行业就是典型的代表方向。2020 年,面对上市以来首次营收负增长,主要从事中成药和化学制剂药研产销的特一药业集团股份有限公司跨界布局医美赛道,于 2021 年出资设立广东特美健康科技产业有限公司,以自家中药产品的临床研究(如皮肤病血毒丸针对青春痘和金匮肾气片对治疗脱发的临床研究)为契机,大力开发及引进医美上游品种。还有之前连年亏损的振东制药股份有限公司,因脱发产品大卖而终止剥离资产计划,反手开始打造防脱发的男士医美系列,并将之前拟剥离的安特生物制药子公司更名为安欣生物制药有限公司,专攻医美产品和康护用品。

虽然在创新药改革和临床辅助用药受限的大背景下，一众中药企业合理运用曲线思维实现了新价值折现，但由于中成药院内发展陷入瓶颈和集采竞争加剧，中标企业需要在短时间内完成扩产释能以满足新市场格局，压力不容小觑；未中标中成药厂商市场空间萎缩，岌岌可危。基于此，中成药企业仍需继续寻找新增长点，或许今后将有更多的跨界、转型案例呈现。

（部分内容来源于网络与历史文献，编者整理）

（一）基本释义

曲线思维多指当行事遇阻或者难以承担创新创业所需成本时，脱离一般思维模式，借助变通融合、迂回借道等形式对惯用处事路径进行改造，进入新的思维框架中思考解决问题之法的思维活动。曾有人以蚂蚁觅食来形象说明：一只蚂蚁过陡坡而另一只蚂蚁绕过陡坡，最终绕路的蚂蚁更早享用到食物。

不可否认，在思考解决某一问题时，出于人类本性，为了追求省时、省力和立等可见的效果，人们往往采用点对点的直线思维寻求答案或者解决问题的办法。

但是创新创业活动不同于一般的社会生活，过程中时常会有来自内外部的不可测、不可逆变量出现，超出自身能力或资源的承受范围，引发棘手问题亟须求解。如导引案例中，中成药省际联盟对院内销售辅助用药施加限制，开始集中采购，旨在降低广大病患用药支付成本。中药企业作为被执行方，在这一前提下难有腾挪余地，采用直线思维得出的对策难以如愿脱困，此种情形下就需要以曲线思维模式另辟蹊径，达到资源或利益共享或构筑风险港的目的。

（二）运用要点

1. 辩证看待曲线成本

俗语说：欲速则不达。创新创业遇到的困难常常就在于已知与未知、条件与目标之间没有明显的通路，隔着层层障碍。在资源有限的前提下，如果避直就曲，绕道之后能抵达目标，付出的成本才具备价值。反之，不能抵达目标，路程再短，付出的也都是无功而返的代价。绕道理论上是舍近求远，意味着付出更多的时间成本，但在某些情况下则是大智若愚的创举。用好曲线思维，就会呈现"山重水复疑无路，柳暗花明又一村"的效果。

反观世间万物发展，多以曲折式、螺旋式、波浪式前进运动，往往漫长的迂回道路反倒是达成目的的最经济途径。以退为进、以迂为直的方法，不啻对事物发展规律的遵循和运用。

2. 曲线思维的非断裂性

运用曲线思维是有目的性的变化、融通，不是脱离式的转换。其思维方法的主要特征是：新路径与原有路径并不是断裂开来的"另起炉灶"的方式。如导引案例中所展示的中药厂商纷纷踏上跨界转型的曲线谋变之路，但无一例外的是，没有一家舍弃了品牌优势、技术优势，无论是涉足功能性食品行业，还是介入医疗美容赛道，其从属医药卫生行业的背景身份都发挥了重要作用。所以说,运用曲线思维也需懂得利用已有优势开展变通、融通,以利于创新创业者合理降低新场域内的建构成本,依托核心价值溢价迅速形成竞争优势。

3. 多点连线的曲折形态

现实环境里,创新创业类曲线路径的真实"曲率"并非如数学理论一般直观,也绝非如线条形态变换一般简单。在很多实际商业运作案例中,创新创业主体都采用了多点联动、多方借力的开放式格局,而非单一手段来完成"曲线救赎":通过引入多主体,将互补资源代入、整合,压缩非必要的成本项,把原有的大比例风险进行分担、转嫁;通过布设多渠道,提高转化实践的成功率,掌握寻找突破口、转换赛道的主动权。

六、管理(统筹)思维

【导引案例】

昔日国内"化药双雄"的管理简史

2000 年 7 月,位于浙江的化学制药企业浙江海正药业正式登陆中国 A 股沪市主板,开盘市值为 40.8 亿元人民币。同年 10 月,江苏同行恒瑞医药紧随其后,开盘市值为 36.8 亿元人民币。然而 20 年后,曾经都颇具实力、代表中国化学制药龙头的两家药企发展境遇却大相径庭:前者市值不足 200 亿元人民币,资产回报率与普通理财几无差别;而后者步步为营,坐稳国内药企龙头宝座,市值一度超过 6 000 亿元人民币,上市以来涨幅近200 倍,资本市场称之为"药茅"。

当初,二者由同一起跑线奋力向前,并驾齐驱,相似度奇高:

1. 都拥有锐意进取、具备战略眼光的杰出管理者(海正药业有白骅、恒瑞医药有孙飘扬)。他们执掌帅印,率众力挽狂澜,使企业实现从濒临破产到成为行业翘楚的华丽转身。

2. 企业创建地均为临海港城,非省域内经济高地:海正药业在浙江台州,恒瑞医药在江苏连云港。

3. 正式起步都源于主动与科技"联姻"积累了"第一桶金",并培植出重视研发的"发展基因":海正药业与上海医药工业研究院合作,引进治疗前列腺增生的新药,销售额达数千万元;恒瑞医药则与中科院系统合作,重金买下新药异环磷酰胺的专利权,瞄准抗癌药物研发,一举打开抗肿瘤药产品市场,销售额破亿。

4. 同于 1997 年完成原始股改,又于同一年登陆国内资本市场,市值接近 1:1,连股票代码用的都是一样的数字符:海正药业股票代码为 600267,恒瑞医药股票代码为 600276。

今天,唏嘘感叹之余,我们不妨从管理与统筹方面入手梳理,或许能够发现其中的部分暗线。

一是，产品管线布局上的管理差异产生效益曲线分化。受益于肿瘤药仿制成功，恒瑞医药锚定肿瘤、麻醉领域的进口替代市场，进而确立"只做首仿"的定位，产品管线明确，产销两旺。海正药业则利用原料药完成资金积累，依托生产技术平台和下游承接能力来完成产业升级，全力打造集高端制剂和研发于一体的综合型药企，并牵手全球药业巨头辉瑞，试图扩大丰富产品管线的优势。然而，由于管理研发项目过多过杂，未能形成有效聚焦，研发立项和市场脱节情况严重，陆续出现投入巨大但产出滞后等问题，犹如"虚胖"过后再"瘦身"必定痛苦不已。

二是，企业内部管控上的管理走向导致组织核心型变。20世纪90年代后期，在国企改革"国退民进"争论背景之下，性质变更一事检验了各家企业管理的底色和成色。回望历史，行业分析人士普遍认同化药龙头的分水岭就在管理层收购（MBO）一环。恒瑞医药精妙布局，众志成城，成功完成管理层收购，有效激发了内部管理层的积极性。如今恒瑞医药仍有不少高管在职坚守，更有多人登上国内医药百富榜单。而海正药业错失好局，令人扼腕叹息，董事、监事、高管相继离职，最终核心人物白骅也憾然作别。

三是，在行业战略机遇的统筹把握决定发展脉络走势。早在1987年，当绝大多数国内药企还在生存线上挣扎时，白骅已经带领海正药业着手进军海外市场，以原料药高端化路线谋求建立国际品牌形象。海正药业收购两款药品后通过生产技术和工艺革新，药品先后通过FDA认证，成为国内首家打入欧美高端市场的药企。此后，海正药业凭借研发实力和准入能力，开始为国外厂商提供特色原料药。然而，欧美市场高门槛和国内市场被蚕食，加之随后的药品监管风暴，使非创新药利润骤降，与辉瑞的跨国合作也因长期以来国外药企在中国市场的高利润红利极速退潮而受影响，企业国际化战略因过早、过急而"生不逢时"。反观恒瑞医药，步入21世纪，国内医保扩容释放出大量就医需求，药品监管逐步强势盘整产业，行业创新和集约化提质升级的两大改革方向确定。孙飘扬快速解读政策动向，制定了由仿制转为深耕创新的战略规划，发挥资金优势，在新药低谷期逆势而上，大力招揽人才，坚定研发决心，抢在药品专利体系完善前从速仿制海外抗癌产品，专利体系严格后转做药物结构改良。其创新战略让企业始终立于不败之地。最终，新药研发布局适时迎来变现高峰，阿帕替尼、艾瑞卡、艾瑞昔布等"现金奶牛"陆续获批，企业市值飙升。

（部分内容来源于网络与历史文献，编者整理）

（一）基本释义

管理思维模式是创新创业主体基于自身规划发展或有序处理纷繁复杂事务等目的，在承担角色、履行权责之前或过程中伴生的思维意识。

在导引案例中，医药商业时代与管理帅才的双向奔赴造就了恒瑞医药和海正药业的一个个辉煌时刻。但两家企业也在关键的历史节点，因为不同情形、因素而做出了各自的抉择，其中的艰难险阻或许只有身处漩涡之中的人才能体会，但管理思维对于企业现状的影响是有目共睹的。

组织行为学研究揭示：通过有效的管理，创新创业团队可以重新整合人才、资本等要素，使之与内外部所有利条件相结合，以此调整、优化创新创业环境，进一步增强自身实力和创新竞争力，释放生产力，从而为实践活动迈向成功奠定基础。因此，锻炼和培养管理思维是保障创新创业活动效率的可靠途径。

（二）运用要点

1. 设定明确的管理目标

无论是创新还是创业，管理思维都需要基于明确的目标导向，这一点对于内部管理格外重要。如今，创新创业鲜有"单打独斗"的例子，团队协作成为创新创业的基本形态。当一个团队有明确的目标时，团队才会与管理同频共振，发展得愈来愈好。与优秀的创新团队接触时，人们会对其富有感召力的文化符号（slogan）印象深刻；在参观企业时，人们很容易发现公共空间位置都会极其醒目地展现其发展目标。这些灌输理念、打造氛围的设计，背后就是对于所追求理念的认同。

据统计，管理因素而非资金因素才是大学生创新创业团队分崩离析的最主要败因。管理思维作为组织创新创业活动或项目所需的基本素养，并不是只有创新创业负责人或管理层相关人员才需要具备，团队中全体成员都应当学习、认知管理目标，服从管理思想，以形成合力、步调一致。只有如此，才能为整体行为提供系统性、结构化的支撑，有力避免团队陷入杂乱无序的状态。

2. 认知非均衡态的管理结构

时间是公平的，也是有限的。作为管理者，思维意识上务必谨记抓大放小、要事优先的原则。在进行统筹考虑、长远谋划的同时，管理视野要宽。不仅要向内管好现在，还要往外看清未来。

比如：在创新创业落脚点的选择上，做出决断前一定不能脱离自身所处行业的实际，要能够与关联趋势相耦合，尽量植根于适宜的管理生态之中。没有合适的成长土壤，很难实现创新创业者的初衷和理想。回看导引案例中两座新兴城市：一个是江苏连云港，另一个是浙江台州。前者孵化出四大创新王者——恒瑞、正大天晴、豪森、康缘，市值总和超过万亿。后者坐拥十大原料药公司——华海、海正、仙琚、九洲、天宇、海翔、司太立、圣达、济民、奥翔，生产的原料药遍布全球五大洲，产量之大让业界戏称"世界药房看印度、印度原料看台州"。区域化的群体崛起既得益于国内医药产业红利，也折射了一批批创新创业奋斗者独到的思维和眼光。

3. 预设分段式管理成果

对于成果的凝练是创新创业管理思维的重要考验。管理思维的价值不在于宣扬参与者要一味苦干和绝对服从，而在于依靠管理手段促进组织产生成果，从而强化组织的存在价值。

大学生创新创业项目参与人群的年龄偏小，对待事物发展的耐性和韧性都有年轻人的特质。管理者要树立"短反馈周期"意识，或者说成果意识，具体而言，就是在制定管理设想时，要有切实举措能够推动团队的努力转化成一定的阶段成果，而不只停留于眼前的工作本身。特别是药学类项目,其周期长、失败率高,更不宜将团队组建的起步目标确立得太过宏大,以免成员们长期得不到激励反馈。

【本章小结】

思维是人们认识世界、改造世界的无形工具,创新创业思维更是大学生群体学业成才和实现职业成就的利器。随着经济全球化、世界多极化、社会信息化的纵深发展,未来的竞争力比拼将逐步由有形资源的竞争转变为思维角力。

对于今天的学习者来说,束缚和瓶颈并非互联网、大数据、智能化带来的新理念、新知识、新工具和新方法,而是旧有的思维习惯和行为依赖,用定势的、僵化的、权威的知识、信息和经验去解释新的现象,解决新的问题,研判新的变化。创新创业思维具有可塑性,通过专项学习、培养、实践训练,可以实现思维水平、实践能力与意识的有效提升,最大程度地将"被讲解—被接受"的知识解放为"被认知"的状态。

古语云:"善战者因其势而利导之。"面对充满不确定性的未来,不可预知的变化是永恒的,它既是挑战,也是机遇,会带来困境,也会制造惊喜,关键就在于即将与之相遇的青年一代能否与时俱进、思维再造。

【延伸悦读】

从周鸿祎改造 360 路由器领略用户思维的力量

奇虎 360 公司决定推出第一版路由器时,聘请了极负盛名的日本设计师亲自操刀打造外观。最终,鹅卵石造型惊艳亮相(图 6-4)。为了匹配整体外形,这款路由器特地采用内置天线,接口也由有线路由器时代的"4+1"模式(1 个接外网,4 个留作他用)变为仅保留 2 个。

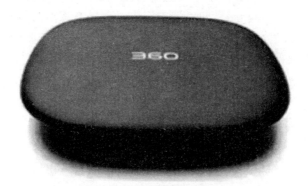

图 6-4　第一代 360 路由器外观

针对以上问题,周鸿祎从用户角度质疑:首先,用户购买路由器最关心什么? 肯定是信号好不好啊! 虽然周鸿祎理性认同内置天线的效果不输外置天线。但感性认知上,周鸿祎心里清楚,用户会认为产品光图美观而少装了天线,信号不见得好。还有接口数问题,很多用户很可能认为 4 个接口的路由器比 2 个接口的路由器功能强大,况且在成本上 4 个接口比 2 个接口仅多 2 元钱。对于前卫的鹅卵石造型,周鸿祎也不认可,他站在普通用户的审美角度置评,直言这款简洁造型会让用户觉得它更像一个肥皂盒,通俗地说,就是成本好几百块钱的路由器看起来像价值几十块钱的东西。

就此,公司内部发生了激烈争论。然而,设计师和产品经理坚持己见,一致抗拒改进意见,按照既定方案推出了心仪作品。结果,第一版路由器上市销售颇为惨淡,即使降价促销也卖得很一般,彻底印证了周鸿祎的先期判断。

等到开发第二版路由器时,周鸿祎用类比例证先来开导产品经理:"北京的饭店服务差、吃的差,但是餐巾纸随便用;南方饭店服务好、饭菜好,但一包纸巾要 1 元钱,1 000 元的饭吃了,但每次付钱买纸巾的时候就是很不爽。所以,我们的新版路由器得有外置天线,哪怕是 4 根天线。其实,几根天线不重要,重要的是让用户感知到,而且符合他的常识。你和用户说 1 根天线就够了,不需要天线就够了,他们能接受吗?"同时,为了强调该路由器信号强的特性,周鸿祎直接把它定名为"大户型路由器"。为什么取这个名称?第一,"大户型"意味着空间大,只有信号强才能保障大空间适用环境;第二,"大户型"是每个人向往的目标,不管买不买得起大户型住宅,都完全可以消费得起大户型路由器,这是一个体验的问题,映射了购买者潜意识中的追求。此外,第二版路由器还借鉴了苹果笔记本的外观设计,采用铝合金外壳,大大提升了产品精致感(图 6-5)。最后,这款路由器定价仅为 89 元,还包邮! 一下子抓住了用户的消费心理。一经上市,该产品迅速稳居销量冠军位置。

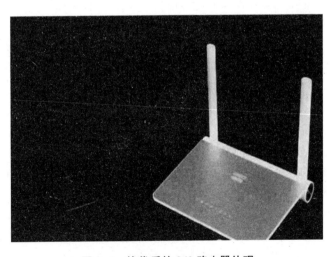

图 6-5　换代后的 360 路由器外观

这场漂亮的翻身仗充分展示了作为掌舵人的周鸿祎深植于心的用户思维。事后,周鸿祎多次阐述为何互联网公司开发出来的很多产品销售状况不及预期、败走麦城,主要败因就是太过自我,内部一堆专家做出了太多技术假设,但是做产品恰恰不能去假设用户一定能理解你的想法,以为用户必然知道产品新开发的功能,且用户一定能够找到该功能,还可以完美地认可并使用起来。

360 路由器的生死劫就很好地启示了众多创新创业者：当需要做选择时，不要想太复杂的东西，直接想想普通用户是怎么想的就行。

丁香园——从查文献的问题中萌芽壮大

1999 年，丁香园创始人李天天刚从哈尔滨医科大学本科毕业，如愿考取了本校肿瘤免疫学专业，成为一名硕士研究生。攻读硕士研究生期间，李天天发现研究生学习生活与本科时"三点一线"的学生生活大有不同，文献查阅任务量明显上升，在图书馆中翻阅专业期刊成为常态。随着时光推移，李天天察觉到一个问题——要在浩如烟海的资料中寻找到自己需要的文献实在太费劲，而且留存资料需要交费复印，前期这笔开支可能微不足道，但日积月累也颇为可观。往往要么是资料印多了造成浪费和超支，要么就得折腾自己琢磨再三复印与否。毕竟 20 多年前不同于今日，学生群体家庭经济并不宽裕，加上个人电脑拥有率还非常低，上网普遍采用 ADSL 拨号方式，费用也不便宜，这些因素导致网络检索鲜为人知。

某天，李天天带着困窘就这个问题向同学大倒苦水，这时有人向他提出上网使用 PubMed 文献数据库来解决，尝试之后，李天天欣喜不已，信息化的检索工具用起来又快又准，不仅事半功倍，电脑操作环境下的存储和调用也十分便捷。命运之手将他推到了互联网大门前，使他在求学跋涉中一下子获得了技术优势。此刻，他深知自己虽然不是校内第一个"吃螃蟹"的人，但一定属于站在前排的少数派。并联想到大批师生面对海量的专业信息必定有着同样的苦楚，即使能够接触网络也未必能掌握恰当的检索技巧来充分利用互联网信息资源。这就促使前序问题发生了质变飞跃：我如何能解决他们查阅文献的痛点？答案是：自创一个服务于医学专业的检索网站！

通过数月刻苦自学 Dreamweaver，借助当时网易提供的 50M 免费空间完成文件上传，李天天闻着校园内弥漫的丁香气息，给雏形网站取名"丁香园医学文献检索网"。

怀揣儿时梦想，结合求学经历，加之后来幼子抢救一事，李天天一直感念从医的神圣。他只去做一名医生，或可拯救数千患者，但如果有能力为 300 万执业医生群体提供服务，则能拯救更多人。下定决心，李天天放弃读博计划，全职投入丁香园的事业之中。随着文献检索服务不断地沉淀和积累，丁香园得到了越来越多的医生用户的认可，成为业内知名的专业论坛。

2018 年，经过 D 轮融资后的丁香园估值已超 10 亿美元。一路走来，李天天从普通医学硕士研究生求学的一个共性问题起步，将丁香园从校内小网站孵化成了一家互联网医疗独角兽企业，凭借的就是透过解决问题融入思维，将普适性价值不断拓展。否则，如果当初选择暗自享利，那么国内无非多了一名精通互联网的医学硕士或一篇善于引经据典的研究生毕业论文而已。

（部分内容来源于网络与历史文献，编者整理）

靖江造船业的成功突围

靖江市简称"靖"，行政上隶属于江苏省泰州市，坐落于长江下游北岸，东、西、南三面临江,因"扼江海门户,捍卫全吴",故称"靖江","靖"乃安定太平之意。靖江拥有优质长江岸线54公里,南至东南与江阴市、张家港市隔江相望,东与南通市如皋市相邻,西北与泰兴市相连,是新兴港口工业城市。

根据中国船舶工业协会统计数据,2021年,靖江市全年新接造船订单178艘,共计1 828.4万载重吨,超过了世界造船大国日本。在南京、苏州、无锡等工业强市环伺的长三角区域,以蟹黄汤包和猪肉脯闻名的县级市是如何实现产业崛起的?这值得一探究竟。

20世纪90年代,正值造船业发展风口。靖江拥有35公里深水岸线,可建造万吨级深水码头,但与上海、大连、南通等造船工业强市相比,靖江既无海港优势,也未受军工青睐,工业基础支撑更是难以企及。靖江市想要在造船业产业链中谋得一席之地,硬上蛮干无疑是往死胡同里撞,只有"错位发展"才是明智之选。于是,这座小城瞄准10万载重吨以下船舶的市场缝隙,沿着旁路支流开启了特色发展航程。

一路下来,当地造船企业经营得日渐兴盛。进入21世纪,靖江造船业形成"三足鼎立"格局。然而,很多其他地市出现的同行争利、互相倾轧的剧本在智慧的靖江人手里没有上演。为了避免出现"重复接单、压价竞争、互挖墙脚"的恶性循环,同乡企业共商互惠,彼此达成默契,各自专精于不同的商道:新时代造船有限公司定位于制造5万吨级左右的散货船和7万吨级的油轮;江苏新扬子造船有限公司定位于制造10万吨级FPSO船、10万吨级成品油轮、3 000标准箱以上集装箱船、高附加值特种船、各类船用钢结构;东方造船公司定位于制造8万吨级以下散装轮、4 000吨级起重工程船、2万吨级浮船坞、万吨级集装箱船……梯队发展背景下,靖江造船业合理定位,埋头苦干,抓住机遇期形成区域优势,建立了规模化产业集群,合力打造了靖江造船名片。

2008年,全球金融危机爆发,造船价和新船承接量大幅下滑,以出口为主的船舶产业陷入危机。靖江造船企业没有坐以待毙,政企联动积极运作在建船舶融资抵押业务,及时纾解资金困局,并借机开始向船配、海工等方面多元化发展。新冠肺炎疫情袭来,靖江凭借先前经验,紧抓国际航运市场深度调整机遇,抵御住了全球造船业全面"洗牌",从而成功逆袭。

数十年励精图治,靖江激活民营造船企业活力,用好华东地区活跃的民营资本和开放的政策支持,为提高造船附加值培育了龙头企业带动产业链延展,从而实现"突围",谱写了属于自己的产业经济故事。未来,向绿色转型、向深蓝挺进将会成为靖江造船业的新航向。

(部分内容来源于网络与历史文献,编者整理)

【拓展资源】

书籍:
张磊.价值[M].杭州:浙江教育出版社,2020.
电影:
《奋斗的乔伊》,美国。导演:大卫·O.拉塞尔。

短视频：

一个百大 up 主的创业故事，链接地址：https://www.bilibili.com/video/BV1Bb4y1R7WQ.

【课后训练】

1. 与小组成员分享你知道的创新创业思维案例，谈谈这些案例对你解决当下学习或生活中所遇到的问题的思路有哪些启发。

2. 药学类院校的创新创业项目中常见中药香囊、用药咨询应用程序、药膳等同质化选题，但很少有持久开展或成功的项目，请就这一现象进行小组合议和集体分析。

综合实践篇

第七章 思维导图训练

【学习目标】

1. 了解思维导图的起源、特性和优势，认知思维导图；
2. 熟悉思维导图的绘图思维和方法；
3. 能够手动或运用软件绘制思维导图。

第一节 认识思维导图

一、思维导图

（一）概念

思维导图，也有人称之为"心智导图"，即通过发散性思维厘清思路，以期找到其中的关键因素，并提高做事效率的一种图形工具。因此，思维导图实际上只是一种工具，但通过它可以用思维厘清思路，而且在按照思路执行的情况下，还可以极大提高使用者的办事效率。这正是我们学习思维导图的意义。

（二）起源

思维导图的发明人是东尼·博赞。学生时代的东尼·博赞常常无法理解吸收老师教授的知识，成绩也不理想，甚至还呈现出越来越差的趋势。但东尼·博赞没有就此沉沦，而是积极寻找解决办法，最终发明了思维导图。

二、思维导图的类别和基本类型

(一)两大类别

根据侧重点不同,思维导图大致可分为两种类别:实用型思维导图和艺术流思维导图。

1. 实用型思维导图

实用型思维导图注重其在实际运用中的指导作用。这种思维导图的优势在于内容一目了然,绘制较为快速,且往往有较强的逻辑性。但它有一个明显的劣势:多以文字为主,较为单调,对读者的吸引力相对较弱。

2. 艺术流思维导图

艺术流思维导图即在绘制时注重图像的外观,力求图像足够吸引眼球。这种思维导图最大的优势是可以给读者留下深刻的印象,进而达到良好的传播效果。但同时,这种思维导图也存在一些劣势,如:需花费大量的时间绘制,修改不便,可能因为过分注重外观而忽略内在的逻辑关系等。

(二)八种基本类型

1. 圆圈图

圆圈图,顾名思义就是由圆圈组成的思维导图。圆圈图经常用于定义,也就是围绕着圆中的一个主题进行无限发散。传统的圆圈图是由两个同心圆组成的,内部的圆形就是主题。主题种类不限,可以是词语,也可以是数字等。而围在外面的大圆则用于填写和中心主题相关的所有细节特征。这种圆圈图普遍应用于国外的儿童教育,可以说是儿童启蒙、发散儿童思维的最佳方法。此外,现在很多组织或者企业都会让员工借助圆圈图进行头脑风暴。你可以让包围在中心主题之外的大圆无限大,这样一来,可以容纳的思维与细节就是无限的。圆圈图的绘制方法十分简单,而且形式非常简洁,用来定义事物是不错的选择。如图7-1。

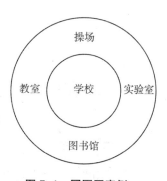

图7-1 圆圈图案例

2. 气泡图

由圆圈图延伸出的气泡图结构同样也十分简单。传统的气泡图在逻辑上一般只延伸一层。气泡图天然具有发散扩展性质,在一层的基础上,理论上可以进行无限扩张,所以气泡图适合应用于幼儿教育。练习绘制气泡图可以使人学会从多个维度看待问题。气泡图应用的范围同样十分广泛,不仅可以用于分析解释事物,也可以用于描述其他事物等方面。气泡图通常用来定义事物的属性或者事物之间的联系。绘制气泡图,通常在中心的圆圈里写出中心主题,在用分支相连的气泡中写下描述中心词的内容。这样的导图模式可以让人快速找到事物的多项特征,并且可以有效地锻炼人们的发散性思维。

请以生物药物为中心主题运用发散思维填写图 7-2 的气泡图。

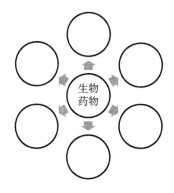

图 7-2　气泡图案例

3. 双气泡图

与气泡图类似的另一种传统思维导图是双气泡图。双气泡图整体形式仍旧和气泡图一样,用分支将不同的气泡连接在一起,但和气泡图不同的是,双气泡图同时拥有两个中心主题。双气泡图可以说是气泡图的升级版,同时它也是一种进行主题间分析的工具,主要特点就是可以同时体现两个主题之间的差异与共同点。在绘制双气泡图时,要将两个主题分别画在两个不同的圆圈中。和气泡图一样,分支连接着更多的气泡,可以发散思维。不同的主题气泡连接的气泡是它们各自不同的属性或者联想,但是如果两个主题之间有了共同的联想,那么就要用一个共同的气泡将这两个主题联系在一起。双气泡图看上去往往会有些混乱,因为两个主题共同的分支与各自的不同分支交叉在一起。但双气泡图有个好处,那就是当思维只限定在一层逻辑上的时候,两个主题之间有什么样的共同性就一目了然。正因为如此,双气泡图往往应用在需要将两个既有差异又有共性的事物放在一起进行对比的场合。

请根据双气泡的中心主题设计填写图 7-3 的双气泡图。

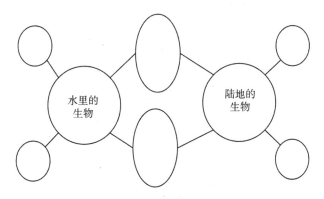

图 7-3　双气泡图案例

4. 树状图

树状图看上去就像是树的样子,因此而得名。不同于气泡图或者是圆圈图的那种发散形式,树状图更加适合用来对事物进行分组或者是分类。从树状图的表现形式来看,树状图不止局限于第一层思维,而是可以进行无限的发散,并且可以将与上一层有关联的全部信息都加进来。树状图运用了思维导图中的一级、二级和三级关键词的概念,可以很好地对中心主题的特征或者关联词进行排序和分类。绘制树状图,要将中心主题置于树状图的最顶端,再将被分类的事物写在下方,根据一级、二级和三级主题的层次,像树枝一样进行发散。如图 7-4。

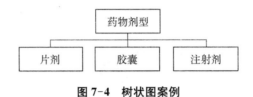

图 7-4　树状图案例

5. 括号图

括号图从绘图形式上看,和前面讲到的树状图有些相似,但和树状图不同的是,括号图更多地应用在分解上。因为括号本身的表现形式就是将括号内的内容包括进来,这样能够更加精准地同时对事物的整体和局部进行分析。所以括号图更常用于分解问题。例如,将世界进行拆分,拆分成一个一个的国家,这样可以更加直观地看出整体的组成部分,也可以十分明显地看出拆分的个体之间的差异,便于记忆中心主题。绘制括号图一般在括号图的左侧写或者画出中心主题,然后用一个大括号表示将中心主题分散,之后每个部分再用一个括号分列出关于该部分细节的描述。绘制括号图还可以培养一个人的空间感,因为括号图的主要用途是分解,因此如何分解、分解成哪些部分都十分关键。在绘制括号图的过程中,还可以从感官上清晰地理解主题中心是如何构成的。如图 7-5。

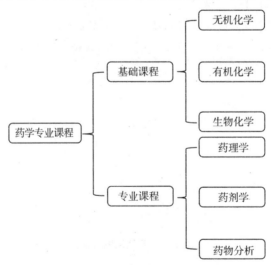

图 7-5　括号图案例

6. 流程图

人们在日常生活当中最常使用的大概就是流程图了。流程图主要用于对一件事情进行描述，可以最直观地表现出事情发生的顺序、过程、步骤等连贯性强的内容，因此，流程图也是最能培养程序性思维的思维导图形式。在绘制流程图时，通常在最大的方块中写下中心主题，然后用箭头按顺序连接其他的小方框，将描述中心主题整个过程的步骤按照逻辑顺序串起来。流程图的应用十分广泛，一本书的故事叙述流程或者电影导演绘制分镜头脚本都或多或少地运用了思维导图中流程图的思维理念。例如图7-6是其中一种形式。

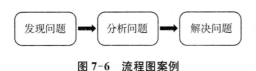

图 7-6　流程图案例

7. 复流程图

多重流程图也就是复流程图，和普通的流程图有共同点，也有不同点。普通的流程图根据中心主题的发展顺序进行绘制，而复流程图则主要是用来描述事情的前因后果的。从两者的绘制方法上也不难看出差异，流程图大都是用一条龙式的表现形式，将中心主题放在一开始进行讨论。但是复流程图则不同，在绘制复流程图的时候，要将需要定义的中心主题放在中心的方框内，然后在四周对这件事情进行描述，展开思路。一般情况下，在中心的左侧描绘这件事情产生的原因，并且用箭头将原因与中心主题连接到一起；在中心右侧填写中心事件发生所导致的结果，同样用箭头进行连接。复流程图最大的特征就是可以十分清晰地表现出事情发生的先后顺序以及起因、结果，并且通过对原因和结果的分析，使读图者快速地分清事情的走向。

如图7-7，可以采用这种形式提炼出同一个故事的重要事件，起因写在上方，结果写在下方。

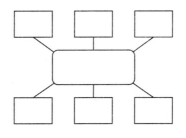

图 7-7　复流程图案例

8. 桥形图

桥形图对于很多人来说可能是一个十分陌生的名词，但桥形图却是思维导图中最为常用的形式之一。在绘制思维导图的过程中，往往会遇到想要将很多同类型的事物或者不同事物放在一起类比的情况，但是普通的思维导图形式很难将各种元素杂糅在一起，桥形图的出现就很好地解决了这样的问题。这是一种主要运用类比和类推的思维导图模式，可以将同类型的事物放在一起进行全面的类比和分析。在绘制桥形图时，桥形横线上方和下方的事物一般是具有相关性的，可以是同种事物，也可以是不同种事物，但都是根据中心主题的定义延伸出来的，然后按照这种相关性，可以列举出更多具有相关特性的事物。图7-8就是一个典型的桥形图。

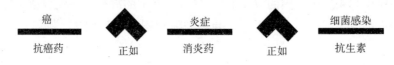

图7-8 桥形图案例

三、思维导图的特性

东尼·博赞认为思维导图主要有4个特性：内容聚焦、思维发散、逻辑性强和美观大方。

（一）内容聚焦

思维导图的聚焦性主要是指它具有一个明确的主题，并且这个主题通常位于整个思维导图的中心位置。此外，思维导图的聚焦性还体现在读图者可以从图中直接看出绘制者的基本意图。

（二）思维发散

从思维导图的结构来看，它是一级一级往下划分、从中间向四周辐射的。但是一幅成功的思维导图并不会因为层级较多而显得凌乱，相反，当读图者按照正确的顺序读图时，可以领会到绘制者的条理。

（三）逻辑性强

思维导图并不是随意画就的，一幅合格的思维导图必须具有一定的逻辑性。这主要体现在两个方面：首先，图中各层级的关系具有内在的联系；其次，图中的连线是绘制者思路的体现，其中蕴含了绘制者的绘图逻辑。

（四）美观大方

思维导图并非仅仅是一些关键词和简单连线，许多思维导图中都会适当添加图形、颜色和代码等内容，以增加其美观度。

四、思维导图的优势

思维导图拥有众多优势，主要体现在以下 5 个方面。

（一）主题内容明确

与线性笔记等常见记录方式相比，每幅思维导图都有一个明确的中心主题，并且这个中心主题在整个思维导图中是十分醒目的。因为中心主题是思维导图的内核所在，它可能不是思维导图中最出彩的地方，但一定是首先抓住读图者视线的内容之一。

（二）内容清晰呈现

思维导图中最主要的内容是关键字和连线。关键字和连线是思维导图中不可或缺的元素。虽然当内容较多时，思维导图看上去是密密麻麻的文字和连线，但是读图者却能从中快速找到主分支和次分支，而且在按照先主后次的顺序进行阅读时，读图者还能明显领会到绘制者的条理。即便所包含的内容很多，思维导图也能清晰地呈现。

（三）逻辑关系明确

虽然思维导图具有发散性，但其各层级之间具有明显的逻辑关系。当两个内容为并列关系时，它们在思维导图中将以同级节点的形式呈现；当两个内容为包含关系时，它们很可能以父节点和子节点的方式出现；当两个内容虽有联系，但并非并列或包含关系时，在思维导图中则会用连线表示它们的关系。因此，无论两个内容为何种关系，在思维导图中都有具体的表现。读图者能够通过某个内容在思维导图中的位置，快速看清其所处的层级。

（四）全面把握内容

线性笔记基本上以纯文字形式呈现，而思维导图是线性笔记的升级版，除了对关键字进行提炼外，还会适当添加连线和图形等。因此，思维导图的信息量通常要多于线性笔记。一些优秀的思维导图甚至可以通过某些图形或关键词引导读图者，给读图者提供联想的契机。相比线性笔记，思维导图对中心主题相关内容的把握通常更为全面，特别是出现难以直接用文字描述的情况时，思维导图可以通过图形等形式凸显出其表达优势，进而更完整地呈现所要表述的内容。

（五）表现形式多样

思维导图的丰富形式主要体现在两方面。首先，从组成上看，思维导图中通常包含文字、图形、代码等，并且其多注重图中颜色的搭配，这一点在以审美性著称的艺术流思维导图中表现得尤其突出。其次，思维导图的制作模板众多，绘制者可以根据自身需求进行选择，因此，即便中心主题相同，绘制出的思维导图也可能呈现出不同的效果。

第二节　思维导图的绘图思维和方法

一、思维导图的基本结构

思维导图可以用于对信息进行系统化整合,处理繁杂的任务,提升工作效率,但其基本结构十分简单,主要由 8 个要素所构成。

1. 中心节点

中心节点也可称为中心主题,它位于思维导图的中间位置,是需要解决的问题的核心,是思维发散的起点,是整理内容的重点。中心节点就像一篇文章的中心思想,各个节点必须与其有一定的联系。因此,中心节点通常位于导图的中心或起始位置。在艺术流思维导图中中心节点以图的方式出现,而在实用型思维导图中中心节点多以文字方式出现。

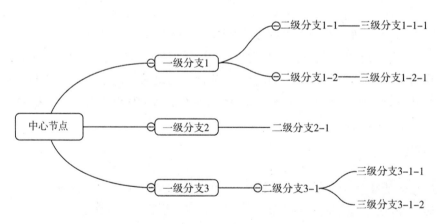

图 7-9　思维导图基本结构

2. 关键分支

关键分支也可称为主分支,它是指从中心主题直接延伸出来的分支,包括主节点及其下属层级的所有内容。如图 7-9 所示,其中"一级分支 1""二级分支 1-1""二级分支 1-2""三级分支 1-1-1"和"三级分支 1-2-1"共同构成了"一级分支 1"这条关键分支。

3. 细节分支

细节分支也可称为子分支,它与关键分支相对,是由非中心主题直接延伸出来的分支。虽然子分支的内容少于主分支,但它是子节点与其下属层级内容的合集。如图 7-9

所示,"二级分支1-1""二级分支1-2""三级分支1-1-1"和"三级分支1-2-1"构成了一条子分支。

4. 主节点

主节点也可称为一级分支,是指由中心主题延伸出来的子主题,它在整个思维导图中起承上启下的作用。它既是对中心主题的分解,又是下属层级的总结。如图7-9所示,"一级分支1""一级分支2""一级分支3"均为主节点。

5. 父、子节点

父节点和子节点是思维导图中描述层级关系的一对术语,指相连两个层级之间具有包含关系。两个层级中包含内容较多的一方称为父节点,而内容较少的一方则称为子节点。如图7-9所示,"一级分支1"是"二级分支1-1"和"二级分支1-2"的父节点,而"二级分支1-1"和"二级分支1-2"则是"一级分支1"的子节点。

6. 连接线

思维导图是一种框架式结构,因此,需要用线将各个节点连在一起,而连接线在思维导图中常用来连接具有包含关系的父、子节点。如图7-9,"一级分支1"与"二级分支1-1""二级分支1-2"之间便用连接线连接。除了包含关系外,思维导图中的连接线还可以表示推导、因果等非包含关系。所以应根据实际情况,具体把握其代表的含义。

7. 关键词

在思维导图中,每一级的内容均需要清晰、准确并简练地表达出来,以便读者快速准确地把握图中所以传达的信息,因此,每一级的关键词在思维导图中起到了至关重要的作用。通常,一、二级分支表示的是一个方面的内容,所以关键词需要有概括性,这样才能使读者全面把握该方面的内容;而三级及以下层级分支则较为具体,因此关键词应该是具有实际指向性的实词。

8. 布局样式

除了关键词、连接线、图形之外,布局样式也是影响思维导图呈现效果的一个重要因素。常见的布局样式有两种:一种是放射状导图布局(如图7-10),另一种是右向导图布局(如图7-9)。

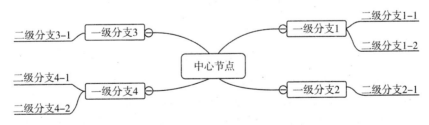

图7-10 放射状思维导图

二、思维导图的绘图思维

思维导图并不是凭空想象出来的,它是对绘图者思考内容的一种框架式的呈现。一幅思维导图是否逻辑清晰与绘图者的思路有密切关系。因此,只有绘图者思路清晰,其绘制的思维导图才能具有较强的逻辑性。下面对常见初级绘图思维方法进行介绍。

(一)初级绘图思维

1. 化繁为简法

每个人在生活、学习中总会遇到各种纷繁复杂的事情,而这时就需要将任务转化为一个个独立的小任务,将复杂的事简化,这是绘制思维导图的一种思维方法。例如,需要组织一个活动,而活动涉及很多方面的事宜,这时就可以对活动涉及的主要内容进行拆解,变为一个个需要进行具体安排的内容,然后再逐条规划,这样就将一件复杂的事转化为一件件简单的事,化繁为简(图7-11)。

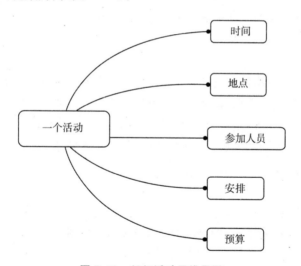

图7-11 组织活动思维导图

2. 目标展开法

目标展开就是将需要达成的目标作为思维展开的前提,并围绕该目标列出达成目标所需要考虑的各种问题,其基本模板如图7-12所示。通过目标展开法可以较为全面地考虑到实现目标所需要解决的问题,并在此基础上找到有效的解决方案。此外,即使是同一件事,也可以因为思维方式的侧重点不同而绘制出不同的思维导图。与化繁为简法不同,目标展开法更多是从目标的基本面出发,寻找更具现实性的解决方案。以学习英语为例,通过制订短期学习计划,然后通过目标展开法进行规划,可以更好地学习(图7-13)。

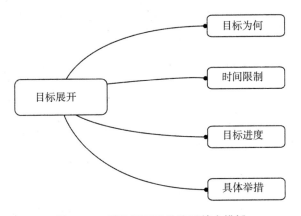

图 7-12 目标展开思维导图基本模板

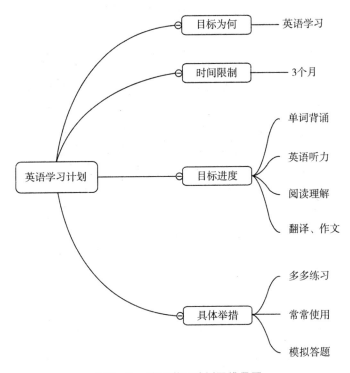

图 7-13 英语学习计划思维导图

3. 由果溯因法

由果溯因法就是由结果推导出原因的一种思维导图的制作方法,这种方法通常适用于已知结果而原因尚需要推导的情况。在科学研究中,发现现象然后逐步推导其原因就可以用由果溯因的方法。比如药学是一门实验性学科,经常需要做实验验证结果,而实验有可能失败,这时就需要推测其原因,如操作失误、原料不合格、实验设计有问题、仪器故障以及外界环境影响(图 7-14)。

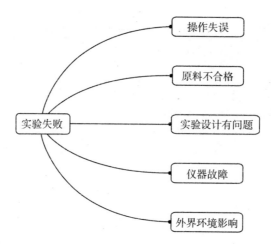

图 7-14　实验失败思维导图

4. 关键摘取法

每个人都遇到过这样的情况：外界传达了大量的信息，但因为条件有限，不能将所有内容完整地记录下来，这时就需要利用关键词摘取的方法，选择性地记录其中的主要内容。例如记课堂笔记，每节课老师可能会讲授大量的内容，想要快速地掌握重要的知识点，就需要从中提取关键词进行记录，这样可以更加清晰明了地记住所需要掌握的知识点。又如在研究影响酶促反应的因素时，就可以主要归结为两方面——内因和外因。然后再对内因进行总结，摘取关键词——酶浓度和底物浓度；而对外因关键词进行筛选，包括温度、pH、离子强度、激活剂和抑制剂（图 7-15）。通过提取关键词，就可以清晰明了地掌握重要的知识点。

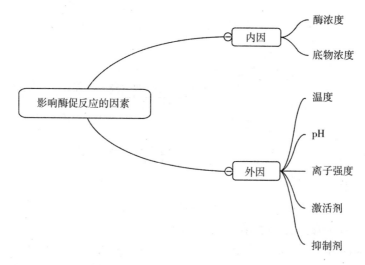

图 7-15　影响酶促反应的因素思维导图

5. 紧要先行法

紧要先行法是指当绘图者需要完成大量工作,而这些工作无法同时进行时,就可以将需要完成的任务按照紧要性进行排序,并根据排列的顺序将各个任务逐一完成的一种思维方法(如图 7-16)。

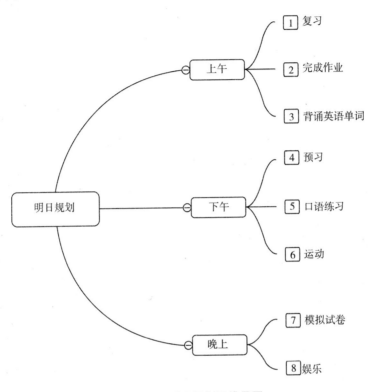

图 7-16　明日规划思维导图

6. 套用模板法

现在网上有大量的思维导图的模板(如图 7-17),各位绘图者可以根据实际情况选择合适的模板,然后进行修改和填充,这样可以快速地绘制成一幅思维导图。

(二)进阶绘图思维

1. 归纳推理法

归纳推理法是一种重要的逻辑推理法,可以分为两类:完全归纳推理和不完全归纳推理。完全归纳推理是根据某类事物都具有的某种属性,推出该类事物都具有该种属性的结论。完全归纳推理的特点是考察的全部对象没有超出前提所限定的范围,所以得出的结论往往是正确的。如图 7-18 所示,因为三角形只有锐角三角形、直角三角形和钝角三角形这 3 种,而这 3 种三角形外角和都是 360°。所以,由这 3 个实例可以推出所有三角形的外角和都是 360°,属于完全归纳。而不完全归纳推理是根据某类事物部分对象具有某种属性,推出该类事物都具有某种属性的结论。不完全归纳推理中所依据的实例不能

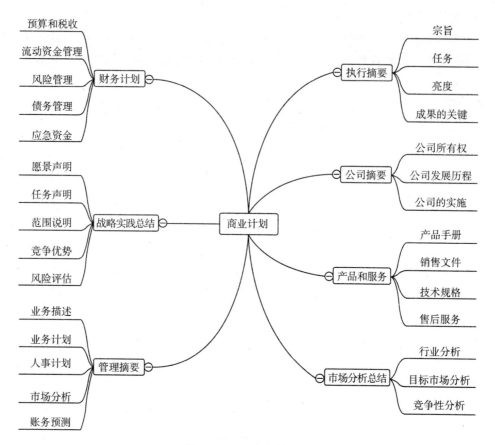

图 7-17　思维导图模板

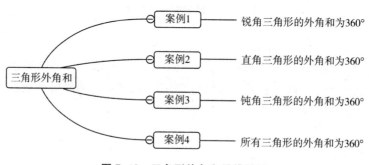

图 7-18　三角形外角和思维导图

代表所有情况,因此常常不能从推理中得到正确的一般规律。如图 7-19 所示,维生素 A、D、E 是脂溶性的,由此推出所有维生素都是脂溶性的,这就是不完全归纳,因为维生素 B 和 C 是水溶性的,所以其结论也并不正确。

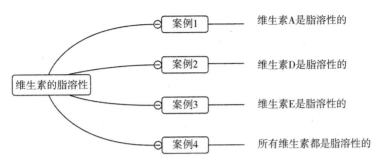

图7-19 维生素的脂溶性思维导图

2. 演绎推理法

演绎推理法与归纳推理法不同,是从事物的共同性推导出事物的特殊性。演绎推理法所提供的理论性知识概括了事物的普遍性特征或普遍性规律,涵盖了该类所有个体的共同性,因而适用于所有个体事物。因此,可以从理论知识出发,推断出它所涉及的具体经验事实。演绎推理通常由大前提、小前提和结论3个部分组成。大前提是已知的一般原理,小前提是所研究的特殊情况,而结论是根据一般原理对特殊情况做出的判断。所以演绎推理也被称为"三段论"。如图7-20所示,"蛋白质都是由氨基酸组成的"为大前提,而"酶是一种蛋白质"是小前提,从而可以得出"酶是由氨基酸组成的"的结论。

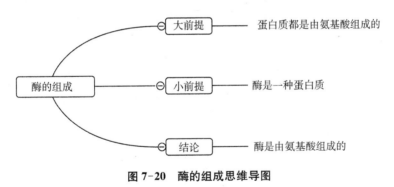

图7-20 酶的组成思维导图

3. 鱼骨分析法

鱼骨分析法也称为因果分析法,是从传统的由果溯因法发展而来的一种思维方法。鱼骨分析法与传统的由果溯因法不同,通常借助鱼骨图进行表达,能够同时呈现的主分支数量相对较多。鱼骨分析法的优势就是可以清晰地呈现因果关系。鱼骨分析法最初用于工厂生产管理,针对一个问题,分别从人员、设备、原料、方法、环境这5个方面进行分析。如药品合格率下降,就可以利用鱼骨分析法进行分析,如人这一方面,可能是由于引进的新人较多,新人未参加培训或操作不熟练(图7-21)。

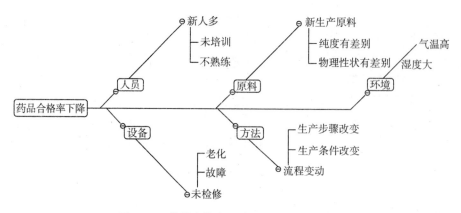

图 7-21 药品合格率下降原因分析思维导图

4. 加减同行法

加减同行法,顾名思义,就是围绕一个主题同时进行加法和减法的思考,以求从两方面促进事物良性发展。如图 7-22 所示,对药物进行改进,以提高企业利润,就可以通过加减法的方式进行思考:一方面通过增加适应证,拓宽受众面,或提高生物利用度,提高疗效及患者依从性,使患者使用更方便;另一方面通过减少合成步骤或减少能源消耗而降低合成成本。在两方面共同指导下,可以更加全面地考虑问题,从而实现目标。

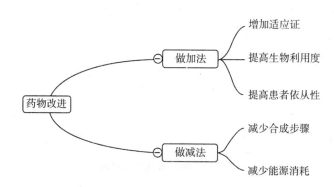

图 7-22 药物改进思维导图

5. 5W2H 分析法

"5W2H"是对 7 个英语单词的统称。5W2H 分析法主要是围绕 7 个问题进行分析,包括谁(who)、为什么(why)、是什么(what)、何时(when)、何处(where)、怎么做(how)、多少(how much)。这样可以较为全面地看待某一问题(图 7-23)。

6. MECE 分析法

"MECE"是 mutually、exclusive、collectively、exhaustive 的缩写,中文意思是"相互独立,完全穷尽"。MECE 一般包括两方面的内容:一方面是不重叠,即内容之间相互独立,没有交叉。另一方面是不遗漏,指内容具有完整性。例如对药物进行分类,可以按性质

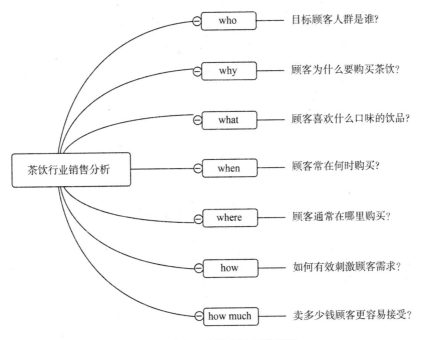

图 7-23　产品销量分析思维导图

分类,可以按剂型分类,也可以按功能和用途分类。但在我国,药品注册时一般分为 3 大类:中药、化学药和生物制品(图 7-24)。

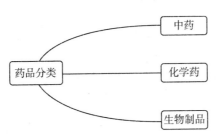

图 7-24　药品分类思维导图

7. SMART 分析法

"SMART"由 5 个英语单词的首字母组成,其中 S＝specific(具体的)、M＝measurable(可度量的)、A＝attainable(可实现的)、R＝relevant(现实的)、T＝time-based(有时限的)。SMART 分析法就是指以上述 5 个要求为前提进行思考的一种思维方法。例如制订减肥计划,各个二级分支的具体内容体现的是 specific(具体的),"1 个月内"体现的是 time-based(有时限的),"1 个月是否减掉 5 kg"体现的是 measurable(可度量的),"减掉 5 kg"体现的是 relevant(现实的),而具体措施则是 relevant(现实的)的体现(图 7-25)。

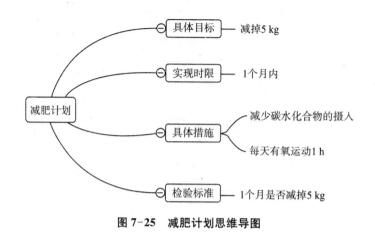

图 7-25　减肥计划思维导图

三、思维导图的绘制方法

（一）两项准备

思维导图通过线条和框架模式对信息进行系统化的整合和表达，可以用不同颜色来区分不同的主题，并可通过图像和符号来突出重点。所以，绘制思维导图主要需要做好两项准备工作：工具准备、心态准备。

1. 工具准备

首先需要准备好纸和笔。纸张最好是空白的，不带任何线条，一般为 A4 规格，如果思维导图的内容量大，也可以使用 A3 规格的白纸。需要准备一些不同颜色的水彩笔，至少要有 4 种颜色，因为思维导图的一个特点就是颜色比较丰富，并用不同颜色区分不同主题。如果没有水彩笔，可以先用单色笔绘草图，然后再深度加工成图文并茂的作品。这样既可复习所绘制的内容，又进一步加深了记忆和理解。

2. 心态准备

绘制思维导图时，首先需要清楚绘制的目的是什么，即要解决的问题是什么，然后按照基本绘制要求大胆尝试，并不断总结。只有不断积累经验，才能绘制出主题明确、思路清晰的思维导图。

此外，现在有很多软件可以绘制思维导图，如百度脑图、XMind、iMindMap、MindManager、FreeMind 等。因此，除手绘外，还可以用软件绘制思维导图。关于绘制思维导图的软件，将在下一节中详细介绍。

（二）绘图步骤

绘制思维导图的主要目的是解决问题，而绘制一幅合适的思维导图主要分以下 5 个步骤进行。

1. 绘制中心主题或中心图

中心主题是一幅思维导图的中心思想,是需要解决的问题的核心,其他内容都是围绕该中心延伸的。因此,只有明确了中心主题,后面才能有的放矢地绘制。如果绘制艺术流思维导图,中心主题可以用相关的图片代替,比如"思维导图绘制"的中心图可以是一张绘制好的思维导图,下方写上"思维导图绘制"(图7-26),而对"一日规划"中心主题进行绘制,则可以用时钟或记录纸代替,并在下方写上"一日规划"。而绘制实用型思维导图则可直接编写关键词如"自我介绍""思维导图绘制"等,不需要插入图片。

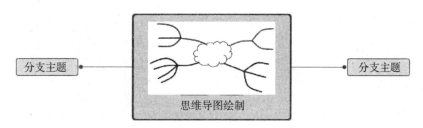

图 7-26　绘制思维导图中心主题

2. 确定主要分支数量并绘制主节点

中心主题确定下来后,就需要根据自身实际情况确定主分支的数量,并绘制思维导图的主节点,将思维导图的基本脉络确定下来。例如,在绘制"思维导图绘制"这一中心主题时,可确定"结构""绘图思维""绘图准备"和"绘图步骤"4个主节点(图7-27)。

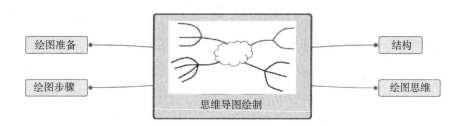

图 7-27　绘制思维导图主节点

3. 根据主节点的关键词,发散思维绘制子节点

主节点绘制完成后,思维导图的大体方向就已经确定了。后面需要对各个层级的内容加以完善,并通过层级关系,从父节点延伸出更加具体的子节点。如"结构"这个主节点中可以延伸出"中心节点""关键分支""细节分支""主节点""父、子节点""连接线""关键词""样式"等子节点(图7-28)。

4. 添加插图使思维导图更具观赏性

各个节点的内容确定后,思维导图的基本框架就已经完成了。为了其更具有观赏性,可以在适当的位置加一些图片。如果绘制的是实用型思维导图,则可省去这一步。

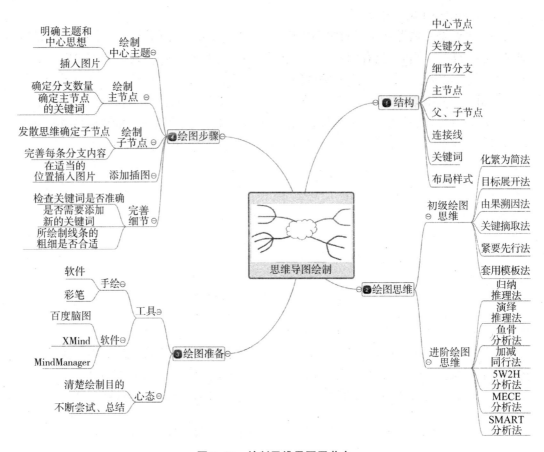

图 7-28　绘制思维导图子节点

5. 查缺补漏，完善思维导图

检测思维导图是否完善，关键词是否明确，是否需要添加新的关键词，以及所绘制线条的粗细能否表达思维导图的层级关系。

此外，绘制的思维导图一般都会根据个人的风格有所不同。东尼·博赞总结了 7 条绘图规则：

规则 1：中心位置画起，保证留白。

规则 2：选取可以表达主题的图像。

规则 3：绘制过程中注重色彩搭配。

规则 4：在连接时一定要用曲线。

规则 5：内容尽可能以图形呈现。

规则 6：从主题开始依次连接各分支。

规则 7：在每条线上写下关键词。

从这 7 条规则可以看出，东尼·博赞绘制的思维导图更接近艺术流思维导图。但其实世界上并不存在适用于所有情况的规则，因此，使用者在参考这些规则时，也应考虑自己的实际情况进行绘制。

第三节 常用绘图软件

一、百度脑图

（一）初识百度脑图

百度脑图是一款在线思维导图制作工具,用户无须下载,即可在线编辑,生成思维导图,并可保存或分享思维导图,导出直观的图形。它常被用在工作规划、头脑风暴、会议记录、读书笔记整理、考试大纲编写等方面,具有方便、快捷、免费等特点。

（二）百度脑图实操详解

1. 访问百度脑图网站:https://naotu.baidu.com,点击"马上开启"按钮。

2. 进入登录页,输入百度账号和密码,点击"登录并授权",账号可以是手机号码、用户名、邮箱。

3. 百度脑图共有六大图形供用户选择,具体如图 7-29 所示:

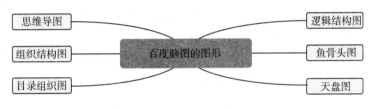

图 7-29　百度脑图的图形

（1）思维导图

百度脑图中的思维导图是一种最典型的思维导图图形。该图中,中心主题位于思维导图的中心位置,而节点则按照先左后右的顺序一个接一个排列在中心主题两侧,其结构如图 7-30 所示。

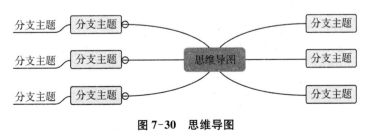

图 7-30　思维导图

（2）组织结构图

组织结构图是将中心主题放在最上方,并按照先"父"后"子"的顺序向下延伸的一种思维导图图形。从整体看,该图形按照层级关系纵向排列,但从同一父节点延伸出的子节点来看,是横向排列的,其基本结构如图 7-31 所示。

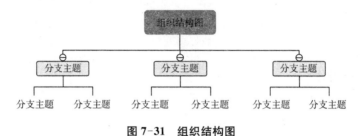

图 7-31　组织结构图

（3）目录组织图

目录组织图的布局和组织结构图有很大的相似之处。虽然它们的中心节点和一级分支排列完全相同,但是也存在一些差异,这主要体现在二级分支及其下属分支的排布上。

具体而言,组织结构图中从同一父节点延伸出的子节点是横向排列的,而在目录组织图中,这些子节点却是纵向延伸的。目录组织图的基本结构如图 7-32 所示。

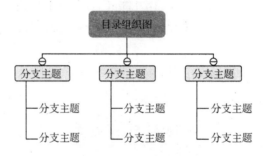

图 7-32　目录组织图

（4）逻辑结构图

逻辑结构图是将中心主题放在图的左侧,并纵向排列同级节点的一种思维导图,其基本结构如图 7-33 所示。

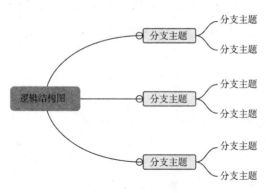

图 7-33　逻辑结构图

（5）鱼骨头图

鱼骨头图是将中心主题置于左侧，并将同一主分支的一、二级分支排列在同一斜线上的一种思维导图。其基本结构如图 7-34 所示。

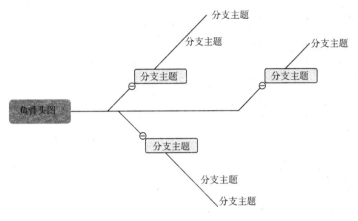

图 7-34　鱼骨头图

（6）天盘图

天盘图效仿的是天上的日月星辰的排布方式。同一分支中，子节点围绕父节点呈螺旋状分布，而父节点则位于该螺旋的中心位置。其基本结构如图 7-35 所示。

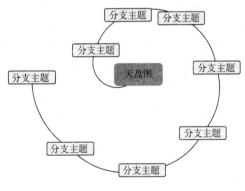

图 7-35　天盘图

4. 百度脑图的快捷键设置

百度脑图的快捷键使得操作便捷，下面就百度脑图常用的快捷键进行整理，具体如表 7-1 所列。

表 7-1　快捷键与功能

快捷键	功能
F2	编辑选中的节点
Delete	删除选中的节点及其包含的分支

快捷键	功能
Alt+↑	将选中的节点及其包含的分支向前移
Alt+↓	将选中的节点及其包含的分支向后移
Tab	新建选中节点的子节点
Shift+Tab	新建选中节点的父节点
Enter	新建与选中节点同级的节点
Alt+V	导入节点
Alt+C	导出节点
Ctrl+C	复制
Ctrl+V	粘贴
Ctrl+Z	撤销
Ctrl+Y	重做

5. 新建思维导图

百度脑图有两种方式新建思维导图：一种是单击"百度脑图"图标，进入"新建脑图"界面，另一种为通过"我的文件"新建思维导图。

（1）单击"百度脑图"图标，进入"新建脑图"界面。执行上述步骤后，页面跳转至"新建"界面，在"新建"界面选择任意一种图形，页面将跳转至"新建脑图"界面，在此处开始绘制思维导图。

（2）通过"我的文件"模块新建思维导图。这种方式比较适合刚进入百度脑图进行操作。

6. 打开思维导图

打开脑图的方法，单击"百度脑图"图标，进入"打开"界面，打开保存的文件。

7. 保存思维导图

百度脑图有两种保存方式：一种是保存，一种是导出。百度脑图默认的是自动保存，用户制作完一幅思维导图之后，系统自动保存最后的版本。因此用户只要在需要的时候打开文件即可，不必另行保存。导出是按用户需要导出想要的格式的文件。

二、其他思维导图软件介绍

（一）XMind

XMind 可以完全有效地兼容所有微软办公软件和印象笔记。该软件是一个开源程序，可以免费下载（https：//xmind.cn），提供免费版、专业版和增强版三个版本，不同版本收费不同。XMind 支持 Windows、Mac、Linux 三个平台,有通用的免安装版本。XMind 除了支持常规思维导图结构,还支持其他实用结构,包括鱼骨图、甘特图、矩阵图、树状图和逻辑图;具有内置拼写检查、搜索、加密,甚至音频笔记功能;可以实现插入节点、编辑节点样式(富文本)、插入节点间关系、拖曳操作调整节点关系、自动调整版式和插入内置图标等操作。XMind 可以导出 MindManager 格式,还可以导出 HTML、PDF、PowerPoint、Word 等 10 大常规格式,但导出的 HTML、PDF 和 Word 格式样式差不多,不够美观。

(二)MindManager

MindManager 可以在 https://www.mindmanager.cn 下载。目前 MindManager 是比较受欢迎的一款思维导图制作软件,易用性好,尤其适合微软系统,Mac 版本不太适用,有 30 天免费试用期。MindManager 全球企业类客户达百余万,适用于多个操作平台。世界 500 强企业中的很多公司都在用 MindManager,可以毫不怀疑地说该软件是很强大的软件。通过使用该软件能够将自己的思想、文件整理等全部可视化地展示出来,产生逻辑关联,让需要表达的内容更加直观、友好、易于保存。MindManager 可以导出多种不同的文件格式,如 Word、PowerPoint、Excel、Outlook、Project 和 Visio ,尤其受职场人士欢迎。

(三)FreeMind

FreeMind 是一款实用的开源思维导图软件,可以在 https://freemind.sourceforge.io/wiki/index.php/Main_Page 下载。操作 FreeMind 的导航比 MindManager 快,因为它支持一键式"折叠/展开"和"跟随链接"操作。

它可用于:

1. 管理项目(包括子任务的管理、子任务的状态、时间记录、资源链接管理)。

2. 笔记或知识库。

3. 文章写作或者头脑风暴。

4. 结构化地存储小型数据库。

使用 FreeMind 必须安装 Java Runtime Environment。它具有以下优点:

1. 支持了资料夹的概念。

2. 剪贴功能,能剪贴多种格式的文件。

3. 可导出 HTML 文件。

4. 支持不同操作平台。

5. 提供多种语言版本。

6. 可导出不同图片格式。

(四)ProcessOn

ProcessOn 是一个在线作图工具的聚合平台,可以在 https://www.processon.com

下载。与其他思维导图软件相比，它的应用场景更多。它可以在线画流程图、思维导图、UI 原型图、UML 图、网络拓扑图、组织结构图等，同时它也是免费的。

（五）MindMeister

MindMeister 可以在 https://www.mindmeister.com/zh 下载，它被认为是目前市场上最好的在线思维导图应用工具。借助其屡获殊荣的网上版本和适用于 iPhone、iPad 和 Android 设备的自由移动应用程序，用户可以在学校、家里、办公室里，甚至旅途中绘制思维导图。

（六）GitMind

GitMind 是一款免费的在线思维导图工具，它提供了丰富的功能和模板，可免费导出 JPG、PNG 图片，PDF 文档以及 TXT 文本等多种格式的文件。此外，GitMind 还集成了流程图，其中流程图示例有泳道图、拓扑图、数据流图和组织架构图等。初次使用 Git-Mind 时需要进行登录操作，支持微信、QQ、钉钉和手机验证码登录。

（七）幕布

幕布软件可以在 https://mubu.com/home 下载。用整理提纲的方式来将文字自动转换成思维导图，适合文字工作者使用。它适合用于整理大量的文本提纲，即更适合用于记笔记。幕布通过树形结构来组织内容，让笔记更有条理性，同时可以在线编辑、云端同步、一键分享。幕布支持 OPML 格式和思维导图格式文件的导入和导出，也支持多种其他格式（PDF、Word、HTML、图片以及 FreeMind）文件的导出。幕布有免费版本，同样有新手指引，亮点是可以将文字提纲一键转换成思维导图，从而使用户在创作过程中更专注于内容，避免浪费精力在排版上。严格来讲，幕布还不能算思维导图软件，其导图样式简陋，演示性弱，目前功能更偏向文字整理，这也是其独有的特点。

大家可以根据自己的实际用途和风格偏好选择软件，早日掌握绘制思维导图这项技能，更好地提高学习和工作效率。

第四节　思维导图的应用案例

一、应用于提高生活能力方面

团体旅游规划：相对于个人活动，集体活动更难统筹兼顾。一个人出游尚且需要规划很多行程细节，更何况团体旅游还要考虑多个人的不同情况和需求。对此，可以采用

5W2H分析法对团体旅游进行全面分析。

　　who：哪些人员参加？

　　what：需要注意什么？

　　why：为什么要组织活动？

　　where：活动地点在哪里？

　　when：什么时间活动？

　　how：如何到达活动地点？

　　how much：预计费用是多少？

　　分析框架完成之后，可以将其绘制成思维导图（图7-36），然后根据各自的活动内容延伸出具体信息。

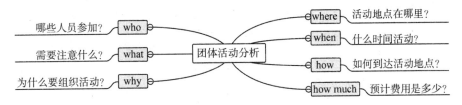

图7-36　团体活动计划的思维导图

二、应用于提高学习能力方面

　　复习笔记：学生经过一段时间学习后，往往需要对学习过的相关内容进行总结归纳。思维导图就是一种合适的工具。下面以生物学中的动物分类为例：

　　动物分类：

　　1. 脊索动物

　　（1）鱼类：如中华鲟

　　（2）鸟类：如猫头鹰

　　（3）两栖类：如蟾蜍

　　（4）爬行类：如眼镜蛇

　　（5）哺乳类：如座头鲸

　　2. 无脊椎动物

　　（1）原生动物：如草履虫

　　（2）腔肠动物：如珊瑚

　　（3）线形动物：如蛔虫

　　（4）环节动物：如蚯蚓

　　（5）软体动物：如蜗牛

　　（6）节肢动物：如蚂蚁

　　（7）棘皮动物：如海星

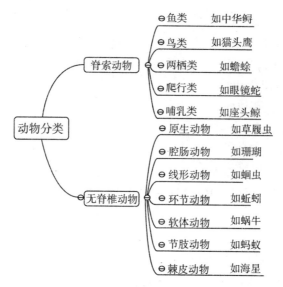

图 7-37　动物分类的思维导图

三、应用于提高职场能力方面

面试能力的提高：面试是企事业单位选拔职工的一种重要方法，更是求职者获取心仪工作机会的重要环节。求职者需要精心策划，提高自己的面试能力，提高应聘的成功率。对于面试，求职者可以从面试前和面试时两方面进行分析。

面试分析：

1. 面试前

（1）了解企业情况

（2）预测面试问题

（3）进行面试预演

2. 面试时

（1）注意仪容举止

（2）从容面对问题

（3）理性分析问题

在确定面试分析的内容后，将内容绘制成思维导图，进一步详细分析，如图 7-38 所示。

四、应用于提高社交能力方面

活动组织：提高社交能力的方式很多，其中一种比较直接的方式是组织活动。一同参与活动还可以提升亲朋好友之间的亲密度。在组织活动的过程中需要有一定策略，可以采用思维导图对活动的相关内容进行分析。

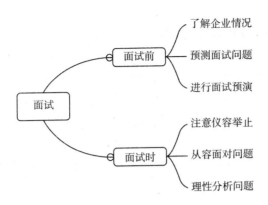

图 7-38　面试分析的思维导图

活动组织：

1. 概要：日期、时间、地点
2. 目的：主题、目标
3. 人员：邀请、确认
4. 后勤：场地、布置、餐饮
5. 流程：上午、中午、下午、晚上
6. 预算：总预算、总费用、个人费用
7. 联系：短信、邮件、电话

在确定活动内容之后，再通过绘制思维导图对关键内容进行重点呈现（图 7-39）。组织一个活动需要考虑的信息很多，有时候仅用一张思维导图很难将细节全部罗列，这时可以对活动中的关键部分进行细化。

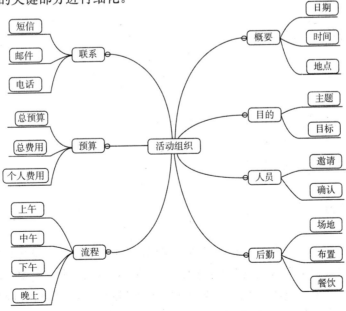

图 7-39　活动组织的思维导图

五、应用于提高管控能力方面

健身计划：对于健身，很多人开始时热情满满，而往往因为未制订计划，或者制订的计划不符合实际情况，在健身一段时间之后不能继续坚持。在制订健身计划时有两点很重要：一是明确目标。只有明确目标，才能据此制订对应的计划，让健身有的放矢。二是计划切实可行。在制订健身计划时需要结合自身实际情况，让健身计划具有现实可行性，只有这样才能保证可以一直坚持下去。结合这两点，可以使用思维导图制订健身计划。

健身计划：

1. 星期一

（1）锻炼部位：手臂肌肉

（2）锻炼方法：哑铃弯举、窄距卧推、引体向上

2. 星期二

（1）锻炼部位：腿部肌肉

（2）锻炼方法：水平蹬腿、负重举腿、杠铃深蹲

3. 星期三

（1）锻炼部位：腹部肌肉

（2）锻炼方法：哑铃划船、平板支撑、仰卧起坐

4. 星期四

（1）锻炼部位：胸部肌肉

（2）锻炼方法：俯卧撑、哑铃飞鸟、哑铃卧推

5. 星期五

（1）锻炼部位：背部肌肉

（2）锻炼方法：直腿硬拉、杠铃划船、弹力绳背拉

6. 星期六

（1）锻炼部位：肩部肌肉

（2）锻炼方法：直立划船、哑铃推举、俯身飞鸟

为了时刻提醒自己落实健身计划，可将上述内容绘制成思维导图（图 7-40），并将其放置在自己经常可以看到的地方。

【本章小结】

思维导图模拟的是大脑神经元的自然工作机制，反映了人类思维过程的创造性和发散性。用思维导图解决问题，能够更加聚焦问题的核心，也能让我们用更丰富且全面的视角去看待问题。我们既可以用它化繁为简，看透问题；又可以用它以简驭繁，扩展问题。思维导图本身既是微观的，又是宏观的。思维导图和大脑一样，用则进，不用则废。

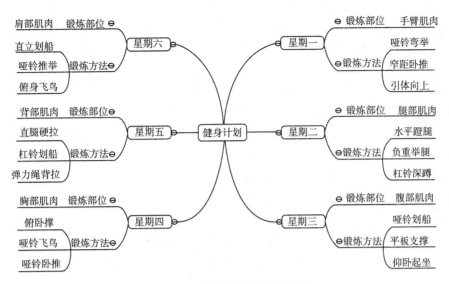

图 7-40　健身计划的思维导图

任何方法和工具的学习都离不开练习,在思维导图的学习和应用过程中,我们要以解决问题为目标,在工作中大胆实践。

【延伸悦读】

时间管理:时间"四象限"法

我们可以把要做的事情按照紧急程度、重要性两个维度进行划分,总共可以分成四个象限。这四个象限有利于我们对时间进行深刻的认识及有效的管理。

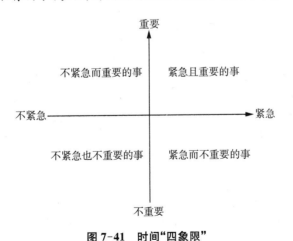

图 7-41　时间"四象限"

第一象限:包含的是一些紧急而重要的事情,这一类事情具有时间的紧迫性和影响的重要性,无法回避也不能拖延,必须优先处理。

第二象限:包含的是一些紧急但不重要的事情。这些不重要的事件往往因为它紧急,会占用很多宝贵时间。

第三象限:此象限的事件大多是些琐碎的杂事,没有时间的紧迫性,没有任何的重要性。

第四象限:这一象限的事件不具有时间上的紧迫性,但会产生重大的影响。

【拓展资源】

书籍:

博赞,格里菲斯. 思维导图实践版[M]. 卜煜婷,译. 北京:化学工业出版社,2016.

【课后训练】

1. 请选取本书中一章内容的知识点绘制思维导图。
2. 请使用绘制思维导图的方法绘制一种药物从研发到上市的流程图。

第八章　商业计划书的准备与展示

【学习目标】

【学习目标】

1. 了解商业计划书的基本构成与写作规范；
2. 掌握商业计划书的撰写技巧，能够撰写一份合格的商业计划书；
3. 熟悉商业演示的主要流程与注意事项。

第一节　商业计划书的基本规范

商业计划书是指创业公司、企业或项目单位为了达到招商融资和其他发展目标，根据一定的格式和内容要求而编辑整理的一份向风险投资者或评审者全面展示公司和项目目前状况、未来发展潜力的书面材料。商业计划书中基本涵盖了企业成长经历、产品服务、市场营销、管理团队、股权结构、组织人事、财务、运营到融资方案等内容，这些都是投资者最感兴趣也最会关注的内容。对于正在学习创新创业思维的同学们来说，商业计划书为创业项目厘清思路、提供载体。同学们可以通过撰写商业计划书，从"纸上"的各个角度来检查公司的业务和发展计划，开启自己的创新创业之路。而商业计划书也可为创业项目后续实施和调整提供蓝本。如果有同学在校学习期间已经开始了创业的尝试，那商业计划书就是评估和调整公司实际状况的一个工具与蓝本。

一、商业计划书的主要结构

商业计划书有相对固定的格式，一份优秀的商业计划书要素多、逻辑严密、目的明确、感染力强、数据信息量大。同学们若想创业计划进行得更顺利，就要对商业计划书进行全方位了解，重塑对商业计划书的认知，学习如何系统撰写商业计划书。这样才能在展示与汇报商业计划书时有的放矢,运筹帷幄,积极调动各项资源,完成融资,实现创业梦想。

一般来说,商业计划书需要包含以下几个部分:

1. 摘要

摘要是对商业计划书最简练的概括,通常不超过 2 页。它的撰写要求为精练有力,以结果为主,要体现对关键问题的阐述,这也是风险投资者或评审者最为看重的地方。

虽然摘要位于商业计划书的首页,但是由于其具有重要性和系统性,摘要的撰写一般放在商业计划书主体完成后。

2. 公司介绍

在这一部分中需要描绘出公司的基本轮廓,如公司的历史、当前状况、战略发展和未来计划。如果尚未创建公司,可以模拟成立一个公司来介绍。

3. 产品与服务

产品与服务是商业计划书中最重要的部分,主要介绍公司产品的概念、性能及特性,主打产品,产品市场竞争力,产品研究和开发过程,发展新产品计划和成本分析,产品市场前景预测,产品研发团队以及产品的品牌和专利等内容。这部分需要重点阐述,是明晰公司核心竞争力的关键。

4. 行业与市场分析

行业分析主要介绍公司所属的产业领域范畴以及公司在整个产业中的地位。市场分析主要介绍公司产品的市场情况,主要有目标市场、市场竞争中的位置、竞争对手的情况、未来市场的发展趋势等。这一部分要以已经证实的数据作为分析基础,做出客观翔实的分析,以提高可信度。甚至需要创业者做一些调研工作以掌握第一手数据。

5. 营销计划

营销计划应该以市场调研和产品与服务的价值为基础,制订产品、定价、促销、渠道等问题的发展战略和实施计划。光有优质的产品和良好的市场环境,没有一个切实可行的营销计划,创业只能停留在梦想中。

6. 生产运营

产品的生产运营是企业需要关注的重点问题。在生产运营中需要解决以下几个问题,包括厂址的选址与布局、生产工艺流程、产品的包装与储运以及产品质量控制等。如果是服务类产品,需要结合产品的特点介绍如何提供服务。

7. 公司管理

公司的问题归根到底还是人的问题。"一个好汉三个帮",一个稳定团结的核心团队可以帮助创业者渡过各种难关,是公司最宝贵的资源。风险投资者或评审者会仔细考察所投资公司的管理队伍以判断创业是否能成功。在这部分需要介绍公司的组织机构图、各部门的功能与职责范围、各部门的负责人及主要成员、外部支持专家、公司的报酬体系、公司的股东名单(包括股份份额、认股权、比例和特权)、公司的董事会成员、股权分配等,特别是如何让合适的人发挥其优势。

8. 财务计划

财务计划部分包括融资需求和财务预测报告。融资需求要说明实现公司发展所需要的资金额度、时间表和用途。财务预测是公司发展的价值化表现,它必须与公司的历史业绩和发展趋势相一致,也应该与商业计划书中其他部分的讨论结果相一致。此外,财务预测还应该考虑风险投资者需要的投资回报率、投资回收方式和股权计划。

9. 风险控制

美好的未来规划并不意味着创业的道路一定一帆风顺,因此,在风险控制分析部分就要说明本项目的各种潜在风险,尤其是需要阐明存在哪些不确定因素以及针对各类风险的规避措施。

10. 资本退出

在商业计划书中需要设计一种最优的资本退出方式,并且需要详细说明该退出方式的合理性。一个有层次的商业计划书一般会给出最优和次优的方案,以供投资人参考选择。

11. 附录

附录是对商业计划书正文内容的有力补充和说明。在附录中可能出现的附件包括财务报表、主要合同资料、信誉证明、图片资料、分支机构列表、市场调研结果、主要创业者履历、技术信息、宣传资料、相关数据的测算和解释、相关获奖和专利证明、授权使用书等。附件中,第三方评价的材料说服力会更强。

以上是商业计划书的主要内容,其中的相关内容可以根据产品与服务特点的不同而改变,对基本内容进行合并、裁剪和扩充。重点是体现叙事的逻辑性、内容的完整性,真实可信。

二、撰写商业计划书的准备

1. 创业机会选择

在制作商业计划书前,创业者首先要做的事情就是对创业机会进行识别。一般来说,一个好的创业机会具有以下五大特征:①技术含量高、壁垒高,如产品有专利,研发时间长、难度大,由重点实验室开发等;②创意独特,能满足消费者某种特殊需求;③产业化程度较好,如产品已经通过中试或者已有试用报告等;④切实解决目前市场上存在的一些问题,市场容量大;⑤所在行业有国家相关政策支持,是未来国家发展关注的重点。

同学们在撰写商业计划书之前不妨问自己以下几个问题,如表 8-1 所示:

表 8-1　撰写商业计划书之前的问题梳理与思考

问题类型	主要内容
产品问题	该项目提供什么样的产品与服务?产品的功能和特点是什么?研发过程和技术先进性如何?解决了客户的哪些"痛点"问题?具有哪些客户价值?

问题类型	主要内容
市场问题	你的产品有哪些细分市场？目标市场如何确定？目标人群是谁，他们有哪些特质和需求？这个市场容量有多大，市场容量能让企业有进一步发展的空间吗？该项目是否能可持续地赚钱？
竞争对手问题	你目前有没有直接竞争对手？是否存在潜在竞争对手？国内外主要竞争对手都有谁？
竞争优势问题	你的竞争对手有多强大？比较竞争优势是什么？技术优势或模仿性怎么样？如何从性能、价格、市场等多方面进行比较，识别出你的产品的比较竞争优势？
战略发展问题	你的产品能获得持续竞争优势吗？如何获取？发展规划是什么？
管理团队问题	你的创业核心团队都由哪些人构成？在知识和经验上与项目的匹配程度如何？是否有外部专家团队支持？
融资与退出问题	你需要多少风险投资？出让多少股份？融资后的使用计划是什么？预计能给风险投资者带来多少回报？风险投资如何退出？

2. 确定创业项目的出处

创业项目的出处可以从以下几个方面获取：

①创业团队目前已经注册（或即将注册）的实体公司的主营产品与服务。

②创业团队成员参与的发明创造、专利技术或创意想法。

③经专家或企业授权的发明创造或专利技术。

④一项可能研究发现的概念产品与服务，并准备在未来一段时间内实现该项目的研发或实施该项目。

⑤产学研融合项目。如各大学科技园技术转移中心推荐项目、成果汇编项目、孵化器项目等。

⑥"互联网＋"新技术项目。如很多与虚拟现实、人工智能、物联网、大数据、云计算相关的项目。

⑦电子商务平台项目。利用电子商务平台创新创业，创业门槛比较低。

同学们可以根据自己的情况选择适合自己的创业项目。

3. 相关资料的获取和注释

在制作商业计划书的过程中，需要引用大量真实、精准和可查的数据做预测和评估，以提高商业计划书的可信度。数据来源主要包括以下几个方面：年鉴、文献资料、政府工作报告、行业期刊、杂志、咨询公司报告、互联网上信息、实地调研访谈等。其中，由创业团队实施的问卷调查和深度访谈具有重要的意义，既能补充缺失的知识和数据，也能使创业团队了解自己项目所处行业的特征，在汇报项目或与风险投资者沟通时更能熟悉自然。

此外，在文中出现关键数据时，最好能标注数据的出处，既能满足知识产权的要求，也能增加风险投资者对商业计划的信心。

4. 围绕现有市场的"痛点"问题提出有效解决方案

在市场中，一个产品与服务取得成功的关键是解决了现有市场的"痛点"，满足客户需求。因此对公司而言，客户价值是第一位的，其他所有的事情都是第二位的。

如有的商业计划书中描述："我们的新产品可以每分钟运作达 800 次"或者"我们的新设备节约了 25％的零部件"，这只是从技术角度解决产品问题，而不是市场的"痛点"。而市场的"痛点"是运行时间长、效率低、成本高。因此，从解决市场"痛点"、满足客户需求的角度出发，应该说："我们的新产品将为客户节省 1/5 的时间，从而降低 25％的成本"，或者"我们的新设备能够将生产效率提高 20％"。

5. 平衡创业项目的可行性和盈利性之间的关系

在商业计划书中对创意的可行性进行评估。除了评估可能导致该项目不可行的具体因素（如法规、产品的标准等）之外，也要评估完成该项目所需要的时间和资源。例如，在海底建酒店在技术上是可行的，但是其成本效益比不一定是合理的。

与可行性密切相关的是盈利性。创业不是游戏，不能一味追求技术的"高、奇、新"。一个创业公司必须能够创造长期利润。因此，成功的创意应当明确指出盈利的数目和途径。对于不断壮大的创业公司来说，一个很重要的规则就是在启动阶段所创造的毛利（收入减去产品的直接成本）应在 40％～50％之间。

6. 明确商业模式

商业模式是"价值"和"收入"的对称结构。企业一方面要创造顾客价值，另一方面要获取收入，而把这两个要素关联和配置起来的方式就是商业模式。主要核心在于：①客户价值主张。你能给客户带来什么价值，即你为什么样的客户创造了价值和解决了什么"痛点"问题，这是商业模式的起点和基础。②价值载体。你为客户提供价值的载体是什么（产品与服务）。③价值创造与价值传递。你有什么资源和能力实现价值创造和价值传递，这涉及生产、营销等问题。④盈利模式。它包括收入来源和成本。⑤可持续盈利能力。即你的公司如何进行可持续盈利，不仅是买卖一次产品，还需要具备持续开发产品、持续盈利的能力。

一般来说商业模式可分为三种类型：客户价值型、顾客资源型和平台型。如表 8-2 所示：

表 8-2　商业模式的三种类型

类型	主要特征	主要商业形式
客户价值型	√直接为客户提供价值获取回报。 √绝大多数企业的商业模式属于这种类型。 √价值的载体是产品与服务。 √不同企业的产品与服务有不同的价值；由于价值的差异，可以获得不同的回报。 √谁的企业规模大，谁的企业效率高，谁就可能成为寡头	√水泥、钢材、有色金属产品等差异产品。 √餐饮、酒店等服务企业

类型	主要特征	主要商业形式
顾客资源型	✓在互联网领域较为普遍。 ✓企业先通过某种价值以及某种途径来积累顾客资源。当顾客资源积累到一定规模的时候,再为这些顾客提供延展的价值,并获取回报。 ✓顾客资源型实际上是两段价值链。前一段价值链是免费或者是低收费的,顾客资源积累起来之后的价值链才是收费的	✓腾讯公司的微信服务工具。 ✓银行基于信用卡业务拓展购物、旅游、教育等服务项目,以从中获取多元化收入
平台型	✓"搭台"的人获取"搭台"的收益,"唱戏"的人获取"唱戏"的收益。 ✓吸引不同数量级的有共同需要或者爱好的人群,以及为社群提供服务的多种商业主体,构建了多层次、立体、生态化的大舞台	✓商业设施,如奥特莱斯(Outlets)、红星美凯龙家居广场等。 ✓电子商务平台,如天猫商城、京东商城、华为商城

7. 找准投资人

商业计划书最主要的阅读者是风险投资者,风险投资者在创业公司成长过程中起着不可或缺的作用。

在创业公司成长过程中,不可能一次就获得3～5年发展所需的全部风险投资金额。一般风险投资者会根据企业的发展进程和出于规避风险的考虑,分阶段、分批次地投入资金。因此,企业发展进程和对资金需求的不同,孕育了不同的风险投资者。

目前,风险投资者大概可以分为个人天使投资者、天使团体、风险投资基金、战略投资者等类型。从投资进程来说,投资可以分为天使轮、A 轮、B 轮、C 轮和 IPO(initial public offering,首次公开募股)轮投资等。

①天使轮

天使投资者是指非正规公司的个人投资,一般可以提供 10 万～100 万元人民币的初期创业启动资金。天使团体是指由个人投资者组成,形成较为松散的组织来运作的风险投资团体,他们一般可以为单个创业项目提供 50 万～500 万元人民币资金的投资额度。此时,创业团队可能只有一个概念,或者产品还正在开发,或者已经开发出来但还没有太多用户,天使轮的作用是启动项目。天使轮的主要特点是:个人或组织投资风险较大,因此一般金额不多(10 万～100 万元),主要关注创业者技术,适合大学生创业者。

②A 轮、B 轮、C 轮

风险投资基金(风险投资公司)一般会参与 A 轮、B 轮、C 轮投资。有实力的投资者可以筹集资金成立一家风险投资公司,风险投资公司一般会关注高速成长、有巨大潜力,并需要投入大笔资金的创业公司。这些投资公司一般会投资风险一般、较为成熟的公司,并且会详细研究商业计划书、预算和核心团队,期望 3～5 年有好的退出方式。这些风险投资公司一般喜欢投资创业公司的 A 轮、B 轮、C 轮,投资规模可达 100 万～1 亿元人民币。其中 A 轮通常是指创业公司第一次从机构投资人那里融资,主要作用是帮助创业公司扩大用户范围,找到或测试商业模式。B 轮融资的作用是让创业公司在运营中初步建立起商业模式,并开始形成实际的收入。C 轮融资则是在 B 轮融资的基础上加速企业的发展,充分验证商业模式,形成规模化的收入乃至获得一定的盈利,并为 IPO 和并购等投资退出方式创造条件。这类投资机构适合较为成熟的创业公司。

③IPO 轮

IPO 轮时就会有战略投资者参与,战略投资者一般是大而稳定的投资公司,拥有较多的资金。它们寻找那些能随着时间的推移不断增强现有业务模式,显著改变已有产业竞争格局的创业公司。它们一般专注于某个领域,投资金额为 1 000 万～10 亿元人民币。这类投资机构适合对即将上市的创业公司进行融资。

在创业公司发展过程中,风险资本基本会全程参与其中,在不同的阶段起到不同的作用,其最终目标是为了收回资本。

第二节　商业计划书的撰写思路与技巧

一、计划书的设计逻辑

商业计划书都暗藏着一个设计逻辑,即:在××××的背景与趋势下,向(客户)提供(产品/服务),解决(客户)的××××问题,满足(客户)的××××需求,通过××××方式获取收益,以××××作为核心竞争力,支持项目的可持续发展。隐含在商业计划书中的设计逻辑是针对市场上所存在的痛点问题,基于产品或服务的应用场景,提供解决方案和满足一定的市场需求,采取相应的盈利模式和商业模式开展创业实践和运营,清晰认识和预判产品或服务的市场容量、市场增长率、市场占有率等商业指标,从而判断创新创业项目是否可行、是否具有成长性、是否有良好的预期。

二、公司介绍部分的撰写思路与技巧

1. 公司介绍部分的撰写思路

撰写公司的基本情况介绍是为了让风险投资者对融资的创业公司有一个初步了解。在本部分需要努力地向风险投资者尽可能多地介绍自己公司的情况,给他们尽可能多的关于公司以及所属行业的信息。

本部分需要阐述的基本内容包括:公司概述,公司名称、地址、联系方式,公司的自然业务情况和发展历史,公司未来的发展规划,公司拥有的竞争优势和独特性,公司的类别和从属关系,公司的专利和商标,公司已有的投资者或合伙人等。

如果是新创企业,还需要说明创办新企业的思路、新思想的形成过程以及企业的目标和发展战略。此外,还需要介绍主要创业者的背景、经历、经验和特长等,因为创业者的素质对企业能否成功起关键性的作用。在这里,创业者应尽量突出的特长并表现出强烈的进取心,以给风险投资者留下一个好印象。

2. 公司介绍部分需要注意与解决的问题

这一部分内容是对公司基本情况的初步介绍,需要创业者对许多问题进行细致说明,让风险投资者能在短时间内对公司有一个初步了解,在这一部分需要关注以下关键问题。

(1) 公司的类型、注册地址、商标、宗旨和目标都是什么?

(2) 公司的基本业务和发展历史是什么样的?

(3) 公司的未来发展规划是如何构思的?

(4) 公司的关键成员包括哪些人? 他们有什么突出的地方(如教育背景、专业经验、以往的成功经历、在商界的突出表现等)?

(5) 团队成员有哪些经验或能力? 团队缺乏什么样的经验和能力? 你打算如何弥补这些差距? 由哪些外部团队和个人来弥补?

(6) 公司具有哪些知识产权,如何保护? 如何才能体现出公司未来的可持续创新能力?

3. 案例介绍

案例:如何撰写公司介绍

1. 公司介绍

1.1 公司简介

旭初水下仪器有限责任公司是一家拟建中的公司,其业务范围是为捕捞业、深水养殖、科研考古、水下探测、环境保护等方面的船舶提供仪器装备。

(1) 公司地址:浙江省象山县工业园区。

(2) 产品名称:水平式多波束探鱼仪和垂直式单波束探鱼仪。

(3) 品牌和标志:中文旭初,英文 SUNRISE,其意义为旭日东升,象征着公司蓬勃发展。

(4) 商标:略

1.2 公司使命

为船舶提供优质的水下探测仪器,提高中国水下探测技术水平。

(1) 旭初理念:要做就做最好。

(2) 旭初原则:求变、发展、收获。

(3) 旭初标准:紧盯市场创美誉。

(4) 旭初精神:敬业报国、追求卓越。

(5) 旭初作风:迅速反应、马上行动。

1.3 公司目标

1.3.1 初期(第1～3年)

公司的主要产品是水平式多波束探鱼仪、垂直式单波束探鱼仪。市场策略为立足于浙江省,将产品迅速推向全国市场,替代一部分国内生产的探鱼仪产品,并开始挤占进口产品的市场份额。

第1年:

(1) 产品进入浙江省市场,并迅速推向全国市场,提高产品的知名度,树立起产品品牌形象;

(2) 在全国分四个区域建立分销机构,市场占有率达到全国市场份额的12%左右;

(3) 稳定研发队伍和产品销量。

第2～3年:

(1) 逐步建立健全全国销售网络,市场占有率提升至25%;

(2) 提升产品品牌形象,增加无形资产;

(3) 产品基本成熟,重点挖掘产品新的性能,开发衍生产品,向多功能化、小型化发展,拓展市场业务。

1.3.2 中期(第4～6年)

(1) 公司逐步减小代理销售商的业务范围,转由本公司主营;

(2) 市场占有率达到35%,在全国居于主导地位,适时开拓国外市场;

(3) 重点研制相关产品,进一步扩展产品的品种和功能,推出新产品,实现公司产品的多元化经营战略。

1.3.3 长期(第5～8年)

(1) 利用公司在产品研发方面的优势,开发和研制与探鱼仪相关的产品,实现多元化经营,提高市场占有率,成为海洋资源保护和开发领域的领先者。

(2) 公司将以高科技产品参与国际市场竞争。

三、产品与服务介绍部分的撰写思路与技巧

1. 产品与服务介绍部分的撰写思路

产品与服务的介绍是风险投资者在阅读商业计划书时需要厘清的第一个问题。在对商业计划书进行评估时,风险投资者首先会了解该公司能提供怎样的产品与服务,这些产品与服务在多大程度上解决了消费者现实生活中的"痛点"问题,或者该公司的产品与服务能否帮助消费者节约开支,增加收入。

产品与服务介绍应包括:产品与服务的概念、性能及特性,主要产品与服务介绍,产品与服务的市场竞争力,产品与服务的研究和开发过程,发展新产品与服务的计划和成本分析,产品与服务的市场前景预测,产品与服务的品牌和专利等内容。需要注意的是,很多创业项目技术含量较高,因此创业者需要对产品与服务做出详细但通俗的说明,最好附上产品与服务的原型、照片或其他介绍,使非专业的风险投资者也能明白和理解。

阐述清楚产品与服务是商业计划书最需要解决的核心问题之一,在介绍产品与服务的过程中,不能罗列产品与服务说明书的内容,而需要整理和归纳,用通俗的语言把产品与服务的机理、功能、特点、竞争优势、研发计划等核心内容叙述清晰。

目前常见的创业内容包括产品和服务,其中产品是生产者向市场提供的,引起用户注意,供用户获取、使用或消费,以满足用户欲望或需要的任何东西。产品不仅包括有形产品(如食物、电脑和手机),还包括服务、事情、人员、地点、组织、观念或者上述内容的组合。而服务指由活动、利益或满足组成的用于出售的一种产品形式,它本质上是无形的,服务的出售也不会带来服务所有权的转移,例如服务可以包括银行业务、酒店服务、航空运输、电子通信、家具维修等。

2. 产品与服务介绍部分需要注意与解决的问题

在产品与服务介绍部分,创业者需要对产品与服务做出准确的描述,要使风险投资者阅读完后对公司的产品与服务不再存有疑虑。此外,叙述要清晰准确、通俗易懂,至少使非该领域的风险投资者也能理解。在这一部分需要关注以下关键问题。

(1) 公司产品的整体构成是怎样的?公司要面对什么样的最终客户?客户希望企业的产品与服务能解决什么"痛点"问题?客户能从企业的产品与服务中获得什么样的客户价值?

(2) 公司的产品与竞争对手的产品相比有哪些优缺点?客户为什么会选择本企业的产品?

(3) 公司为自己的产品采取了哪些保护措施?企业拥有哪些专利、许可证,或者与已申请专利的厂家达成了哪些协议?

(4) 为什么公司的产品定价可以使公司获取足够的利润?为什么客户会大批量购买该产品?

(5) 公司产品目前可以在哪些方面获取竞争优势?未来发展中还可以制订什么计划获取竞争优势?

(6) 公司的产品与服务正处于哪个发展阶段?公司采用何种方式去改进产品的质量、性能?公司对发展新产品有哪些计划?

在对产品与服务进行介绍时需要关注以下几方面问题:

(1) 公司的产品与服务必须具有创新性或新颖性,需要在某些具体细节上做出明确解释和阐述。介绍产品与服务的优点、价值,并把它与竞争对手(如果有)进行比较,讨论它的发展计划,并列出该产品与服务市场化所需要的条件。

(2) 只有当一个新的产品与服务优于市场上已有的产品与服务时,它才可能受到顾客的青睐。只有当一个新的产品与服务拥有的功能和特点被清楚地解释时,客户才能认清它的价值。此外,某些产品与服务就算暂时在市场上没有直接竞争对手,也需要关注潜在竞争对手,因为只要能获取丰厚的利润,就会有相关公司进入该市场参与竞争。

(3) 如果市场上存在替代性产品与服务,那么创业者应该向客户解释创业公司提供了哪些额外的价值增值,把自己摆在顾客的位置去评价购买创业公司的产品与服务存在的优点和缺陷,对竞争者的产品与服务也需要做出同样的分析。

（4）如果公司提供几种产品，那就应该把大量的篇幅和讨论集中在最重要的或最具有代表性的一个产品与服务上，对其他系列产品与服务则做出总体上的简单介绍就好，介绍清楚一个核心产品，其他相关产品的问题一般都会迎刃而解。

创业者在对风险投资者介绍产品与服务时，需要避免做过多的技术细节解释，并且要使阐述尽可能简单清晰，可以多用举例和类比的方法。如果有样品展示或者有使用过产品与服务的顾客作证，就会更有说服力。

3. 案例介绍

案例：如何介绍你的产品与服务

对于妙味轩来说，产品的概念不仅是提供满足顾客需要和欲望的产品，更多的是提供无形的服务、形象和创意，让顾客不仅得到物质上的享受，更能获得精神上的享受和心理上的成就感。

我们的产品即让顾客在烹饪的过程中体验创造的快乐，并且和同伴们一起分享。我们打造的是一个特别的平台：上面有顾客亲手制作的食物——体验的成果，也有同伴体验的乐趣，更有我们创造的浓浓的氛围——体验的回忆。在这里，顾客和我们就是辛勤着并快乐着的小蜜蜂。

我们的产品构成简化为一个公式就是：

快乐厨房体验（我们的产品）＝个性烹饪＋特色服务＋顾客互动

简而言之，我们的产品是以完善的厨房设备为基础，通过"量贩式"经营和独特的场景设计，为顾客提供不同于餐饮业的普通商品和服务的个人的创造性体验，我们称其为"快乐厨房体验"。也就是说，我们要提供的不仅是一个可以享受烹饪乐趣的"魔法厨房"，更是一个健康、快乐的休闲场所。

四、行业与市场部分的撰写思路与技巧

1. 行业与市场部分的撰写思路

本部分是商业计划执行的现状和环境分析，需要阐述行业历史与前景、行业与市场的外部环境分析、行业与市场的内部竞争状况、企业的竞争优劣势分析、市场需求量及增长趋势、市场细分及定位、未来 3~5 年市场销售预测等。

在商业计划书中，对这部分内容的撰写越具体越好，特别是要以那些可信度高、已经被证实的数据（例如从年鉴、统计报告、各大公司的行业分析报告中获取的数据）为分析基础。市场调研应当包括对公司所在行业、竞争对手和消费者的详细分析，它可以推动市场细分与定位、销售量预测和产品定价策略的展开。其中消费者调查应该包括潜在顾客数量、平均购买率及购买决策者的行为分析等信息。

在研究一个行业的经济特性时，主要包括的研究对象有：市场范围及规模大小、规模经济特征、行业进入和退出壁垒、对各种生产资源的要求程度、平均投资回收期、市场的成熟程度、市场普遍增长速度、公司的数量及其规模大小、消费者的数量、分销渠道的种类及特征、技术创新的方向及速度、总体盈利水平等。因为行业之间在特征和结构方面有很大差别,所以行业分析首先要从整体上把握行业的主要经济特性。行业的主要经济特性包括市场规模、竞争角逐的范围、市场增长速度、行业和产品在成长周期中目前所处的阶段、竞争厂家的数量及规模、购买者的数量及相对规模、供应链整合度、分销渠道、产品与服务的差异化强度、行业中公司能否实现规模经济、进入和退出市场的难度以及创新速度的影响。

行业环境之所以发生变化是因为一些重要的力量在推动行业的参与者(诸如竞争厂商、客户或购买者、供应商等)改变他们的行动,这些重要的力量构成了行业变革的驱动因素。

行业的关键成功因素是指那些能够影响行业参与者在市场上成功的因素,如产品属性、公司资源、竞争能力等与公司盈利能力直接相关的因素。关键成功因素主要解决三个问题:①消费者在各个竞争品牌之间进行选择的关键因素是什么;②竞争厂商要竞争成功,需要获取怎样的资源和竞争能力;③竞争厂商要获得可持续的竞争优势,需要采取怎样的措施。

决定市场结构的因素主要取决于市场竞争的强度。具体影响因素主要有:①卖者和买者的集中程度或数目。数目越多、集中程度越低,竞争程度就越高。②不同卖者之间各自提供的产品的差别程度。各厂商提供的产品越是相似,可以预料竞争就会越激烈。③单个厂商对市场价格控制的程度。单个厂商越是无法控制价格,表明市场竞争就越激烈。④厂商进入或退出一个行业的难易程度。如果存在进入市场的障碍,则意味着原有厂商拥有了一些新加入者不具备的有利条件。

PEST 方法是对行业宏观环境进行分析的常用方法。宏观环境是指影响所有行业和企业的各种宏观因素。对宏观环境因素作分析,一般都会对政治(politics)、经济(economy)、社会(society)和技术(technology)这四大类影响行业和企业的主要外部环境因素进行分析,旨在揭示外部环境对企业绩效所产生的影响。创业公司必须对所处的经营环境及其变化趋势有着清晰的认识,要避免忽略那些不确定因素。在应用过程中一般要把许多具有不同知识背景和专业技能的相关领域专家聚集在一起,针对行业和企业环境,组成"头脑风暴小组"来共同商讨和执行 PEST 分析方法。

对产业结构的认识与理解是形成企业竞争战略的基础。一个产业内部的竞争状况取决于五种基本竞争作用力,即供应商议价能力、购买者议价能力、潜在进入者、替代品威胁和现有企业间竞争。将这五种竞争因素融合到一个模型中来分析特定产业的竞争情况,简称为波特五力模型。

SWOT 分析法是对企业的优势(strengths)、劣势(weaknesses)、机会(opportunities)和威胁(threats)的分析。它集合了企业(内部)分析、环境(外部)分析和组合分析的结果,即基于内外部竞争环境和竞争条件下的态势分析,将与研究对象密切相关的各种主要内部优势、劣势和外部的机会和威胁等通过调查列举出来,并按照矩阵形式排列,然后用系统分析的思想,把各种因素相互匹配起来加以分析,从中得出一系列相应的结论,并据此确定企业的战略定位,最大程度地利用内部优势和机会,而结论通常带有一定的决策性(如表 8-3 所示)。

表 8-3　SWOT 的分析矩阵

内部分析 外部分析	优势(S)	劣势(W)
机会(O)	SO(利用这些)	WO(改进这些)
威胁(T)	ST(监视这些)	WT(消除这些)

　　与竞争对手比较,创业公司都有哪些竞争优势,这是一份商业计划书中需要详细阐述的内容。在这部分论述中,最好应用图表对数据和优、劣势进行直接比较,这样不但直观明了,也方便得出结论和对策。此外,在进行具体的产品分析时也可以应用图表对比分析方法,通过对产品性能和数据的比较让风险投资者直观感受到本公司产品和竞争对手之间的差异和优劣。

　　将市场进行细分是进行市场营销决策过程的起点,这个过程包括将市场划分为有意义的消费群体(市场细分),选择需要服务的消费群体(选择目标市场),创造能最好地满足目标客户的市场提供物(差异化),最后在消费者的心中为该提供物树立独特的形象(定位)。就消费者市场而言,市场细分变量归纳起来主要有地理环境因素、人口统计因素、消费心理因素、消费行为因素、消费受益因素等。于是就有了地理细分(国家、城市、农村等)、人口细分(年龄、性别、收入、职业、教育等)、心理细分(社会阶层、生活方式、个性等)、行为细分(时机、使用者地位、忠诚度、产品使用频率、产品应用等)、受益细分(追求的具体利益、产品带来的好处等)这五类市场细分方式。

　　创业公司在不同的细分市场将会面对需求和偏好截然不同的目标客户,它们需要确定好自己的思路进行差异化和定位选择。一般来说,差异化和定位选择包括三个步骤:①确定可能的价值差异和竞争优势;②选择恰当的竞争优势;③制订整体的定位战略。之后,创业公司还需要通过制订有效的市场营销策略向目标市场进行有效的沟通和传达定位。

　　当确定定位之后,公司必须采取各种手段和措施向目标客户传递和沟通既定的定位。定位需要切实的行动,公司所有的市场营销组合策略都必须给予该定位战略有力的支持。如果公司选择优质优价定位,就必须按照规划向目标客户传递优质的产品与服务。在定位的战术细节中,需要在市场营销组合策略的产品、价格、渠道和促销中做出有效设计。具体来说,公司必须生产高质量产品,设定较高价格。通过优质的经销商分销,通过高质量媒体做广告,雇佣和培训更多的高素质人员,寻找声誉好的零售商,设计能传递优质品质产品的广告和促销方式。以上的具体策略都是建立优质优价定位的有效途径。此外,提出好的定位战略相比执行要更加容易,如果公司确定了具体的定位战略,不但需要花费大量时间去建立定位,之后还需要通过公司一致的表现和沟通来维持这种定位。

　　2. 行业与市场部分需要注意与解决的问题

　　在行业与市场部分中需要介绍行业的主要经济特性、行业变革的驱动因素、行业的关键成功因素、市场结构模型、宏观环境 PEST 分析方法、波特五力模型、竞争优劣势 SWOT 分析法、市场总需求与市场细分、差异化和定位等相关原理和方法。

　　创业者可以按照"环境分析 PEST 方法→波特五力模型→SWOT 分析方法→市场细

分与目标市场定位"这个由表及里的市场分析逻辑拟订行业与市场部分的研讨和制作方案。由于本部分内容是商业计划书的分析源头和基础,所以在制作过程中需要解决和回答以下关键问题:

(1) 该行业发展现状如何,发展趋势怎样,利润率怎样,决定行业发展的成功因素有哪些?

(2) 经济发展和政府是如何影响该行业的? 是什么因素决定和驱动着该行业的发展?

(3) 公司所处的市场结构和竞争情况如何? 进入该行业的障碍是什么? 企业可以采取哪些竞争策略?

(4) 创业者的三个最主要的竞争对手是谁? 对比创业者的主要竞争者,企业的发展、市场、地理位置、竞争优劣势如何? 如果没有直接竞争对手,谁是最有可能提供类似产品的潜在竞争者?

(5) 企业所处市场的总需求和市场细分情况怎样? 目标市场如何决定? 公司的价值主张和定位如何? 未来是否可以拓展新的市场?

(6) 针对该市场状况,预测企业未来 3~5 年市场销售状况如何,占有多少市场份额。

3. 案例介绍

案例 1:如何分析市场背景

国家统计局 2022 年的统计公报显示:2022 年全年国内生产总值 1 210 207 亿元,比上年增长 3.0%。其中第三产业增加值为 638 698 亿元,增长 2.3%。第三产业增加值比重为 52.8%。全年最终消费支出拉动国内生产总值增长 1.0 个百分点。国民总收入 1 197 215 亿元,比上年增长 2.8%。全年居民消费价格比上年上涨 2.0%。全年全国居民人均可支配收入为 36 883 元,比上年增长 5.0%,扣除价格因素,实际增长 2.9%。全国居民人均可支配收入中位数为 31 370 元。全年全国居民人均消费支出为 24 538 元,比上年增长 1.8%。其中,城镇居民人均消费支出为 30 391 元,增长 0.3%;农村居民人均消费支出为 16 632 元,增长 4.5%。全国居民恩格尔系数为 30.5%,其中城镇居民恩格尔系数为 29.5%,农村居民恩格尔系数为 33.0%。

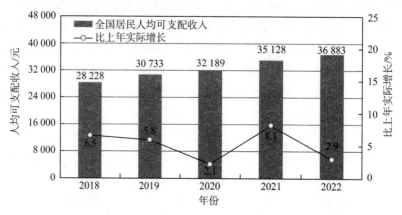

图 8-1 **2018—2022 年全国居民人均可支配收入及其增长速度**(资料来源:国家统计局 2022 年统计公报)

以上数据说明,国内经济发展势头良好,人民生活水平有了很大的提高,城镇人口可支配收入也有了较高比例的增长,用于第三产业的消费比例也将大大增加,特别是在休闲、娱乐方面市场空缺很大,潜力也极大。

案例 2:如何分析目标市场

我们结合两个维度来划分中国城市消费者的生活形态:一是社会阶层,二是中国人的基本心理导向。将中国城市消费者划分为 12 个消费族群,如图 8-2 所示。

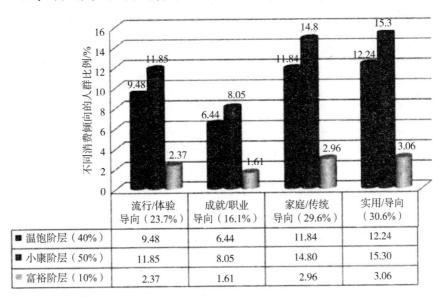

	流行/体验 导向（23.7%）	成就/职业 导向（16.1%）	家庭/传统 导向（29.6%）	实用/导向 （30.6%）
■ 温饱阶层（40%）	9.48	6.44	11.84	12.24
■ 小康阶层（50%）	11.85	8.05	14.80	15.30
▨ 富裕阶层（10%）	2.37	1.61	2.96	3.06

图 8-2　生活形态划分方法市场分析说明图

其中,我们的目标市场是小康阶层和富裕阶层具有流行/体验导向消费倾向的 14.22% 的人群。与此同时,我们还发现,有意向并有能力成为我们顾客的群体特征还体现为年轻化、个性化、有创意、有猎奇心理。

案例 3:如何开展竞争分析

行业内主要竞争对手包括美国、挪威、日本等地区和国内的厂商。国外厂商目前并未在中国投资,其产品都通过中国贸易商进口到中国市场。海外厂商的情况如下。

(1)美国厂商只生产水平式多波束探鱼仪,质量优良、功能多,但由于价格过高,国内消费者很难接受,所以在目标市场内美国产品很少;近期内美国厂商无意图进入中国市场。

(2)挪威厂商进入中国市场比较晚,没有建立起销售和服务网络,只设立了一家代理商,产品价格偏高。

(3)日本厂商进入中国市场比较早,建立了一定规模的销售与服务网络。日本产品主要分为两类:一类为垂直式单波束探鱼仪,这种产品只能用于近海捕捞,不适合在远洋捕捞船上使用;另一类为水平式多波束探鱼仪,产品质量很好,但价格偏高,年销量有限。

国内厂商如下:

国内现有两家厂商在生产探鱼仪,南京宁禄和新吉坡。这两家厂商的产品均为垂直式单波束探鱼仪,价格在8 000元左右。南京宁禄的市场主要在环渤海湾地区,而新吉坡的市场主要在海外。目前两家的产品技术含量低,应用效果差,在远洋渔船用探鱼仪市场上的竞争力不强。

竞争对手情况如表8-4和表8-5、图8-3和图8-4所示。

表8-4 水平多波速探鱼仪生产厂商比较

项目	美国厂商	挪威厂商	日本厂商	本公司
产品质量	很好	好	好	好
产品价格	30万~40万元	15万~18万元	15万~18万元	12万元
服务网络	无	很差	一般	完善
销售网络	无	很差	一般	完善

表8-5 垂直单波速探鱼仪生产厂商比较

项目	日本厂商	国内厂商	本公司
产品质量	好	一般	好
产品价格	1万元	0.8万元	0.8万元
服务网络	一般	一般	完善
销售网络	一般	一般	完善

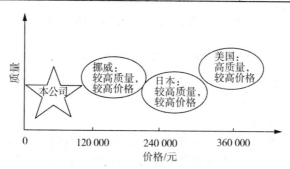

图8-3 水平式多波速探鱼仪竞争比较

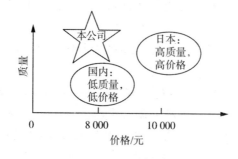

图8-4 垂直式单波速探鱼仪竞争比较

案例 4：如何撰写 SWOT 分析

在进入体验市场之前，我们运用了 SWOT 分析法比较客观准确地分析妙味轩的优势、劣势、机会和威胁，为我们更好地进入市场、趋利避害做好了准备。

1. 优势

（1）经营模式优势。这是我们最大的优势。用开创性的经济模式与营销方法，低物质成本、高智力投入的生产方法，为顾客提供上乘的客户体验服务，可以快速赢得大量客户和高附加值；一种新的商业模式总是能引领市场的，市场也证明了这一点，像海底捞、淘里、盒马鲜生等都是成功的案例。

（2）人力资源优势。在关键领域拥有专长和积极上进的职员，很强的组织学习能力，务实的管理理念。

（3）灵活性大。由于成本低、店面小，所要求的技术含量小，主要靠创意，因此项目有很大的灵活性，在看到市场的需求时，我们能很快地做出反应，迅速扩张。

（4）组织体系优势。高质量的控制体系，完善的信息管理系统。

（5）竞争能力优势。产品开发周期短，客户群忠实程度高，与原料供应商具备良好的伙伴关系，对市场环境变化的反应灵敏，市场份额占领导地位。

2. 劣势

（1）管理经验缺乏。公司在同领域内没有相关的先行者，缺乏可借鉴的管理及经营经验；在经营之初，我们采用的是一个独创的经营模式，没有样本可循，所以在管理及经验上几乎毫无经验，这将是我们的一大弱点。

（2）缺乏核心技术。在经营模式成熟后会出现大量模仿者。

（3）缺乏人才储备。在公司建立初期，缺乏有竞争力的人才储备。但是，DIY 厨房是一项有趣而且回报率高的项目，所以，在后续的招聘中我们必定能找到所需要的人才，在以后还可以仿照麦当劳的用人制度，长期来看这个弱点将会被克服。

3. 机会

（1）社会消费方式的有利变动。随着人们物质生活水平的提高，越来越多的人已经不满足于接受标准化、大众化的商品和服务，追求个性，更追求精神价值的消费倾向日益突显。这种形势有利于我们市场的开拓和成熟。

（2）庞大的客户群和可观的消费量。庞大数据库配合会员制，保证顾客群将会有稳定的增长，并且通过良好口碑的宣传，将会造就一个庞大的客户群，进而带来可观的消费量。

（3）数据库营销。在长期的竞争中，依靠数据库信息密切跟踪顾客的消费倾向和新的体验需要，稳定市场并进一步拓展市场。

（4）垫高壁垒。在拓展市场的过程中，将会形成独特的管理方式，包括会员制、数据库等，这将给以后的模仿者带来无形的壁垒，使竞争者难以超越我们。

（5）地理型扩张。目前，市场目标主要集中在大学校园中，全国市场尚未开发，前景广阔。同时，随着经营模式的成熟和资金、人才的积累，企业将把目标投向其他阶层，造就风格不同、适应人群不同的"DIY 厨房俱乐部"。

4. 威胁

（1）出现将进入市场的有强大经济实力的新竞争对手。当体验市场成熟时，资金力量强大的竞争对手可能迅速占领高端市场。

（2）政府政策的不完善。由于体验市场是个新兴市场，政府的相关政策法规尚未出台，我们的很多权利可能得不到及时的保护。

（3）产品创新能力下降。我们的创意在很大程度上来源于顾客，是顾客和我们一起创造了这个店，相对于其他的企业来说，我们面临产品创新能力下降的问题可能会小一些，但这是一个很值得我们重视的问题，我们会配以有效的团队激励机制和引进人才这两个有效的手段。

（4）容易受到宏观经济形势和微观业务周期的冲击。目前，我国经济具有巨大的发展韧性和潜力，长期向好的基本面没有改变，特别是疫情防控平稳转段后，我国经济逐步回归常态化运行轨道。中国的经济发展形势总体比较乐观，但是在此过程中也会出现一定的波动和反复，与内外冲击的共振、疫情的疤痕效应密切相关，经济总量恢复和结构调整需要时间。这会对我们的业务有一定的影响。但需要注意的是，我们是一个以营造"体验经历"为主的企业，因此比较容易受到业务周期的冲击，在一年中会有淡旺季。不过这些已经在我们的预计之中，在营销计划中，我们有针对性地拟订了一些措施。

五、营销计划部分的撰写思路与技巧

1. 营销计划部分的撰写思路

营销计划的目的是解释公司在未来如何控制和应对市场环境以获取客户和销售额。营销则是以客户需求为导向，把如何有效创造和满足客户需求作为首要任务，目的是让产品易于销售，这是一种由外至内的思维方式。销售只是营销中的一部分。销售是一种战术思考，以销售为中心，注重销售的技巧与方法，关心产品与服务的销售目标实现；而营销是一种战略思考，以创造力为中心，注重建立能持续销售的系统，关心客户的需求和企业的持续发展。营销计划包括市场调研、市场推广、品牌策划、销售计划、客户服务等内容。

商业计划书在本部分需要阐述公司产品与服务如何从生产现场到达最终用户的营销策略。因此，在营销计划中应该对产品、价格、渠道和促销等多个方面进行阐述，说明如何通过为客户提供满意的产品与服务来实现公司目标。此外，如何制订营销方案和进行市场调研也是本部分必不可少的核心内容。

营销方案的制订过程由市场分析和营销计划制订两个步骤构成，一般包括产品构思和设想、市场调研、判断有无市场和客户、市场定位和客户选择、营销策略、销售预测等多个阶段。

市场调研是市场调查和市场研究的统称，它是指个人或组织根据特定的决策问题而系统地设计、搜集、记录、整理、分析和研究市场各类信息资料，给出调研结果的工作过程。市场调研是市场预测、市场细分、目标市场和客户确定、行业与市场环境分析等环节中必不可少的组成部分。市场调研的目的是增进创业者对市场情况的了解,同时也提升商业计划书的可信度。

市场调查计划的具体步骤包括:①调研项目的获取;②调查目标的确定,包括确定市场调查的目的,并且明确希望得到什么信息、将如何分析这些信息等;③调查对象的确定;④调查项目和内容的设定;⑤调查方法的确定;⑥分析方法的确定;⑦调查日程的确定,应决定调查期,以及其后从资料收集到分析评价的日程,并明确记录下来;⑧相关费用计划。此外,调查之后的汇总、分析后的内容要点总结、报告书的制作编写也要归入市场调研计划。

产品策略主要研究产品整体概念、产品分类、新产品开发、产品组合、产品生命周期、品牌策略等内容,它是制订价格策略、渠道策略和促销策略的分析基础。

产品与服务是指人们向市场提供的满足客户需求的有形产品和无形服务。有形产品包括产品实体以及其所包含的品质、特色、式样、商标和包装等。无形服务则包括可以给客户带来附加利益和心理上的满足感和信任感的售后服务、销售声誉、产品形象等。

价格是市场营销组合中唯一为经营者提供收益的因素,而产品、渠道和促销等因素都归为成本。制定价格也是公司参与市场竞争的一种重要手段。定价是否合理将直接影响公司的销售额和利润率。因此,如何为产品制定合理的价格,使其既为客户接受又能带来更多的利润,已经成为市场营销策略的重要部分。

营销渠道(或者称为分销渠道)是指产品的所有权从生产领域向消费领域转移的过程中所经过的途径和通道。它代表企业在将自身产品送递至最终消费者之前所制订的与各类分销商之间的贸易关系、成本分摊和利益分配方式的综合体系。这里的分销商既包括批发商、零售商及其他辅助机构,也包括物流配送商。

公司的市场营销活动远远不止创造顾客价值,还需要有效的促销手段去沟通这种价值。促销不是一种简单的工具,而是多种工具的组合。促销是企业综合运用人员推销、广告、营业推广和公共关系等手段,向消费者传递信息,引发、刺激消费者的购买欲望和兴趣,促使其产生购买行为的一系列组合活动。促销的核心是沟通信息,目的是刺激消费者产生购买行为,具体方式包括人员促销和非人员促销(广告、营业推广、公共关系等)两种。其中,每一种促销方法都有与消费者沟通的特殊工具。例如,人员推销包括销售展示、展销和激励计划。广告包括广播、印刷广告、互联网广告、移动广告和户外广告等形式。营业推广包括折扣、优惠券、陈列和示范。公共关系包括新闻发布会、赞助、特殊事件和网页。同时,市场营销沟通并不局限于这些具体的沟通工具。产品的设计、价格、形状和包装,以及出售它的渠道,都会向消费者传递产品或企业信息。因此,尽管促销组合是公司最主要的沟通活动,但是为了取得最佳的沟通效果,整个市场营销组合(促销与产品、定价和渠道)都必须保持协调一致。

许多营销和促销工具都是在传统的大众营销环境下发展起来的,它们多是用标准化的信息和由中间商分销的产品瞄准更广大的目标市场。但是,随着精准目标营销的发展和数字技术的引入,许多企业(包括众多的创业公司)例如京东、淘宝、亚马逊、小米等正在采用直复营销方式快速地进入市场。在这里我们主要探讨直复营销中增长最快的营销方式,即运用网络、社交媒体和移动营销渠道的数字营销。

人员推销、广告、公共关系和营业推广四种促销方式各具优点和缺点,如表 8-6 所列:

表 8-6　四种促销方式的优缺点

促销方式	优点	缺点
人员推销	方便灵活,容易沟通,针对性强,效果显著	费用较高,影响力小,需要有销售人才
广告	传播范围广,渗透力强,影响力大,适用范围广	单向传播,说服力小,针对性不强,成交效果不好
公共关系	取信社会大众,影响力大,作用持久	不易控制,见效慢
营业推广	作用大,效果明显,易于促进销售	时效弱,持续不长久,有时会有负面影响

直复营销和数字营销是指通过直接与精心挑选的单个消费者和客户群体进行互动,以期获得客户的即时响应和建立持久的顾客关系。企业可以采用直复营销方式针对精准的细分市场或个人的需求和兴趣量身定制产品服务或促销内容。特别是借助数字营销这种方式,创业公司能快速进行客户契合、品牌社区和弯道超越。例如,京东商城借助其网上平台和手机应用 App 直接与用户沟通,帮助他们在网上商城中快速找到和购买所需求的各种商品。

2. 营销计划部分需要注意与解决的问题

风险投资者在评价一份商业计划书时,会非常关注营销计划这一部分。许多风险投资者认为估计创业公司能否成功的最重要标准是该公司是否明确地知道自己提供的产品与服务的市场需求情况,以及如何有针对性地进行市场营销。一份清晰的市场营销计划能够进一步增强风险投资者的投资信心。在撰写这一部分时需要关注以下关键问题:

(1) 需要采用什么样的市场调研方式获取市场信息? 如何确定企业的目标市场和人群?

(2) 企业发展各阶段的销售计划和预计销售额目标是多少?

(3) 对每个目标市场和分销渠道,希望最终的产品与服务销售价格是多少? 这一最终销售价格是用什么样的标准得出的? 在这种情况下预计利润率有多高?

(4) 企业计划从哪些目标客户群着手进入市场? 打算如何把这个小小的立足点扩展为一个规模很大的业务?

(5) 阐述公司销售产品与服务的典型流程。在购买过程中,哪些因素会最终影响客户进行购买决策?

(6) 打算通过什么分销方法与目标客户进行接触?

3. 案例介绍

案例:如何制订营销计划

1. 营销战略

体验经济观念下的营销就是要从消费者的感官、情感、思考、行动和联想五个角度重新定义、设计营销策略。体验经济以服务为重心,以商品为素材,为消费者创造出值得回忆的感受。因此体验营销要从生活与情境出发,塑造感官体验及思维认同,以此吸引消费者的注意力,改变消费者的行为,并为产品找到新的生存价值与空间。体验经济下的营销策略是以客户需求和体验为导向经营的方式,此时产品几乎完全隐藏到服务背后,服务与产品之间的关系发生了逆转,产品依赖于服务所创造的条件。因此,我们制定了以下战略。

(1)建立适度规模的战略管理体系,积极发掘营销策略。

(2)重点建立良好的品牌形象,实行品牌经理制,保证公司品牌的成功孵化。

(3)重视已有顾客的忠诚度,积极与老顾客联系,通过口碑取胜。

2."7P"营销组合策略

2.1 产品

我们的产品是以完善的厨房设备为基础,通过"量贩式"经营和独特的场景设计,为顾客提供不同于餐饮业的普通商品和服务的个人的创造性体验,我们称其为"快乐厨房体验"。也就是说,我们要提供的不仅是一个可以享受烹饪乐趣的"魔法厨房",更是一个健康、快乐的休闲场所。

我们的产品构成简化为一个公式就是:

快乐厨房体验(我们的产品)＝个性烹饪＋特色服务＋顾客互动。

2.2 定价

产品总体来说实行套餐制收费,供有不同消费需求的顾客进行选择。套餐的标准有两个衡量尺度:一是顾客数目,二是服务类型(包括不同的食品原材料和场景设计标准)。收费标准如表8-7和表8-8所列。

表8-7　各套餐类型及收费标准　　　　　　　单位:元/(间・2 h)

服务类型	经济型	温馨型	豪华型	盛典型
个人	29	45	59	—
情侣	79	99	119	—
宿舍	199	219	239	—
团体	319	399	499	—

表8-8　默认时间外收费标准　　　　　　　单位:元/(间・2 h)

服务类型	经济型	温馨型	豪华型
个人	20	30	40
情侣	50	70	80
宿舍	115	130	145
团体	180	200	300

人数的限定:

个人只限1人,情侣只限2人,宿舍限6人,团体限10人;对于各套餐超过人数的情况另行收费,标准如下。

(1) 经济型:35 元/(人·2 h)。(2) 温馨型:41 元/(人·2 h)。(3) 豪华型:60 元/(人·2 h)。

总体来说,我们的定价是多层次的,可以满足有不同消费需求的顾客。同时,我们通过市场调研为套餐精准定价,略高于普通餐饮业,略低于休闲场所,总体适中,较为符合消费者的心理价位。

2.3 服务环境

在妙味轩创造的体验环境中,餐点原料、特色服务、店面设计的每一步都体现了全心全意为顾客服务的宗旨。选择不同的套餐都将享有优质的服务,除此之外,还有各项优惠。

(1) 经济型:提供柠檬水。

(2) 温馨型:赠送一定量的新鲜蔬果或黄豆等材料,供顾客制作鲜榨果汁或豆浆等饮料。

(3) 豪华型:所有资源开放,全方位为顾客服务。

(4) 盛典型:属于主题活动的类型,根据有特殊需求的顾客的想法来安排、设计,动员全部力量,创造顾客要营造的气氛,致力于"完美体验"。此类型根据具体情况估价、收费。

2.4 销售渠道

(1) 广建联系:学校每年都有厨艺大赛,而且在妙味轩经营相对成熟时,那些参加比赛的同学一定会来店里练练手艺,我店会对他们加以指导,让他们把握更多获胜的机会,同时让他们尽情享受做饭的乐趣。同时,在节假日,我们会举办一些特色活动来吸引顾客。

(2) 会员制:在与顾客打交道的过程中,为了进一步吸引顾客,我们还会采取会员制,对经常来店的人,根据他们来的次数,可办理不同级别的会员卡,如金卡、银卡等。持不同的卡的人享受的权利不同,级别越高,在价格方面会得到更大的优惠,还可享受特权服务,获得更好的消费体验。

2.5 促销

(1) 定向宣传:在经营初期,首先邀请学校某些社团的主席、会长作为第一批客人,由此留下客源,由他们向社团里以及周围的人进行一定的宣传。

(2) 社会影响:邀请各校社团代表人物来参加我们的活动,通过他们来进一步对我们的产品进行宣传。

(3) 特色服务:在"幸福瞬间",我们会给顾客拍一些经典照片,然后发到他们的邮箱中,在增加亲切感的同时介绍新产品,有助于顾客再次消费。

2.6 过程

(1) 24 小时电话订餐或者网上预订。

(2) 在休息等待期间提供简易小吃和饮料。

(3) 不定期举办饮食文化沙龙(如四川风味沙龙),向老顾客发放邀请函,邀请其以低价参与。

2.7 人员

体验产业与普通的第一产业、第二产业的最大不同就在于,在体验经济模式下,我们的消费者是"产销合一者"。这就是说,顾客在我们的店面"生产"了他们自己设计烹饪的饭菜,然后又"消费"了这些劳动成果,同时得到了极有价值的"产品"——"快乐厨房体验"。

在我们的设计中,顾客既是生产者,又是消费者,而服务人员则为顾客创造体验环境,为了顾客实现美好体验做出周密安排。

六、生产运营部分的撰写思路与技巧

1. 生产运营部分的撰写思路

公司如何生产产品与提供服务是商业计划书涉及的最基本议题之一。在寻求资金的过程中,为了增大创业公司在投资前的评估价值,创业者需要尽可能地使生产制造计划更加详细、可靠。生产运营是一个企业如何选择厂址、购买原材料、组织生产、组织待售产品与服务的过程。一般来说,生产运营部分应该包括以下具体内容:公司生产制造所需的厂房选址,工艺流程和设备引进情况,生产周期标准的制定以及生产作业计划的编制,物料需求计划及其保证措施,劳动力需求情况,库存管理情况,质量控制方法等。

生产运营对于生产实体产品的企业来说是一个特别需要关注的问题。但是创意服务类企业运营复杂性较低,在这一部分可以侧重介绍自己的雇员、位置优势和信息优势等。此外,许多创业者在创业初期由于缺乏经验和资金,往往把自己的产品外包给其他厂商生产(或者自己生产核心部件,再外包给其他企业组装),自己则更多关注研发和营销等环节。

创业公司如何选址对企业运作具有深远的影响。对制造业企业来说,选址问题是成本控制的关键因素,而对于服务业企业来说,选址涉及公司的盈利能力。企业地址一旦选定,固定资产投入就很难转移,同时也决定了公司将面临的环境,所以非常有必要使用科学的方法进行选址规划。

其中制造业企业选址的影响因素包括:市场所在地、原材料所在地、运输便利性、外协企业相对位置、劳动力资源以及优惠的政策、法规条件。服务业企业选址的影响因素包括顾客到服务提供处、服务提供者到顾客处以及服务提供者与顾客在虚拟空间完成交易的便利性。通过信件、电话、网络等方式完成交易(如网络购物、网上订票等服务)的企业选址对地域性的要求较低,需要优先考虑物流仓储等因素。对传统制造业来说,竞争对手的相对位置并不是很重要,而服务业中则存在一种集聚效应,即将几个竞争企业聚集在一个相对集中的地点将会比同类的店铺分散在不同的地点能吸引更多的顾客。例如,麦当劳和肯德基相邻而建、手机专卖店的集聚。所以此类厂商在选址时,可以根据实际情况选择临近同类厂商的位置。

设施布置是指在一个给定的范围内,对多个经济活动单元进行位置安排,以确保企业内部的工作流、材料或者顾客的畅通。设施布置需要投入大量人力和物力,且具有长期性,因此公司的设施布置是否合理对公司的生产运作成本和效率有着长远的影响。设施布置包括产品原则布置、工艺原则布置、定位原则布置和混合原则布置。产品原则布置最适合重复性加工,即线性流程和连续流程;工艺原则布置适用于间接性加工,即作业流程;定位原则布置适用于体积大、重量重的加工对象,即项目流程;混合原则布置是以上几种类型的混合类型,适用于批量流程。

工艺流程是指在工业品生产过程中,从原料到制成品各项工序安排的程序和时间。具体来说,生产工艺流程就是指产品从原材料到成品的制作过程中要素的组合,包括输入资源、活动、活动的相互作用(即结构)、输出结果、顾客、价值六大方面。制定工艺流程的原则是需要技术先进和经济上的合理。由于工厂所具有的设备生产能力、精度和工人的熟练程度等不同,所以生产同样一种产品,不同的工厂制定的工艺流程可能是不同的,甚至在同一个工厂的不同时期所安排的工艺流程也可能不同。根据对象不同,可以将工艺流程设计分为制造流程设计和服务流程设计两类。

企业的生产运营能力是指人员能力、设备能力和管理能力的总和。人员能力是指人员的数量、实际工作时间、出勤率、技术熟练水平等诸因素的组合,设备能力是指设备和生产运作面积的数量、水平、开动率等诸多因素的组合,管理能力包括管理体制、企业文化、管理系统技术水平、管理人员的管理水平和工作态度等。

生产作业计划是指企业生产计划的具体执行计划。它把公司的年度、季度生产作业计划具体规定为各个车间、工段、班组、每个工作地和个人的以月、周、班甚至小时为单位的计划。它是组织日常生产活动、建立正常生产秩序的重要手段。生产作业计划的作用是通过一系列的计划安排和生产调度工作,充分利用企业的人、财、物,保证企业每个生产环节在品种、数量和时间上相互协调和衔接,组织有节奏的均衡生产,以取得良好的经济效果。生产作业计划编制工作的主要内容包括收集编制计划所需要的各项资料,核算、平衡生产能力,制定期量标准和编制生产作业计划。

编制生产作业计划需要考虑很多因素,具体包括年度生产计划,临时的订货合同,年度生产技术组织措施计划,机械、设备、实际运行情况,原材料的供应情况,能源的限额分配情况,材料定额和原材料进厂使用结存变化情况,产品、零部件工时定额和实际能力的差别,产品图纸、验收技术条件、工艺规程变化情况,车间的生产能力和生产准备情况,外协配套件订货合同和进厂数量与结存情况,产品零部件加工流程路线表,在制品和半成品的结存情况等。

生产周期是指企业产品从原材料投入生产到制成品出厂为止,整个生产过程所需要经历的时间。它包括毛坯制造、零件加工、产品装配等工艺阶段的生产周期。每一工艺阶段的生产周期又包括工艺过程、检验、运转、自然过程、制度规定的停歇等部分。各工艺阶段的生产周期长短取决于上述这些时间的长短以及所采用的移动安排方式。为了便于编制生产作业计划和安排生产,应分别按产品所经历的工序、工艺阶段来制定生产周期标准。

企业可以把劳动力和原材料结合起来生产产品,所以有关这两项重要投入的任何问题都会受到创业者的关注。在商业计划书中,需要表明公司有足够的物质资源,可以研发和生产自己的产品。需要估计对原材料的需求量,阐述供应商的背景,以及出现意外情况时的备选供应商。

在招聘各类人员前,最好对所设置职位的背景及特殊需求进行细化,如果能制作一张组织结构图表,那么就能更清晰地描述企业各部门间的关系和分工配合关系,这也有利于估计创业公司在发展的不同阶段所需要的各类人才数量。此外,还要说明如何合理地雇佣所需的人员,这就需要创业者了解当地劳动力市场结构、失业率及工资水平。如果打算进行劳务引进,那就还要考虑提供宿舍等相关问题。

质量管理是指确定质量方针、目标和职责,并通过质量体系中的质量策划、控制、保证和改进来使其实现的全部活动。经历了质量检验阶段、统计质量控制阶段,目前质量管理进入全面质量管理阶段。全面质量管理的创始人阿曼德·费根鲍姆认为全面质量管理是为了能够在最经济的水平上,在充分满足顾客质量要求的条件下进行生产和提供服务,并把企业内各部门形成质量、维持质量和提高质量的活动融为一体的一种有效体系。创业公司作为一个新创企业,尤其需要关注企业产品质量。依据产品的生产过程和产品质量的形成过程,全面质量管理的工作内容主要包括设计试制过程中的质量管理、制作过程中的质量管理、辅助生产和生产服务中的质量管理等。

2. 生产运营部分需要注意与解决的问题

本部分主要介绍公司生产运营的相关理论和知识。对于制作商业计划书的创业者来说,要着重关注和回答以下几个问题:

(1) 不同类型公司选址分别可以采用什么方法,采用哪些评价指标来衡量选址问题?

(2) 公司正在计划什么样的生产过程? 怎样保证新产品在进入规模生产时的稳定性和可靠性?

(3) 设备的引进和安装情况如何? 谁是供应商? 生产线的设计与产品组装流程是怎样的? 工艺流程的设计需要考虑的因素和方法是什么? 生产周期标准的制定以及生产作业计划的编制进行得如何?

(4) 公司打算具备多大的产品生产能力和服务提供能力(产品数)?

(5) 物料需求计划是怎样的? 公司需要什么样的生产工具? 公司需要什么原材料? 公司将从第三方或供应商手中购买什么原料、部件或服务?

(6) 如果公司需要一个仓库,公司打算如何组织安排公司的库存?

(7) 产品的成本结构(固定成本、可变成本)是怎样的?

(8) 公司需要什么样的人力资源? 未来人力资源需求的发展规划是什么? 各个岗位的职能是怎样的?

(9) 公司在保证产品质量方面采取了哪些措施?

3. 案例介绍

案例:生产的运营

1. 运营流程(见图 8-5)

(1) 销售部将市场信息反馈至综合部,在综合部汇总后再反馈给研发部;

(2) 综合部分析信息后制订生产计划;

(3) 公司选择制造商,并与制造商签订合同,确定生产计划;

(4) 研发部对产品生产过程进行质量监控,并对产品进行严格的质量验收,对合格产品进行软件录入;

（5）将产品推向市场；

（6）对顾客进行跟踪服务。

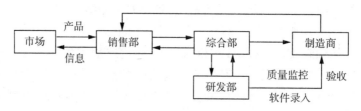

图 8-5　运营流程图

2. 公司选址

2.1 选址原则

（1）靠近主要客户与制造商；

（2）项目负责人与当地政府有良好关系，了解当地风俗习惯；

（3）当地劳动力充足且劳动力成本低；

（4）当地经济比较发达，信息充分，对于高科技企业有优惠政策；

（5）交通便利，离制造商近，运输成本低。

2.2 选址比较

依上述原则，选址比较如表 8-9 所示。

表 8-9　选址比较

原则	辽宁省大连市	浙江省象山县	广东省广州市
离主要客户的距离	比较远	√ 很近	比较近
离制造商的距离	比较远	√ 近	比较近
与当地政府的关系	不熟	√ 良好	不熟
观念开放程度	一般	开放	√ 最开放
劳动力成本	√ 最低	低	比较高

满足我们需求的最合适的地点是浙江省象山县工业园区，公司前三年免税，后两年税收减半。

3. 研究与开发

本公司的主要业务是研发水下高科技探测仪器，研发新产品和不断使现有产品升级。我们的研发策略包括两个方面。

3.1 职责

（1）根据最终用户的反馈提高产品质量，降低成本；

（2）开发新产品，研发出具有海底探矿功能的产品，并将业务范围扩大到环保、科研、水下考古等领域；

（3）控制产品质量与验收；

（4）培训售后服务人员，招聘与培训新聘研发人员；

（5）参与公司决策制定。

3.2 策略

（1）建立软件实验室，需要水下实验时再租用水声实验室；

（2）与其他一些研究所或大学合作，聘用一些兼职的技术人员，可以合作的单位有中国科学院声学研究所、上海交通大学、中国科技大学。

4. 制造商选择

因为本公司产品的硬件生产与包装全部以签订合同的形式外包给制造商，这直接关系到产品的质量与成本，因此制造商的选择至关重要。目前，国内具备生产能力的制造商有杭州瑞利声电技术有限公司（简称"杭州瑞利"）、上海中国船舶重工集团第七二六研究所（简称"726 研究所"）、中国船舶集团有限公司第七一二研究所（简称"712 所"）、大连中国船舶重工集团第七六〇研究所（简称"760 所"）等 10 余家单位。

选择原则：

（1）保证产品质量是前提；

（2）制造商要获得 ISO9000 认证或 ISO14000 认证；

（3）综合考虑制造商的规模、报价、信誉、财务状况、研发能力、地理位置、公司战略、企业文化等因素；

（4）将以上各因素赋值（0～10 分）、赋权重（0～1），建立数学模型，作为选择制造商的依据；

（5）与 2～3 家制造商建立稳定的联系，逐步参股 1～2 家制造商（见表 8-10）。经过模型测算可以把杭州瑞利作为制造商优先选择的对象。

表 8-10　制造商选择模型

项目	权重（S）	712 所	杭州瑞利	726 研究所
质量（Q）	0.2	2.5	2	1.5
报价（P）	0.1	1	1.5	2
规模（S）	0.2	1	1.5	0.5
财务状况（F）	0.1	0.5	0.5	0.5
信誉（CS）	0.15	2	1	1
研发能力（RD）	0.05	0.5	3	2
地理位置（L）	0.05	1	1	2
公司战略（ST）	0.1	0.5	1	1.5
企业文化（C）	0.05	0.5	1	1
合计	1	1.3	1.4	1.2

注：制造商得分 $= Q \times S_1 + P \times S_2 + S \times S_3 + F \times S_4 + CS \times S_5 + RD \times S_6 + L \times S_7 + ST \times S_8 + C \times S_9$。 $S_1 \sim S_9$ 分别对应表中的权重值（如 $S_1 = 0.2$，$S_2 = 0.1 \cdots \cdots$）。

5. 质量控制

由于我们的产品直接面向消费者而生产外包给制造商，因此质量的控制对于产品的评级和公司的发展至关重要,主要控制工作如表 8-11 所示。

表 8-11 质量控制关键点

控制点	内容	采取的措施
换能器	发射及接收指向性、灵敏度	必须满足要求
自动增益控制 AGC	动态范围必须足够大,不能出现限幅	极限测试
处理分机	湿度、温度测试	专门试验条件测试

七、公司管理部分的撰写思路与技巧

1. 公司管理部分的撰写思路

在对商业计划书进行风险评估时,需要考虑创业公司的公司性质、管理制度、组织形式以及各部门分工等多方面自身因素,做到有利于产品生产、销售和公司管理。公司管理的好坏直接决定了公司经营风险的大小,而高素质的管理人员和良好的组织结构则是管理好公司的重要保证。因此,在商业计划书中必须要对主要管理人员加以介绍,不但要介绍他们所具备的能力、经历和背景,而且要说明他们在公司中的职务和责任。此外,还需要对公司的组织结构做简要介绍。介绍内容可以包括公司的组织结构图、各部门的功能与职责范围、各部门的负责人及主要成员、公司的报酬体系、公司的股东名单(包括股份份额、认股权、比例和特权)、公司的董事会成员、股权分配等。

在公司中,组织的管理层次受到组织规模和管理幅度的影响。在管理幅度既定的条件下,管理层次与组织的规模大小成正比,组织规模越大,员工数量越多,其所需的管理层次就越多;在组织规模既定的条件下,管理层次与管理幅度成反比,每个主管所能直接控制的下属人数越多,所需的管理层次就越少。主管人员委托一定数量的人分担其管理工作,结果是减少了他必须直接从事的业务工作量,但与此同时,也增加了他协调受托人关系的工作量。

有效管理幅度的大小会受到管理者本身素质及被管理者的员工素质、沟通程度、工作内容、组织文化、工作环境与工作条件等诸多因素影响,每个组织都必须根据自身的特点确定适当的管理幅度和相应的管理层次。一般来说,高层管理幅度为 3~6 人较为合适,中层管理幅度为 5~9 人较为合适,低层管理幅度为 7~15 人较为合理。随着经济发展和技术进步,公司组织趋于扁平化,即组织通过增大管理幅度、减少层次来提高组织信息收集、传递和决策的效率,最终发挥组织的内在潜力和创新能力,从而提高组织的整体绩效,完成组织的战略目标。按照管理幅度的大小及管理层次的多少,可形成两种结构模式:扁平式结构和锥式结构。所谓扁平式结构,就是管理层次少而管理跨度大;锥式结构的情况则恰恰相反,管理层次多而管理跨度小。

组织是实现公司目标的重要载体,公司组织管理能力的高低将直接影响公司能否顺利实现其目标。创业公司应围绕公司使命和战略设计组织结构,在公司不断壮大和战略改变过程中适时地对公司进行组织变革与创新。

对于不同性质、不同规模和不同发展阶段的组织来说,组织结构模式多种多样。目前,中国企业组织结构相对复杂,通常是直线型、职能型、事业部制、矩阵制组织结构的混合型。在企业集团层面通常采用职能型组织结构,而在子公司层面基本采用事业部制组织结构,各个子公司内部则多依据业务模式特点采用直线型或矩阵制组织结构(如图 8-6 至 8-10 所示)。

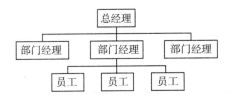

图 8-6　直线型组织结构图

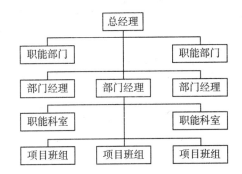

图 8-7　职能型组织结构图

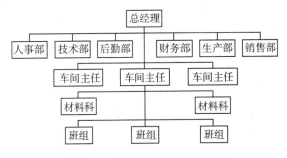

图 8-8　直线职能型组织结构图

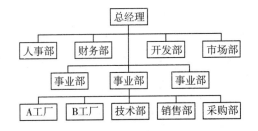

图 8-9　事业部制组织结构示意图

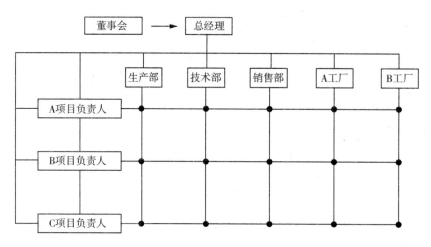

图 8-10 矩阵制组织结构图

在撰写组织计划时对部门和工作职责进行分析对创业者非常有帮助。规范岗位职责不仅能为招聘、录用员工提供依据，还能对员工进行目标管理，为绩效考核、公司制定薪酬政策、员工教育与培训、员工晋升与发展等提供依据。职责分析最好的着眼点是关注那些公司必须要做的事情。

相关部门和重要岗位职责介绍如表 8-12 和 8-13 所示：

表 8-12 部门分类与对应职责

部门	部门职责
行政部门	负责贯彻公司领导指示；做好上下联络沟通工作，及时向领导反映情况、反馈信息；搞好各部门间相互配合、综合协调工作；实施对各项工作和计划的督办和检查
人事部门	制定公司统一的劳动人事管理政策，根据公司发展战略编制公司人力资源需求计划和编制定员定编方案，提出机构调整和岗位增减的提案
计划发展部门	负责组织、制定公司长远发展战略、经营规划和在年度的综合性、各种专业性的计划执行过程中进行协调和调整，并及时向公司领导汇报各部门计划实施进展和指标完成情况；严格审核、汇总和统一上报各项业务报表并留存归档
财务部门	严格遵守国家财务工作规定和公司规章制度，组织编制公司年、季度成本、利润、资金、费用等有关的财务指标计划；定期检查、监督、考核计划的执行情况，结合经营实际，及时调整和控制计划的实施
采购部门	制定公司统一的采购政策，对生产和工程原辅材料、物资、设备采购工作实行归口管理；根据公司年度工作计划编制相应的采购供应计划
营销部门	根据公司长远战略规划，提出相应的营销发展目标、规划和年度营销工作计划，并编制细化的季度、月度营销计划；完成公司下达的年度销售指标；积极开拓市场，运用各种有效促销方式，确保细分市场的占有率；负责建立营销网络和售后服务体系等
公关部门	负责公司对外、对内的公共关系工作，负责制订年度公关活动计划和支出预算方案，并在批准后组织执行

续表

部门	部门职责
生产管理部门	生产计划的设立与修订;订单的审核、登记及分段;订单交货期核定及异常反应;生产负荷统计及产销平衡调度;生产工厂人员的调度及团体公休的审核;生产进度(含样品制作进度)安排及控制;用料管理及异常的追踪、改善;交货期异常反应及处理;产销、交货期、质量等有关事项协调
技术工程部门	各项产品(含样品制作)标准工时的设立与修订;各项操作(含样品制作)规范的制定;工作方法的改善、简化、策划与推行;各科年度预算编制及全公司汇编;制定对异常反应的处理及追踪流程;生产绩效奖金基准的设立与修订;生产日报表编制及重大异常安全问题改善追踪;每月生产绩效检查、资料编制及改善事项的追踪、报告;生产绩效奖金统计及比较
品质管理部门	组织质量管理、计量管理、质量检验标准等管理制度的拟订、检查、监督、控制及执行;组织编制年、季、月度产品质量提高、改进、管理、计量管理等工作计划;组织实施、检查、协调、考核,及时处理和解决各种质量纠纷;负责建立和完善质量保证体系;制定并组织实施公司质量工作纲要,健全质量管理网络,制定和完善质量管理目标负责制,确保产品质量稳定提高
产品开发部门	负责制定公司技术管理制度,建立和完善产品设计、新产品的试制、标准化技术规程、技术情报管理制度,组织、协调、督促有关部门建立和完善设备、质量、能源等管理标准及制度;组织和编制公司技术发展规划;编制近期技术提高工作计划,编制长远技术发展和技术措施规划,并组织对计划、规划的拟订、修改、补充、实施等一系列技术组织和管理工作

表 8-13　主要岗位职责介绍

岗位	岗位职责
董事长	董事长的所属部门和直接上级都是董事会,直接下级是副董事长。其基本权限包括对公司发展规划、投资计划、经营方针具有决策权,对公司文件有审批权、否决权,对公司经费支出有审批权、否决权,对公司重大项目有主持权。其职责概要为:董事长是公司的法人代表和重大事项的主要决策人,对公司的发展和经营负全责
公司总经理	公司总经理的所属部门是总经理室,直接上级是董事会,直接下级是总监、总经理助理。其基本权限为接受上级工作任务分配和监督,指导监督下属部门工作,接受政府部门监督和指导。其职责概要为:在国家法律法规和经济政策的指导下,在企业和董事会的指导下,为实现公司效益最大化,创造良好企业文化,建立高效组织体系,负责公司总体运营的计划、指导、协调、监督和控制工作
副总经理	副总经理的所属部门是总经理室,直接上级是总经理,直接下级是总监、总经理助理。其基本权限包括接受总经理工作任务分配和监督,指导监督下属部门工作。其职责概要为:在国家法律法规和经济政策的指导下,在总经理的领导下,为实现公司效益最大化,创造良好企业文化,建立高效组织体系,负责公司总体运营的计划、指导、协调、监督和控制工作
财务总监	财务总监的所属部门是总经理室,直接上级是总经理,直接下级是财务部经理、投资部经理。其基本权限为接受上级工作任务分配和监督,指导监督下属部门工作,协调好与税务局的关系。其职责概要为:在国家法律法规和经济政策的指导下,在总经理的领导下,为了实现公司收益最大化,完善财务、投资体系,建立高效组织,协助总经理进行公司财务部、投资部门的计划、指导、协调、监督和控制工作

岗位	岗位职责
人事行政总监	人事行政总监的所属部门是总经理室,直接上级是总经理,直接下级是人力资源部经理、行政后勤部经理、信息化部经理。其基本权限为接受上级工作任务分配和监督,指导监督下属部门工作,协调公司外部关系。其职责概要为:在国家法律法规和经济政策的指导下,在总经理的领导下,为了实现公司效益最大化,创造良好企业文化,建立高效组织体系,协助总经理进行人力资源部、行政后勤部门及信息化部门的计划、指导、协调、监督和控制工作
市场总监	市场总监的所属部门是总经理室,直接上级是总经理,直接下级是市场部经理、出口业务部经理、物流部经理、客服部经理。其基本权限为接受上级工作任务分配和监督,指导监督下属部门工作,开发、维系客户。其职责概要为:在国家法律法规和经济政策的指导下,在总经理的领导下,为了实现公司效益最大化,完善市场营销体系,建立高效组织,协助总经理进行公司市场部、销售部的计划、指导、协调、监督和控制工作
运营总监	运营总监的所属部门是总经理室,直接上级是总经理,直接下级是运营经理。其基本权限为对公司的经营有计划权、建议权、否决权、调度权,对下属各部门经理的工作有指导权和考核权,对下属各部门完成任务的情况有考核权。其职责概要为:全面负责公司的运作和管理,对公司年度经营计划的完成负责
技术质量总监	技术质量总监的所属部门是总经理室,直接上级是总经理,直接下级是技术部经理、品质部经理、研发部经理。其基本权限为接受总经理工作任务分配和监督,指导监督下属部门工作,对外技术经验交流。其职责概要为:在国家法律法规和经济政策的指导下,在总经理的领导下,为了实现公司效益最大化,建立技术研发、质量控制体系,协助总经理进行公司部分部门的计划、指导、协调、监督和控制工作
生产总监	生产总监的所属部门是总经理室,直接上级是总经理,直接下级是生产部经理、设备部经理、采购部经理、仓储部经理。其基本权限为接受总经理工作任务分配和监督,指导监督下属部门工作,接洽、监督生产。其职责概要为:在国家法律法规和经济政策的指导下,在总经理的领导下,为了实现公司效益最大化,完善生产体系,建立高效组织、协助总经理进行公司生产部、采购部、设备部、工程部、仓储部门的计划、指导、协调、监督和控制工作

创业公司在成立初期,通常都采取股份制的所有制形式。如何分配股份,特别是如何给各个创业成员分配股份,是一个非常重要并且要认真思考的问题。如果某位重要成员持有的股份太少,他的主观能动性就无法完全发挥。如果某人持有的股份太多,那么他一旦犯错代价就会太大。在创业公司中,一切关于利益和表决权分配的问题,对于企业来说都是足以影响全局的大问题。

公司股份拥有多层含义。从所有权角度来说,持有的股份代表对团队资产的拥有量,通常这个股份是可以交易的;从表决权角度来讲,持有的股份代表说话的分量和比重;从利益分配角度来说,持有的股份代表着所获得的分红比例。创业公司分配股份的目的是把创业者的利益同企业的利益硬性关联起来,由此激发各个成员的主观能动性,促使每位创业者为企业的长期利益考虑,从而使每个创业者的利益长期最大化。

2. 公司管理部分需要注意与解决的问题

在公司管理部分,创业者需要对产品适用的公司性质及组织模式等相关内容做出详

细说明。一般情况下,公司管理体系以及公司构架需要用框架图的形式表示出来。在这一部分需要关注以下关键问题:

(1) 创业公司适用什么公司性质、组织形式,以及选择该性质的公司及该类型的组织形式的优缺点。

(2) 公司组织结构图是怎样的? 公司组织结构中分别包括哪些职位? 未来 3～5 年后的公司组织结构图是怎样的?

(3) 公司各部门有哪些主要负责人及成员? 其人员数量和报酬体系如何?

(4) 公司的股权人背景资料和股权如何划分? 对公司的融资需求量、用途、使用计划,拟出让股份,投资者权利等有何计划?

3. 案例介绍

案例:公司的主要组织结构

在公司成立前期制定公司章程,各部门职权服从章程规定。公司设董事会,其中设董事长一名、执行董事一名。公司设监事会。董事会和监事会由风险投资方和经营方人员共同构成。同时聘请专业会计师、营养师、设计师。对于服务人员,我们将进行严格培训,使其认同我们的企业文化,达到为顾客创造"完美体验"的目标。

公司组织结构如图 8-11 所示。

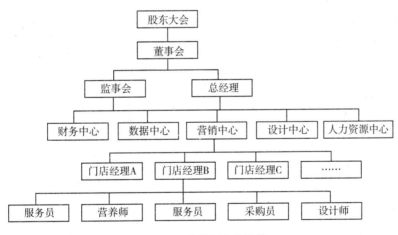

图 8-11　公司组织结构图

(1) 总经理:负责公司运作中的具体事务,如责任分配、监督、考评、员工激励,与董事会密切沟通。

(2) 财务中心:管理企业财务,保证公司资金高效流动,并对公司决策提出可参考意见。

(3) 数据中心:全面管理顾客信息,为向顾客提供个性化和人性化服务提供坚实的基础。

(4) 营销中心:直接面向顾客提供高品质服务,树立企业良好形象。同时发掘市场潜力,为企业科学决策提供依据。

（5）设计中心：突出公司与其他餐饮服务企业的不同之处。任务是为每笔业务设计科学的工作流程及合适的环境气氛，力求使体验尽善尽美。

（6）人力资源中心：找到合适员工，进行相应的培训，帮助员工发展，实现公司的价值和使命。

八、财务计划部分的撰写思路与技巧

1. 财务计划部分的撰写思路

商业计划书中的财务计划是指创业公司或企业整合资金使用、经营收支及财务成果等相关信息而形成的书面文件，反映公司预期的财务业绩。可以这样说，一份商业计划书概括性地提出了未来 3～5 年中创业公司需要完成的工作，而财务计划则是企业运营过程的价值化表现，风险投资者将会期望从财务计划部分来判断公司未来的经营财务利润状况，进而判断能否确保自己的投资获得预期的理想回报。

财务计划需要花费较多的时间来制作和分析，其中包括最重要的三大报表（即现金流量表、资产负债表和利润表）的制作和分析。流动资金是公司的生命线，因此创业公司在初创或扩张时，对流动资金需要有周详的计划和严格控制；利润表反映的是创业公司的盈利状况，它是公司运作一段时间后的经营结果；资产负债表则反映创业公司在某一时刻的状况，风险投资者可以用资产负债表中的数据得到的比率指标来衡量公司的经营状况以及可能的投资回报率。此外，一些具体的财务数据信息也备受风险投资者的关心，如销售收入、销售成本、管理费用、销售费用、资金支付、债务利率、收入税率、应收账款、应付账款、存货周转和资产利用率等。财务部分除了需要给出 3～5 年的财务计划外，还需要分析盈亏平衡点、资金的来源和使用情况等。

网上有很多成型的财务表计算模板，可以根据公司的具体情况套用计算。

2. 财务计划部分需要注意与解决的问题

商业计划书中的财务计划应该包括一整套完整的预测财务信息，它涉及基本财务假定、资产负债表、利润表、现金流量表、资金来源与占用表等。针对财务计划部分，需要关注以下问题：

（1）预计的风险投资数额为多少？其中，创业者期望从风险投资者那里获得多少投资？是以贷款、出售债券还是以出售普通股、优先股的形式实现？

（2）产品在每一阶段的生产量和售出量有多大，什么时候开始扩张产品线？每件产品的生产费用、定价、预期的成本和利润是多少？盈亏平衡点是多少？

（3）在偿债能力、营运能力、盈利能力中有哪些分析指标，各代表什么含义？

（4）公司的现金流量发展趋势是怎样的？预计什么时候能达到收支平衡？

（5）基于公司的规划，融资需求有多高？在最差的情况下，需要多少现金？

（6）公司拥有哪些资金来源？可以满足公司的融资需求吗？

（7）投资者可以得到多少回报？什么时候、用什么形式可以得到这些回报？

3. 案例介绍

案例：财务计划部分的主要内容

1. 主要财务假设

（1）产品团队被有关部门认定为高新技术企业，所得税率为 15％。

（2）根据本团队现实基础、能力、潜力和业务发展的各项计划以及投资项目可行性，经过分析研究采用正确计算方法，本着求实、稳健的原则，并遵循我国现行法律、法规和制度，在各主要方面与财政部颁布的企业会计制度和修订过的企业会计准则相一致。

（3）成本费用中的主营业务成本、营业费用均与销售收入密切相关，与销售收入呈同方向变化，我们假定其与销售收入成比例变化。

（4）主营业务税金及附加、财务费用和管理费用等与产品销售收入关系不大。

2. 资金来源与运用

团队注册资本为 200 万元，天使轮估值为 1 000 万元，取得国家大学生创业扶持基金 50 万元、创业大赛奖金 30 万元、种子轮投资 100 万元。资金结构和规模如表 8-14 所列。

表 8-14　资金来源

来源	创业大赛奖金	大学生创业扶持基金	种子轮投资
金额/万元	30	50	100

3. 团队三年资金使用计划表

团队三年资金使用计划表如表 8-15 所示。

表 8-15　团队三年资金使用计划表

单位：万元

项目	第一年	第二年	第三年	合计
工作室注册租赁费	1.20	1.20	1.20	3.60
工位使用费	0.00	8.64	8.64	17.28
固定资产购置	0.50	1.20	1.80	3.50
产品加工制造费用	60.00	120.00	600.00	780.00
研发支出	38.00	38.40	48.00	124.40
团队管理费用	0.80	19.20	24.80	44.80
市场相关销售费用	0.50	1.20	3.20	4.90
专利注册与保护费用	0.85	0.054	0.054	0.958
团队财务费用	0	0	0	0
合计	101.85	189.89	687.69	979.44

注：产品加工制造费用计算：单位成本×产品产量＝产品加工制造费用。假设产量与销量大致相同，销量预测见表 8-16；研发支出包括研发技术人员的工资和开模费用；销售费用包括产品推广费用和营销费用；管理费用主要包括管理人员工资、津贴、差旅费等。

4. 销售预测

根据市场调查、企业发展战略、营销进度和企业生产能力做出的销售预测如表8-16所示。

表 8-16 销售预测表

项目	第一年	第二年	第三年
销售量/万台	2	4	20
售价/元	198	168	128
销售额/万元	396	672	2 560

5. 成本估值

表 8-17 单位产品生产成本核算表

项目	数量	报价/元
物料清单	—	略
贴片费	1	略
PCB	1	略
电池	1	略
电池弹片	1	略
外壳	1	略
包装盒	1	略
运费	略	略
合计		30.01

6. 团队主要财务数据

(1) 重要财务指标

销售毛利率、销售净利率如表8-18所示。

表 8-18 重要财务指标　　　　　　　　　　　　　　　单位:%

项目	第一年	第二年	第三年
销售毛利率	336	552	1 960
销售净利率	266.31	432.31	1 612.94

(2) 资产负债表

资产负债表如表8-19所示。

表 8-19 资产负债表　　　　　　　　　　　　　　　单位:万元

资产	第一年	第二年	第三年	负债和所有者权益	第一年	第二年	第三年
流动资产				流动负债			
货币资金	319.80	476.06	1 566.70	应付账款	0.19	1.28	1.33

资产	第一年	第二年	第三年	负债和所有者权益	第一年	第二年	第三年
流动资产				流动负债			
应收账款	19.80	33.60	128.00	短期借款	0.00	0.00	0.00
减:坏账准备	3.96	6.72	25.60	长期借款	0.00	0.00	0.00
应收账款净额	15.84	26.88	102.40	负债合计	0.19	1.28	1.33
存货	3.77	5.65	18.75				
流动资产合计	339.41	508.59	1 687.86				
固定资产							
固定资产原价	3.70	8.40	17.30				
减:累计折旧	0.62	1.40	2.88	所有者权益			
固定资产净值	3.08	7.00	14.42	实收资本	100.00	100.00	100.00
无形资产	30.00	30.00	30.00	盈余公积	39.95	64.85	241.94
减:累计摊销	6.00	12.00	18.00	未分配利润	226.36	367.46	1 371.00
无形资产净值	24.00	18.00	12.00	所有者权益合计	366.31	532.31	1 712.94
资产合计	366.50	533.59	1 714.27	负债及权益合计	366.50	533.59	1 714.27

（3）现金流量表

现金流量表如表 8-20 所示。

表 8-20　现金流量表　　　　　　　　　　　　　　　　单位:万元

项目	第一年	第二年	第三年
一、经营活动产生的现金流量			
销售商品、提供劳务收到的现金	396.00	672.00	2 560.00
现金流入小计	396.00	672.00	2 560.00
购买商品、接受劳务支付的现金	62.00	123.40	613.02
支付给职工的现金	36.00	57.60	72.00
支付所得税	47.00	76.29	284.64
支付其他经营类现金	10.58	20.12	46.48
现金流出小计	155.57	277.41	1 016.14
经营活动产生现金流净额	240.43	394.59	1 543.86
二、投资活动产生的现金流量			
构建固定资产支付现金	3.70	4.70	8.90

续表

项目	第一年	第二年	第三年
三、筹资活动产生的现金流量			
销售商品、提供劳务收到的现金	396.00	672.00	2 560.00
吸收权益性投资	65.00	500.00	2 000.00
借款收到现金	0.19	1.28	1.33
现金流入小计	65.19	501.28	2 001.33
偿还借款支付现金	0.19	1.28	1.33
分配股利支付现金	45.27	73.49	274.20
偿还利息支付现金	0.02	0.13	0.13
现金流出小计	45.48	74.90	275.66
筹资活动现金流量净额	19.71	426.38	1 725.67
四、现金及等价物净增加额	256.43	816.26	3 260.62

九、风险控制与资本退出部分的撰写思路与技巧

1. 风险控制与资本退出部分的撰写思路

市场经济背景下,每一个风险投资者都关心投资风险与收益。风险投资者与普通投资者的主要差别在于风险投资者面对着巨大风险,但有可能获得高额或巨额收益。除了巨额回报外,投资风险可以通过科学系统的知识、方法和手段加以控制,也是造成这种对风险投资的热情的主要原因。因此,风险投资者会非常重视和研究商业计划书中有关风险分析的部分。他们想尽可能地搞清楚创业公司可能会面对的风险种类和程度,特别是创业公司将采取何种措施和方案去降低或防范风险。此外,风险投资者并不是为了投资而投资,他们都希望最终能通过资本退出方式获得高额回报。因此,创业者需要详细地告诉风险投资者他们的投资将以何种方式退出,能获得多少预期回报。

可以按照创业风险的内容对其进行分类,具体可以划分为技术风险、市场风险、财务风险、管理风险、环境风险等类型。其中技术风险是指技术方面的因素及其变化的不确定性导致创业失败的可能性;市场风险是指市场的不确定性导致创业失败的可能性;财务风险是指因资金不能适应需求导致创业失败的可能性;管理风险是指在创业过程中管理不善导致创业失败的可能性;环境风险是指所处的社会环境、政策、法律环境变化或意外灾害发生造成创业失败的可能性。除此之外,还有企业管理不善、产品开发跟不上等一系列问题所导致的经营风险,以及企业运营队伍特别是创业团队人际关系处理不当、对企业未来发展没有信心等问题导致的人员风险。

需要有目的、有意识地通过计划、组织、控制等活动来防范风险,避免或降低风险带来的损失,获取最大利益。针对不同的风险,需要在以下方面着重描述(如表 8-21 所示)。

表 8-21　风险类型与对策

风险类型	对策
技术风险	√ 深入挖掘研发人员潜力,不断完善和扩展现有产品。不断研发新产品,有节奏地不断推出新产品,防范模仿者和新进入者。 √ 紧盯当前科学技术发展前沿,不断引入新的研发理念和思路,吸引顶尖人才进入研发团队。 √ 注重知识产权的申请和保护,避免盗版产品影响公司品牌形象
经营风险	√ 通过各种渠道加强企业和产品宣传,逐步树立企业形象。 √ 强化销售队伍和售后服务,保持与核心企业客户的良好合作关系。 √ 快速推进下一代系列产品的开发,从而相对减少对单一产品的依赖。 √ 宣传公司的产品和特色,使企业快速成长为行业内知名公司。 √ 积极营造良好的工作环境,改善福利待遇,稳定员工队伍,吸引更多科技人员和高素质人才来企业工作
市场风险	√ 在加强产品销售的同时,建立一套完善的市场信息反馈体系,针对核心客户制定合理的产品销售价格,增加企业的盈利能力。 √ 加快产品的开发,增强市场应变能力,对后进入者设置门槛。 √ 实行品牌战略,以优质的产品稳定客户和价格,以消除市场波动对本企业价格的影响。 √ 进一步提高产品质量,降低产品成本,提高产品的综合竞争力,增强产品适应市场变化的能力。 √ 进一步拓宽思路,紧跟市场发展方向
财务风险	√ 提高创业者的风险意识,保证财务计划合理、合法。提高企业的财务实力,提高企业抗风险能力。 √ 加强财务风险管理,建立财务评价体系,采取各种手段和措施对风险进行控制和处理。 √ 建立科学的财务预测机制,提前安排融资计划,使融资和筹资相联系
人员风险	√ 创业公司应该树立信念和培养信心,稳定核心创业者团队。 √ 确定创业公司发展目标和商业计划,并加强与创业团队核心人员的沟通和交流,为创业团队人员发展提供清晰思路。 √ 根据创业公司运营和融资情况,在合适的条件下可以通过现金和股份形式激励和凝聚创业团队

　　资本退出方式主要有四种,即首次公开上市退出、并购退出、回购(management buy-outs,MBO)退出和清算退出。其中,首次公开上市退出是指创业公司通过挂牌上市的方式让风险资本退出;并购退出是指创业公司通过被其他公司兼并或收购,从而使风险资本退出;回购退出主要指创业公司的管理层通过购回风险投资者手中的股份,使资本退出;而如果风险投资失败,可以考虑清算退出这种方式。

　　2. 风险控制与资本退出部分需要注意与解决的问题

　　尽管风险投资的高风险是众所周知的,但是风险投资者仍然想尽可能多地弄清楚其可能面对的风险形式、风险大小以及防范风险的措施等。在这一部分,创业者需要关注以下关键问题:

　　(1) 创业公司将会面临哪些基本风险? 哪类风险是最影响公司生存和发展的?

（2）面临相关风险，创业公司将会采取哪些措施进行防范？

（3）市场和技术中最大的风险可能分别出现在哪里？应如何应对？

（4）创业公司有哪几种资本退出方式？首选资本退出方式是哪种？

（5）如果选取公司上市作为主要的资本退出方式，商业计划书中是否有与公司上市为目标的相关运营计划？

3. 案例介绍

案例：风险分析与控制策略

1. 初期风险

在进入市场初期，我们面临的最大任务是让消费者接受"体验消费"这种新的商业模式，同时认可妙味轩在此领域中独一无二的品牌地位。具体地说，我们此阶段的主要的挑战就是如何打开市场，主要包括以下几个方面。

（1）消费者认可。目前体验经济在我国还没得到长足的发展，大部分人的消费观念还停留在传统层面，因此我们的服务只能面向较狭窄的客户群。也就是说，要打开我们的消费市场，目前还存在一定的困难。

（2）市场营销。在市场开拓、建立品牌、建立口碑方面将会付出很大代价；公司内部管理制度和控制体系的形成和完善需要一个过程；建立顾客的忠诚度需要较长时间。诸如此类的情形使初创的公司面临极大挑战。

（3）原材料价格波动。由于经营所需的原材料主要是食品、农产品，而目前国内食品价格持续走高，许多大的食品生产厂家已经获得了国家发改委的涨价申请。可以预期食品的涨价趋势会持续一段时间，这就抬高了我们的经营成本。

应对策略主要包括以下几个方面。

（1）加大宣传力度，重视宣传的有效性。通过学生社团、人际网络等渠道，让更多人了解我们公司及产品，有的放矢地搞一些优惠活动，扩大宣传面。

（2）首先做好充分、可靠的市场调查，由此决定厨房的规模及购买原料的量。与上游供货商建立良好关系，洞察食品原材料价格变化，尽量做到无库存、无浪费。

（3）以优质的服务稳定客户，同时与供货商保持长期的合作关系，以便在保证原材料质量的同时尽量降低成本。

2. 中期风险

当公司进入发展期，我们将进行第二期融资，开始大规模地加开连锁店。在扩大规模的同时，我们将面临模仿者出现、竞争压力增大的情况，具体风险如下。

（1）融资风险。在进行二期融资时，风险投资者将对我们的经营效果进行考评，在具体融资运作上会有一定的风险。

（2）模仿者加入。随着公司经营的成功以及体验经济模式的推广，会有大量的模仿者加入这一行业，我们将面临来自同行的更为激烈的竞争。

应对策略主要包括以下几个方面。

（1）与投资商密切联系，增进了解，建立信任。同时积极与相关行政部门沟通，理解领会管理部门的主要思路与策略。与工商、税务等部门建立良好关系，尽可能及时地得知政府政策变化,并做出相应的调整。

(2) 为了在竞争中立于优势地位,我们还是需要从服务下手,以强大的客户数据库为基础,以更人性化的服务打动顾客,保持妙味轩独特的企业文化,同时不断创新。另外,我们将坚持诚信为本的服务宗旨,时刻将顾客的健康摆在第一位,全力打造DIY厨房的良好形象。

(3) 熟悉市场规则、了解行业规范与通常做法也是减少竞争风险的有效措施。

3. 远期风险

进入扩张期后,为了快速占领全国高校市场,我们将采取特许经营的加盟连锁方式,在加盟过程中,公司也将面临管理上的新挑战。

(1) 加盟管理的风险。如果对加盟商培训不当,或对加盟体系管理不善,导致妙味轩加盟店服务质量不稳定或与总店宣传不符,将严重损害我公司的品牌形象。

(2) 除了以上提出的风险因素,还有一些其他方面的风险需要注意,虽然它们对公司将来的经营产生的影响要小于以上因素,或是发生的可能性非常小,但是它们的发生也很有可能会造成公司经营失败。如公司对一些关键雇员的依赖,一旦这些雇员离开公司,公司将会面临被竞争者抢夺市场份额或是核心技术外泄的巨大风险。

应对策略主要包括以下几个方面。

(1) 对于加盟者实行管理权与经营权的分离。在管理和产品设计、供应链等方面,各分店必须与总店保持严格一致。

(2) 对新的加盟者,严格按标准进行培训;对不达标的加盟者,坚决不予合作。在加盟之后,也要对加盟店进行定期考评,如有不良经营现象,及时纠正。

(3) 不断进行内部管理者的培训,建立健全公司的制度章程,完善员工福利制度,使公司文化深入人心。重视管理咨询公司的作用,积极开发应用公司信息管理系统。利用一切资源使公司的管理尽快走向成熟。

十、附录部分的撰写思路与技巧

1. 附录部分的撰写思路

附录部分可以包含以下几部分内容:

(1) 主要合同资料。这是商业计划书可信性的重要证明。也可以附上原材料采购合同、厂房租赁合同、市场营销代理合同等相关文件,以证明商业计划书的实践性。

(2) 企业相关证明材料。需要展示各种可以证明创业公司信誉的相关报刊文章、技术专利证明、检测报告、银行和客户证明等,以显示公司有能力提供优质的产品与服务,经营好公司并创造丰厚的利润。许多创业公司都是高新技术企业,拥有大量的产品专利和获奖材料。在阐述时可以把这些资料以列表形式放在正文中,而证明文件放在附录中。如果创业团队的产品或所使用的专利技术不是自己研发的,而是他人的研究成果,如高校的科研成果和专利,那么就需要把带有签名的专利或成果授权书放在附件中。如果政府的发展计划和政策对创业公司的发展有积极的影响,那么应该在附录中尽量附上相关的各级政府的文件。

（3）技术信息。一般为图片资料，包括生产工艺流程图片、相关专利和获奖图片、经营地点规划图、重要的基础设施和生产设备图等。如果创业公司开发并使用了新技术，而风险投资者对这些新技术非常陌生或不熟悉这个领域，那么就需要在附录部分提供这些技术的详细资料，有时还需要提供图纸。

（4）企业管理能力。如果创业公司属于零售企业和制造企业，为了显示创业者合理充分地利用空间，提高生产率、单位面积产量或单位面积销售额等，还可以附上设备安装平面图或货架摆放平面图。通过平面图展示设备或货架的合理布局，并且向风险投资者显示创业者良好的管理能力。有时为了显示公司使用劳动者的情况，或公司生产管理的详细情况，特别是采用两班或三班工作制的情况，可以在附录部分附上工作时间表或排班表。

（5）财务报表。把财务分析结果放在正文中，而把财务报表具体数据放在附件中。

（6）宣传资料。创业公司为了进行促销，往往会印刷各种宣传品，如产品介绍、说明书、促销宣传材料等，这些东西都不宜放在正文部分，如果创业者认为有必要让风险投资者更多地了解有关产品的信息，那么可以把这些材料放在附录部分。

（7）相关数据的测算和解释。商业计划书中存在大量的数据分析结果和逻辑推导过程，在正文中一般呈现的是分析结果，不需要成篇地去介绍推导过程或预测过程，有关数据测算和解释的内容可以放在附录中。例如市场容量如何估算，市场销售量如何预测等。对于市场调查结果，一般正文中放置市场调研结果，而把调研分析过程和问卷列在附录部分。

（8）其他信息如主要创业者的履历、分支机构列表等。

2. 附录部分需要注意与解决的问题

附录部分的撰写需要注意：

（1）商业计划书正文可以与附录分开，这样可以使商业计划书的正文内容显得精炼一些，突出主体。

（2）附录为商业计划书正文提供必要的补充，主要涉及可以增加可信度的文件，不需要把所有收集到的信息和资料放在附录中。

（3）附录应尽可能精练，长度一般不能超过正文长度，避免长篇大论、不突出重点。

第三节 商业计划书的演示

一、商业计划书演示概述

1. 商业计划书演示的目的

该环节即为路演（road show），原指一切在马路上进行的演示活动，它是演示者向他人推荐创意、想法、观点的一种主要表达方式。公司或创业者为获取融资经常使用演示这种表达方式向风险投资者进行推荐并与之沟通。目前,由于商业计划演示能在较短时间内传递大量信息,其已成为创业者用来与风险投资者交流的主要工具。

商业计划演示的过程具体来说就是把静态的商业计划书内容制作成可视化文档(如PPT、活动挂图、视频等),并通过演示者充满信息量和感染力的展示,把复杂的问题变得通俗易懂,旨在增强交流、引起共鸣,给风险投资者留下深刻的印象,从而使其接受演示者的观点,并进入下一步的深入沟通和合作。该过程涉及众多环节和核心问题,比如商业计划演示的一般逻辑、演示过程设计和沟通交流等。

2. 演示过程的设计思路

整个商业计划演示过程不仅仅是演示者上台陈述 10 分钟那么简单,它其实还包括一系列准备和演练过程。要想准备一次完美的商业计划演示至少需要经历三个步骤,即理解内容与梳理逻辑,演示讲稿与演示 PPT,现场演示与沟通交流。在这里需要充分理解商业演讲中的"三大角度":

(1)"他"的角度

要考虑风险投资者真正想要和急于了解什么,而不是专注于自己熟悉的技术角度或市场角度。在短暂的演示过程中,需要聚焦风险投资者更加关心产品的类型、功能和特点等内容,以及如何解决消费者的"痛点"问题。

(2)"钱"的角度

要多考虑风险投资者的利益和风险,所阐述的每个观点和主题必须连接风险投资者的利益,尤其是需要正面回答形成生产力、扩大营销队伍等投入如何获取回报,能获取多少回报。

(3)"简"的角度

要想获得风险投资者的青睐,商业计划演示必须删繁就简、惜字如金,让听者无须过多地思考,即听即懂。

二、商业计划演示的逻辑

1. 关注的三大问题

商业计划演示需要精准地回答三大问题:干什么、怎么干、如何撤。从"干什么"的角度来说,这类问题解决的是让风险投资者对创业项目有一个初步认知和基本判断,比如创业项目是解决什么人的什么"痛点"问题,采取什么解决方案,是否有投资价值等。此外,"怎么干"可以调整,而"干什么"即项目的想法和创意是轻易不能改变的。如果"干什么"获得了风险投资者的肯定,那么我们就可以继续提出"怎么干"的一系列问题,这就包括产品、市场、团队等内容。最后,如果"干什么"和"怎么干"都没问题,那就要告诉风险投资者"如何撤"的问题,而这些问题涉及发展规划、财务和融资计划、资本退出方式等。

2. 商业计划演示逻辑点

根据上述三大问题可以细化出以下的逻辑点(如图 8-12 所示):

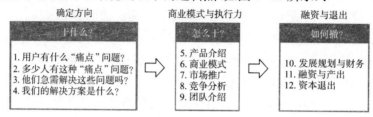

图 8-12　商业计划演示的三大问题和 12 个逻辑点

"干什么"主要是确定创业项目方向性的问题。首先,要讲清楚该项目可以为用户或客户创造的价值到底是什么,以及怎样提供这种价值。所以商业逻辑的第一点就是要单刀直入地分析用户有什么"痛点"问题(逻辑点 1)。其次,需要关注有多少人有这种"痛点"问题(逻辑点 2),也就是说市场规模究竟有多大,未来扩展的可能性有多大。再次,还要进一步确定这些"痛点"问题是必须立刻解决的(逻辑点 3),而不是伪需求。最后,看到了"痛点",就要演示解决方案了(逻辑点 4)。

"怎么干"主要解决商业模式和执行力的问题。第一,由于商业模式通常比较抽象,所以我们需要先交代清楚产品与服务的具体形态(逻辑点 5),产品与服务的介绍一定要尽量直观,核心功能或使用方式要交代清楚。第二,在介绍产品与服务的基础上,需要明确给出创业项目的商业模式(逻辑点 6)。介绍产品与服务背后是一个怎样的价值系统在支撑整个的用户体验,最终又会在哪个环节、靠什么方式赚钱。第三,如果方向、商业模式都没问题了,接下来风险投资者关心的就是执行力问题。风险投资者关心的第一个点是这个产品与服务能不能在市场上推广出去(逻辑点 7),也就是说能不能把它卖出去并获得收入。第四,证明执行力的第二个点是竞争力(逻辑点 8),也就是产品能否在激烈的竞争中脱颖而出并且一直立于不败之地。第五,风险投资者根据上述阐述清楚了解了创业项目的基本内容,接下来就会关注执行力的第三个点,即创业执行团队的现状(逻辑点 9)。创业团队是不是足够优秀,有什么长板和短板。

"如何撤"主要阐述项目的融资和退出问题。首先,风险投资者会关心项目的发展规划和财务信息(逻辑点 10)。具体包括项目处于什么发展阶段,过去和未来每个阶段的目标是什么,未来的财务计划是什么。其次,需要明确告诉投资者需要多少投资额,这些钱的具体用途,这笔钱能花多久,以及能达成什么目标和产出(逻辑点 11)。最后,依据项目发展规划和财务计划,告诉投资者所设计的退出计划(逻辑点 12)。资本退出方案可以是某个具体的方式,也可以是有多种方式可供选择的方案。

三、商业计划演示 PPT 设计与制作

1. 设计原则

在介绍商业计划演示 PPT 的设计原则之前,需要先明确一个关系,即演示 PPT 只是

辅助工具,场上真正的主角是演示者。风险投资者的决策会受到环境的影响,一个恰如其分、表达清晰的PPT正是营造了这样一个环境,好的演示PPT会为风险投资者的最终决策起到好的铺垫作用。

商业计划演示PPT的设计主要遵循两个原则:一目了然和视觉美观。一目了然要求演示内容表达清晰,包括整个演示PPT的思路清晰、每一个部分划分清晰、每一页要表达的观点清晰。视觉美观要求演示PPT页面美观大方、颇具商务风格,要求制作者充分利用PPT的页面可视化优势来表达语言和文字。商业计划演示PPT多用于表达观点、展示数据,因此在选取图表时要特别用心。一般来说,商业计划演示PPT的制作可以分为三个步骤,即理解、构思和制作。

2. 演示PPT内容设计方案

根据演示时间和产品的不同,一般将商业计划演示PPT页数控制在10～20页。演示PPT内容的组织可以包含很多种逻辑结构,依照前述所提出的"三大问题与12个逻辑点"原则,主要模块包括以下几个方面:封面、导入、解决方案、商业模式、市场与竞争分析、管理团队、财务分析与融资方案、结尾。

(1)封面。在演示PPT的封面中需要给出公司名称、商标/徽标、联系人及联系方式。此外,在封面上需要给出关于创业项目的一句话描述(有时也称"口号"),也就是要用最简洁的描述开门见山地向风险投资者交代这是什么项目。本部分内容可以用1页PPT阐述。

(2)导入。这一部分主要和"痛点"问题相关,演示者需要讲清楚用户存在怎样的"痛点"问题,而创业项目能为他们创造什么价值。这里就涉及发现了用户的什么"痛点"问题(最好能具体列点说明),有多少用户有同样的问题,他们是否急需解决这个问题,目前他们如何解决这个问题,目前的解决方案存在什么问题。本部分内容可以用1～2页PPT阐述。

(3)解决方案。项目准备用什么方案或产品来解决用户的这些"痛点"问题,解决方案具备哪些优势,解决方案进行到了哪一步。此外,还需要对解决方案所依附的产品与服务进行详细介绍。本部分内容可以用3～5页PPT阐述。

(4)商业模式。在这一部分演示者需要介绍所构建的价值系统是怎样的一个商业体系,具体内容包括价值系统由哪些要素构成和如何形成商业的闭环。此外,还要向风险投资者说明在整个价值系统中的哪些环节赚钱,也就是盈利点在哪里,以及未来收入的延伸。本部分内容可以用1～2页PPT阐述。

(5)市场与竞争分析。在执行层面,需要介绍在营销推广方面有什么独特的方式来解决快速启动的问题,以及如何"跑得更快"。在竞争分析方面,需要说明产品与服务有哪些有代表性的竞争对手,该项目凭什么生存下来,并且还能做大做强。在这一部分一定要讲清楚项目的差异化定位和商业模式差异等问题。本部分内容可以用2～3页PPT阐述。

(6)管理团队。在这一部分演示PPT中,应该尽量突出创业团队的完善性、团队成员之间的互补性,以及每个团队成员有过哪些亮眼的业绩,而不仅仅是告诉风险投资者每个团队成员的从业或求学经历。本部分内容可以用1~2页PPT阐述。

（7）财务分析与融资方案。在这部分需要给出创业项目的发展规划，未来3~5年的财务预测指标、融资计划和用途、退出方式等。本部分内容可以用3~4页PPT阐述。

（8）结尾。如果一个创业项目能为用户解决"痛点"问题，那就一定存在着商业价值和社会价值。在结尾处最好抒发一下情怀和抱负，升华一下风险投资者对创业项目和团队的认知。本部分内容可以用1页PPT阐述。

商业计划演示的逻辑各有不同，PPT演示方案也不是千篇一律的。演示PPT制作者可以把上述方案作为一个演示PPT制作基础模板，然后根据项目和需求的不同进一步调整和优化。

3. 演示PPT设计与制作技巧

（1）模板和背景

商业计划演示PPT的模板与背景既可以使用现有的模板和背景，也可以自己设计一套模板和背景。模板和背景要尽量简洁大方，不要影响内容阅读，不宜采用颜色过多、花里胡哨的模板背景。尤其注意在借用现成模板的时候一定要把原模板上的一些网址、公司徽标等全部去掉，或者替换成自己创业公司的相应素材。为了增强美感和行业特色，可以在一些标题或边角处增加一些行业符号或有象征性的图案等。设计背景的时候要考虑四个要点，即要素、空间、颜色和可读性（如表8-22所示）。

表8-22 不同颜色对情绪的影响

冷暖对比	色相	色彩的心理效应	在PPT中的用途	适用范围
暖色调	红	引起注意、令人产生兴奋	强调重点或用于警告	节日、庆典
	橙	令人感觉温暖、柔和		
	黄	光明、令人充满希望		
冷色调	绿	缓解紧张和疼痛	多用于背景，使视觉轻松	环保、军队商务、科技
	蓝	冷静、让人理智		
	紫	安抚、平静情绪		
中间色调	黑	神秘感、令人有压力	黑白之间呈现强烈对比，或与金属色搭配	悼念、时尚现代、工业
	白	令人感觉冰冷、增加紧张感		
	灰	怀旧、令人感觉落寞		

（2）文字和图片

文字和图片在演示PPT的设计中缺一不可，文字可以说是演示PPT的灵魂，它可以帮助我们传达信息。除了文字的内容，它的视觉效果也是值得设计者去关注的（如表8-23）。

表 8-23　文字的设计与注意事项

类别	注意事项
字体	✓采用阅读性强的字体,美观和艺术性是其次的。尤其不要使用较多的书法类字体。 ✓推荐组合一:标题用微软雅黑,内容用宋体。微软雅黑大方美观,在加粗后尤为清晰;内容用宋体,二者可以产生强烈的对比。 ✓推荐组合二:标题用黑体,字号相同的情况下黑体比微软雅黑稍小一点,不过仍然是一个不错的选择;内容可以用楷体或微软雅黑
字号	在 PPT 默认的设置里,标题字号是 44 号,一级文本字号是 32 号,二级文本字号是 28 号,共有五级文本。建议最多用到二级文本字号。在 PPT 投影的时候,最小的字号尽量采取 28 号
字数	对于投影文档,应尽量减少一些字数,最好的思路是在图片或表格中加上尽量少的关键文字
文字强调	用颜色强调。例如,在关键的地方更换文字的颜色突出重点,比如在黑底白字的基础上再加上几个橙色的字会特别抢眼。 还可以使用增加下划线的方法来对文字加以强调

（3）图表

一般常用的图表类型包括四种:柱形图、折线图、饼图和条形图。选择什么样的图表取决于演示者想表达的信息（如表 8-24）。

表 8-24　图表类型及其主要功能与注意事项

图表类型	主要功能与注意事项
柱形图	和时间无关的柱形图,根据高矮来比较不同项目之间的差异。在此基础上柱形图可以变形为簇状柱形图,即对每一组柱形图增加几个系列,这就可以实现对在同一个时间段里的几个产品的数量做比较
折线图	折线图可以用来表示项目的趋势,随着时间的变化显示项目发生的改变。我们可以把折线图理解为将柱形图顶部连接起来的效果。它们的区别在于柱形图强调单个项目的数值,而折线图表现的是整体的趋势
饼图	饼图用于表示局部占整体的比例,各项所占比例相加等于 100%。请注意并不是数据带有百分号时都要使用饼图。在演示市场份额、股权结构等内容时比较适合使用饼图
条形图	条形图可以理解成是柱形图旋转 90°的结果,但是条形图不具有时间属性,不具有比较的功能

四、常见演示问题与解决对策

演示中有一些特别容易出现问题的地方需要演示者关注,并根据实际情况采用相应的策略:

1. 描述清楚收入模式

有正常的收入和现金流是创业公司存活的根本。风险投资者在创业项目初期可以投入启动资金让公司存活一段时间并确定商业模式,但是如果不能快速地找到收入模式,公司很难获取更多融资并存活下去。目前最常见的收入模式包括卖产品、卖广告、卖模式、卖增值服务等。卖产品比较好理解，一般实体店和网上商城都以产品销售获利为主。卖广告主要出现在当今的互联网时代，许多企业通过提供免费产品或服务获取了大量客户，如爱奇艺、优酷等视频网站，但是客户要想收看免费视频需要先收看几十秒的广告，这部分广告收入是它们盈利的重要组成部分。卖模式主要是针对一些连锁企业，它们通过连锁加盟赚钱，如麦当劳、肯德基、小肥羊等。卖增值服务主要是指网游类产品，网络游戏是免费产品，但它们提供的各种游戏装备和点卡需要付费。此外，也存在着收入模式组合。例如，刚才提到的爱奇艺、优酷等视频网站就兼顾了卖产品和卖广告两种收入模式，它们既可以通过 VIP 会员号收费，也可以通过投放广告获取收益。

2. 训练是缓解演示恐惧的必经之路

许多创业者和参加创业大赛的大学生都没有商业计划演示经验，在演示过程中经常会出现紧张、恐惧和焦虑的心理。成功没有偶然性，要想为一个优秀的演示者就要不断地准备、练习和彩排。

在准备初期，可以草拟一个与演示 PPT 相匹配的讲稿，通过一遍又一遍地讲解和修改，最终做到演示内容烂熟于心。优秀的演示者在看到任何一页幻灯片时都知道应该阐述哪些重点内容，要达到这种熟练程度至少需要训练 10 遍以上，许多演示者都会尝试演练 30 遍。演示者一定要知道演示过程不是临场发挥，很少有依靠运气和激情表演获取演示成功的案例。

此外，在准备商业计划演示的过程中需要不断地进行彩排。特别是没有演示经验的大学生创业团队，更需要在彩排过程中模拟演练演示过程的四大核心环节。这种模拟训练能让团队成员了解在演示中承担的责任、需要重视的事项和可能会出现的细节问题。

3. 妥善处理各种干扰和突发事件

在商业计划现场演示过程中，总是会不可避免地发生意料之外的事情，而这些事情会直接影响演示的顺利进行。例如，演示 PPT 卡壳了、演示用的电脑死机了、麦克风出现故障不工作、突然停电或断电、忘词了、评委热衷对其他问题的讨论等。虽然以上问题出现的概率非常低，但一定要提前准备预案，避免出现慌乱的场面。可以采用的对策是：

第一，当问题出现时，演示团队不要慌乱，应该由预备队成员和工作人员快速解决问题，而现场演示者应该通过言语缓解一下现场紧张的气氛。例如，可以调侃说"各位风险投资者/评委，看来我们今天推荐的项目实在是太好了，电脑都想让你们多听一遍"。如果麦克风出现故障，可以把它交给工作人员进行替换，如果临时不能替换，那么为了保持演示的连贯性，演示者可以靠近风险投资者或其他评委，通过提高自身音量完成演示环节。

第二，当演示现场出现忘词、卡壳这种问题时，需要冷静应对。例如，可以重复前面的话，停顿一下，想一想。或者直接跳过该点内容，如果确实有关键问题遗漏，风险投资者或其他评委也会在后续沟通环节中提出，到时再继续补充完善。演示者此时最重要的目标是要让演示过程流畅进行，而不要让风险投资者或其他评委认为演示团队准备不足。

如果风险投资者或其他评委热衷讨论其他问题，演示者可以采取向前一步、重音提示等方法把风险投资者和其他评委拉回演示之中。

总之，在商业计划正式演示之前，需要花费一点时间来考虑可能会出现的意外和不确定性问题。在商业计划演示进行过程中，需要演示者勇于面对出现的各种问题，化危机为契机。

4. 严格控制好演示时间

创业项目推荐会和创业大赛对演示时间都有严格要求。如果超过规定时间会被直接打断，影响演示效果。因此演示团队中每个上台的演示成员一定要控制好自己的演示时间，最好精确到几分几秒之内。由于演示成员在正式演示过程中会略显紧张，说话语速会比平时快一些，所以在训练和彩排过程中应允许时间超过几秒钟。此外，演示团队中的最后一个演示者要起时间调节的作用。如果前面的演示者用时过多，最后一个演示者就需要删掉一些后续细节内容，加快进程；反之，可以放慢语速或者提前完成演示环节。

5. 没有完美的答案

商业计划本身就存在着非常多的风险和不确定性。针对每一个风险投资者或其他评委的提问，回答了核心要点就算回答完毕，如果还有充足的时间，可以通过举例再解释一下。创业者不要认为风险投资者或其他评委的提问都会有完美答案，其实他们心中也不知道哪个思路是最优的。

6. 导入要有好的故事和场景

在商业计划演示的导入过程中一般都需要阐述"痛点"问题，而这种"痛点"问题一般会来自不同的事例和场景。风险投资者或其他评委接收信息是一个由表及里的过程，这就需要演示者运用已有事例和素材讲好故事，在演示开始的 30 秒内紧紧抓住他们的眼球，起到事半功倍的作用。

7. 多用外部证据来证明自己的观点

风险投资者或其他评委多是带着质疑的眼光来思考和判断每个创业项目的商业价值的。如果创业团队仅仅是侃侃而谈，而不去引经据典，不足以令他们满意，因此创业团队需要提供大量的外部证据来证明自己的观点。这些外部证据可以是专利、权威论文、行业分析报告、技术鉴定报告、实验报告、专家鉴定报告、外部机构提供的性能比较报告、获奖奖状等。

【本章小结】

商业计划书是根据一定的格式和内容要求编辑整理而成的一份向听众全面展示公司和项目目前状况、未来发展潜力的书面材料。商业计划书有相对固定的格式，它几乎包括投资者感兴趣的所有内容，从企业成长经历、产品服务、市场营销、管理团队、股权结构、组织人事、财务、运营到融资方案等。一份缜密、可行的商业计划书可以将一个不错的想法转化为一个成功企业。特别是在创业之初，一份完善的商业计划书不仅可以帮助创业者分析影响创业成功的主要因素,还可以成为创业者在创业过程中的行动指南和风险监控手段。准备与撰写商业计划书的过程也是一个系统地对公司(或拟建立公司)进行宣传、分析和对融资进行规划的过程,是为自己的项目、技术以及创意寻找资金的手段。希望同学们通过本章的学习,系统了解和掌握商业计划书的主要结构、撰写思路与技巧以及后续的演示策略。

仅仅有想法和创意是不够的,必须把创意落实为行动。我们的创业就从准备一份未来可期的商业计划书开始吧!

【拓展资源】

书籍:

1. 薛万欣,裴一蕾,田玲,等. 互联网思维与创业[M]. 北京:清华大学出版社,2021.

2. 冯丽,田莉. 深坑之上:初创企业的危与机[M]. 北京:中国经济出版社,2016.

3. 刘玉斌. 企业家隐性人力资本与科技型初创企业成长:基于企业家情绪与行为的视角[M]. 北京:经济管理出版社,2022.

【课后训练】

1. 收集 20 家知名公司的宗旨和目标,并说出它们的异同。

2. 试举例说明可以从哪些角度阐述公司产品与服务的竞争优势。

3. 一个公司的基本部门和岗位有哪些? 不同技能的人员都适合担当什么职位、承担什么职责?

4. 为什么说商业计划演示不仅仅是演讲5～10分钟那么简单?

第九章 药学生创新创业实践主要途径

【学习目标】
1. 了解开展创新创业训练及赛事的意义、过程和培养目标；
2. 熟悉创新创业实践的主要途径、基本方法及技巧、注意事项；
3. 能够运用相关理论知识提升创新创业实践质量。

第一节 校内创新创业训练

药学类专业覆盖医学、化学、生物学等多个领域，是一门综合性、实践性很强的学科。随着我国医药产业的快速发展，对创新型、应用型、实践型药学类人才的需求与日俱增。为了强化本科生研究性学习、自主性学习、实践性学习等综合能力，各高校纷纷设立形式多样的大学生创新创业训练项目，鼓励和支持学生尽早参与科学研究、技术开发和社会实践等创新创业活动，以促进教学与科研相结合、课程与课题相结合、研究团队与教学团队相结合，锻炼学生实践能力，培养学生创新思维，提升学生科研水平，增强团队协作能力。目前，大学生创新创业训练项目有三大类：①由教育部、团中央主导实施，面向全体学生的大学生创新创业训练计划。②各院校自主设立的科创类、社会实践类或创业实践类训练项目。③由学校教师与企业业务骨干联合设立的校企联合项目。

一、校内创新创业训练

（一）大学生创新创业训练计划

1. 基本情况
为深化高校创新创业教育教学改革，加强大学生创新创业能力培养，全面提高人才培养质量,教育部于 2007 年启动了国家大学生创新性实验计划,并于 2012 年在全国正式推广实施大学生创新创业训练计划(以下简称"大创计划")。

大创计划坚持以学生为中心的理念,遵循"兴趣驱动、自主实践、重在过程"原则,旨在通过资助大学生参加项目训练,推动高校创新创业教育教学改革,促进高校转变教育思想观念、改革人才培养模式、强化学生创新创业实践,培养大学生独立思考、善于质疑、勇于创新的探索精神和敢闯会创的意志品格,提升大学生创新创业能力,培养适应创新型国家建设需要的高水平创新创业人才。截至目前,大创计划是历史最长、覆盖最广、影响最大的创新创业教育项目之一,已经成为面向全体大学生的一项创新创业人才基础培育工程,是高校培养大学生创新创业能力的重要载体,在激发学生的创新思维和创新意识中发挥了重大作用。

2. 组织管理

目前,各高校一般都成立了大创计划管理机构,负责协调落实条件保障。主管部门根据各校实际情况确定,一般为教务处、招生就业处、团委、创新创业学院、实践教学管理中心等,主要负责大创计划项目的日常管理和项目实施细则监管,如制定申报指南、发布申报通知、主持项目审核和中期考评、最后项目的结题和评优等项目完成质量的把控等事项。

3. 项目类型

大创计划围绕经济、社会发展和国家战略需求,重点支持直接面向大学生的内容新颖、目标明确、具有一定创造性和探索性、技术或商业模式有所创新的训练和实践项目。大创计划实行项目式管理,一般将项目分为创新训练项目、创业训练项目和创业实践项目三类。

(1)创新训练项目:本科生个人或团队在导师指导下,自主完成创新性研究项目设计、研究条件准备和项目实施、研究报告撰写、成果(学术)交流等工作。

(2)创业训练项目:本科生团队在导师指导下,团队中每个学生在项目实施过程中扮演一个或多个具体角色,完成商业计划书编制、可行性研究、企业模拟运行、撰写创业报告等工作。

(3)创业实践项目:学生团队在学校导师和企业导师共同指导下,采用创新训练项目或创新性实验等成果,提出具有市场前景的创新性产品或服务,以此为基础开展创业实践活动。

4. 项目申报基本条件

根据高校主管部门发布的申报通知或指南,各高校应组织项目申报工作。各高校对大创项目申报的要求不尽相同,下面对基本条件进行简要介绍。

(1)项目选题具有一定的学术价值、理论意义或现实意义。鼓励面向国家经济社会发展、具有一定理论和现实意义的选题,鼓励直接来源于产业一线、科技前沿的选题。

(2)选题具有创新性或明显创业教育效果。鼓励开展具有一定创新性的基础理论研究和有针对性的应用研究课题,鼓励新兴边缘学科研究和跨学科的交叉综合研究选题。

(3)选题方向正确、内容充实、论证充分、难度适中,拟突破的重点难点明确,研究思路清晰,研究方法科学、可行。鼓励支持学生大胆创新、包容失败,营造良好创新创业教育文化。

（4）项目团队成员原则上为全日制普通本科在读学生,成员基本稳定,专业知识结构、个人能力等搭配较为合理。鼓励跨学科、跨院系、跨专业的学生组成团队,同时考虑到项目的可持续性,有必要注意跨年级的学生组合。

（5）项目申请团队应选择具有严谨的科研态度、较高的学术造诣、较好的创新性成果,热心教书育人,关爱学生成长的教师作为导师,鼓励具有丰富实践经验的企业人员参与指导或共同担任导师。

5. 实施过程

（1）项目立项及等级

根据学校主管部门发布的大创计划申报要求,符合基本条件的项目可向所在高校提出申请,高校评审遴选后进行立项。立项等级一般分为国家级、省级、校级、院级。其中,国家级和省级项目还需报省级教育行政部门和教育部审核备案。

（2）项目实施

项目正式立项后,学校一般将提供指导教师、场地设备、研究经费等方面的扶持,全力支持项目团队开展课题研究工作。团队利用假期或课余时间按计划实施项目,项目负责人要负责项目的整体推进,按照实施计划开展工作,加强团队建设和管理,加强与导师和管理人员的沟通联系,并组织好相关报告撰写工作。在项目实施过程中,部分高校会组织专家对项目进行中期检查,考评项目实施和进展的情况,并按照末位15%的比例淘汰部分未达标的项目。

（3）项目结题

大创计划项目研究周期一般为一年、一年半或两年不等。项目完成后,需进行结题验收,履行结项手续。结题验收工作由学校主管部门牵头,组织专家按照学科群分组,对项目逐个审核,具体要求会通过官方渠道发布。

6. 扶持政策

项目实施过程中,学校会从指导培训、场地设备、研究经费等多方面支持项目研究。部分高校给通过结题验收的项目颁发结题证书,对取得成果或结题优秀项目给予奖励经费,对团队成员在奖励学分、评奖评优、推荐免试研究生等方面给予认定,对导师给予相应工作量认定等。

【案例】

大学生创新创业训练计划优秀项目分享

中国药科大学大学生实践创新训练项目开始于2007年,为保证创新训练项目完成的质量,首批指导教师要求具备副教授及以上职称。中国药科大学酶工程微基因药物实验室刘教授是首批大学生创新项目指导教师之一,此项目结题后通过了教育部抽检,被评优秀,并获教育部奖励。微基因药物实验室曹老师2009年第一次以博士、副教授身份申请学校大学生实践创新训练项目,并获立项,项目题目为"新型重组卡介苗抗肿瘤转移作用机理及建立肿瘤经血道转移预警的新方法研究"。经过一年的时间,指导教师带领学生团队将课题研究中的一部分有关基因工程菌的相关内容总结成文,以大创项目组的本科生(2006级生物技术专业)为第一作者,以"基于Access和Dream Weaver软件的实验室菌种管理系统设计与应用"为题目,在北大核心期刊《实验技术与管理》上发表此成果。该项目实施成果最终被评为结题优秀,获国家级大学生创新创业项目。项目结题后,发表文章的本科生将课题与毕业设计相结合,利用在大创项目中掌握的实验技能和综合知识,顺利完成其毕业设计,其毕业论文被评为中国药科大学2010届本科生优秀毕业论文。

借助中国药科大学大学生创新创业训练计划平台,曹老师指导创新创业训练项目13年,项目团队本科生发表论文51篇,其中本科生以第一作者身份发表论文18篇(含SCI论文3篇),参加"挑战杯"全国大学生课外学术科技作品竞赛、全国大学生药苑论坛、全国大学生生命科学创新创业大赛等国家级、省级大赛,共获得39项奖项。

指导教师个人心得:

1. 受限于个人时间和能力,为保质保量地完成项目,教师和学生尽可能只参与一个项目,以保证项目按时、高质量完成。

2. 考虑到项目的连续性和专业的互补性,组建团队时,学生尽可能跨年级、跨专业。因为高年级的学生有可能要准备考研、考公甚至出国等,参与大创项目的时间、精力有限。

3. 考虑到本科生的特殊性,根据专业设计选择学生。立项后项目内容要明确分工,合理分配任务,带教老师要定期检查工作进展情况,并辅导实验不顺利的学生查原因、找方法,最终解决问题。

(二)高校自主设立的创新创业训练项目或活动

除了上述由教育部主导实施、覆盖全体高校的大学生创新创业训练计划,部分高校还自主设立了各种类型的创新创业训练项目或培育计划,虽然名称不统一,但内容都是鼓励在校生积极参与科研和创业实践,通过创新或创业项目立项的形式助力在校生创意想法或商业构思落地,提升学生科研素养、创新思维意识和创业能力。同时,各校还会组织丰富多彩的科创类或创业类活动,一般由学校行政部门或者学院主办,采取比赛、讲座、学术交流、优秀项目展览、科研沙龙等多种形式,同学们可以在活动中学习知识、展示项目、交流心得、获取资源等。

【案例】

高校自主设立的创新创业活动
——中国药科大学"一院一赛"活动

为了进一步推动本科生科技创新能力的培养,营造浓厚的创新创业育人氛围,构建

"互联网＋健康"核心内涵的药学特色创新创业教育生态圈,中国药科大学每年度组织各院部开展"一院一赛"活动。"一院一赛"主题符合行业、专业特色,与国内外重大学科竞赛和创新创业大赛对接,面向低年级学生开展基础性科技活动,面向高年级学生开展专业性学科竞赛。近年来,各项赛事的学生参与度和受益面持续扩大,已逐步发展成为各学院的品牌活动。

表 9-1　中国药科大学"一院一赛"活动项目名单

学院	活动名称
药学院	中国药科大学药学实验技能大赛
中药学院	中国药科大学第十届中药饮片识别大赛
生命科学与技术学院	中国药科大学第六届微生物培养皿艺术大赛
国际医药商学院	第一届国际医药商学院创新创业大赛
理学院	中国药科大学信息技术类学科竞赛校内选拔赛
理学院	中国药科大学物理与化学学科竞赛校内选拔赛
工学院	中国药科大学第九届"楚天杯"制药工程设计竞赛
工学院	中国药科大学节能减排社会实践与科技竞赛
外国语学院	中国药科大学英语综合能力竞赛
马克思主义学院	中国药科大学第十二届"模拟两会"提案大赛

二、大学生参加创新创业训练项目的基本方法

(一) 基本步骤

目前,高校组织开展的各类创新创业训练形式多样,实施流程及要求各有不同,但基本流程主要包括项目申报、立项评审、过程考核和结题验收四大环节。下面依照创新创业训练项目的实施过程进行介绍。

1. 收集信息

多渠道收集学校各类创新创业训练的有效信息,包括:本校设有哪些类型的创新创业项目,这类项目的主管部门、官方发布渠道、管理办法、往年通知等。各类创新创业项目申报时间一般是相对固定的,主管部门会通过官方渠道发布本年度各类创新创业训练计划或科研项目的各阶段通知。

2. 确定选题

确定选题一般有三种渠道:一是学生个人或团队自拟题目,确定初步研究方向后,邀请老师担任指导教师,指导团队进行选题确认;二是教师根据专业特长或科研方面确定选题,学生根据自身兴趣加入课题组;三是企业发布研发需求,师生团队针对具体问题开展订单式研究。

3. 申报准备

确定选题后即进入立项阶段，流程上包括提交项目申报书、立项答辩、评委评审、公布立项结果等。项目申报书由学生团队在指导教师指导下完成，包括项目基本信息、团队成员和指导教师信息、课题研究背景、立项依据、实施计划、经费使用计划、预期成果等内容。立项评审一般由主管部门组织相关领域内的专家采用现场答辩的形式开展，项目团队需要提前准备好汇报材料。学校根据项目提交的申报材料、现场评审情况、当年立项额度等确定立项项目名单和等级，并在官方网站公布最终立项的结果。

4. 课题实施

项目正式立项后，项目团队根据计划开展课题研究工作。创新项目一般包括研究思路设计、条件准备、实验或调研实践、数据处理、撰写报告等，创业项目一般包括编制商业计划书、模拟企业运行、开展商业实践、撰写创业报告等。需要注意的是，为了掌握项目进度和督促项目按期完成，很多高校对创新创业项目设置了过程性管理，如提交季度报告、组织中期检查或随机抽查等，过程考核结果作为结题验收的重要依据，或根据过程考核结果直接终止项目。

5. 结题准备

项目研究周期到期后，需要参加主管部门组织的结题验收，流程上一般包括提交结题报告和成果清单、准备结题评审材料、参加答辩评审、公布结题验收结果等。准备结题报告时，需要总结课题实施情况，整理实验数据、过程性资料、取得成果情况，汇总经费使用情况等。结题验收过程中，项目团队还需注意查阅学校关于各级各类项目的结题要求，充分呈现项目实施情况。

6. 后期发展

项目结题后，根据学校政策，可以继续申报更高级别的项目继续立项，如有些高校的国家级项目会从上一年度结题优秀的校级或省级项目中进行遴选，有些高校的创业类项目必须由有成果的创新项目转化而来，等等。同时，对于有成果或应用前景的项目，团队可以依托项目成果参加全国大学生创新创业年会、中国"互联网＋"大学生创新创业大赛等各类比赛或交流活动。

（二）给参与项目学生的建议

1. 端正态度

大学生创新创业训练项目始终坚持以学生为主、教师引导为辅的理念。项目团队成员作为训练的主体，要正确理解创新创业教育的本质、创新创业训练项目的意义，明确各类训练项目是提升大学生自身素质和综合能力的有效载体和途径。一定要避免出现仅仅为了"跟风"或者获取学分等才参加大创项目的情况。同时，创新创业是一项具有开拓性与创造性的活动，其成功与失败并非必然，在具体开展过程中会面临诸多阻碍与困难，这就需要大学生提前调试好个人心态，具备一定的抗挫折能力。因此，在参加各类创新创业训练项目的过程中，参与者要注重树立理性的创新创业发展观念，端正研究态度，从思想和行为上不能懈怠，认真对待项目的每一项工作，保证项目长期可持续发展，使个人能力得到有效提高。

2. 充分了解政策

彻底了解参与项目时的政策，才有开展行动的目标。大学生们可以通过查阅学校官网、向老师或有经验的高年级同学请教、参加创新创业讲座或交流活动等，尽快了解学校设立了哪些类型的训练项目、主管部门分别有哪些、官方通知的发布渠道等，然后查阅管理办法、申报指南、熟悉各项政策，主动向相关老师、同学进行咨询，并与往年通知做比较，提前做好准备。

3. 合理选择选题

选择适合的选题对项目的立项至关重要。创新创业训练项目确定选题时，学生团队需要和指导教师加强交流，导师要充分考虑团队学生的专业、兴趣爱好与基本能力，一般需要围绕当前领域的现实需求、课题具备的创新特色、项目实施方案可行性这三个基本点进行思考，内容上通常要高于日常的教学验证性实验，做到有价值、有创新、能实现。具体来说，一是选题的目标定位要合理，部分课题仅为了贴近当前社会热点或研究方向，没有挖掘主题中更深层次的内涵，也没有提炼出较核心的研究内容，项目主题过于宽泛空洞，不利于项目的具体实施；二是课题难度要适中，本科生特别是低年级学生专业知识尚欠缺，实践基础比较薄弱，课题要兼顾知识的深度与广度，切合学生学业水平，注重对参与者综合素质和创新能力的培养；三是课题内容要注重理论和实践相结合，研究要涉及学生的理论分析能力、实际动手操作能力以及协调能力，尽量避免选择纯理论研究的课题。

4. 加强团队建设

大学生创新创业训练项目是以团队为基础的训练，一个和谐的团队是项目实施的有力保障。项目团队一般由大二或大三学生作为项目负责人，建议团队由3～5人组成。在前期组队时要对团队的成员进行筛选，明确每位成员的优势和分工，成员间相互团结、互相帮助、取长补短。团队成员若持有不同意见，要及时交流沟通，友好协商与调解，及时化解矛盾，塑造良好的团队合作精神。项目实践与课堂学习最大的区别就是可以体会科研中团队合作的重要性，因此，提倡学生在团队合作和分析讨论的过程中提升个人解决问题的能力，培养自主学习、终身学习的习惯。

5. 强化知识储备

大学生创新创业训练项目是以解决科学技术、生产生活或社会领域的具体问题为出发点，以知识、技术和方法创新为主要目的，以实验为主要手段，要求思想新颖、技术先进、创新性强。药学类创新创业项目对专业性要求更为严格。因此，对项目团队成员的知识储备和基础技能提出了一定要求。目前，各大高校一般都开设了创新创业类必修课或公选课，在参加创新创业训练项目前，大学生应尽量修读一些创新创业类的课程，对创新思维、创业过程有一定的概念，掌握基础实践方法。同时，大学生在日常专业课程学习中应注重锻炼自身的基础实验技能，在项目开展过程中，可以通过阅读文献、请教老师、参加学术交流等多种方式尽快了解研究领域的国内外现状，增强自身专业能力。

6. 充分利用外部资源

当前高校对大学生创新创业教育越来越重视，大部分高校为在校学生开展创新创业训练提供了制度、经费、氛围、奖励等多方面的扶持政策,保障体系越来越健全。参加创新创业项目的师生应充分利用学校提供的有利资源,在按期完成课题研究工作的基础上,与行业企业、风险投资机构、行业孵化器等加强合作,推动项目成果转化。学生团队要积极参与学校组织的创新创业讲座、基地参观交流等活动,主动掌握行业最新动态,在日常项目工作中要多向指导教师汇报课题进展,向高年级同学和研究生请教查阅文献技巧和相关实验技术,提升团队的科研能力。

7. 注重可持续性

可持续性包括项目实施和个人坚持两个方面。针对药学类项目研发周期长、成果产出难的特点,很多药学类院校鼓励学生就同一课题累进申报,鼓励项目课题持续深入。在项目立项和实施过程中,项目团队要对课题的可持续发展进行提前规划,推动项目传承和深入开发,以便获得更多锻炼的机会和更好的研究成果。同时,参与项目的学生要充分意识到科研训练的过程对个人能力及发展潜力培育、成长成才的重要性。要通过项目训练,培养自身创新思维意识,提升专业能力、实践动手能力、团队协作能力,磨炼意志品质,树立科学报国的远大理想。另外考虑到项目的可持续性,还要遵守国家对生态环保的要求。

第二节　校外创新创业赛事

自 2015 年起国家部署、大力推动"大众创业、万众创新",深入实施创新驱动发展战略,国务院办公厅印发《关于深化高等学校创新创业教育改革的实施意见》,我国高校大力推进创新创业教育工作,面向大学生开展的创新创业教育活动和比赛日益增多,投身创业实践的大学生显著增加,参加创新创业大赛已成为大学生打磨项目、寻求发展的重要途径。以赛促教、以赛促学、以赛促创,创新创业赛事的开展能够促进教学课程体系改革,使本科课堂教学内容与用人单位对专业技能的需求同步化;也能够促进大学生自主学习能力的提高,使他们在探索解决问题的方法和途径过程中提高主观能动性;还能够促进培养学生创业精神,提高学生的创造力、创新思维能力、实践能力等综合素养。

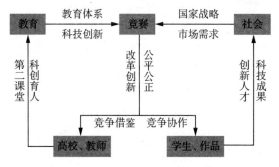

图 9-1　竞赛持续发展模型

一、国内外高水平创新创业赛事

（一）中国国际大学生创新大赛

1. 赛事简介

该赛事前身为中国国际"互联网＋"大学生创新创业大赛,是由教育部、中央统战部、中央网络安全和信息化委员会办公室、国家发展改革委、工业和信息化部、人力资源社会保障部、农业农村部、中国科学院、中国工程院、国家知识产权局、国家乡村振兴局、共青团中央和地方政府共同主办的一项创新创业大赛,是目前覆盖全国所有高校、面向全球全体大学生、影响最大的高校"双创"盛会。大赛始终秉持教育本色,将思想政治教育、专业教育和创新创业教育相结合,以赛促学、以赛促教、以赛促创,破除大学生创新创业教育端与实践端的壁垒,引导青年学生在赛中学、在赛中悟,扎根基层创新创业,全面提高大学生创新创业能力,加快培养创新创业高素质人才。

2. 发展历程

该项大赛于 2015 年创立,源于时任总理李克强同志在 2015 年《政府工作报告》中提出的"互联网＋"行动计划。同年,国务院办公厅发布了《国务院办公厅关于深化高等学校创新创业教育改革的实施意见》,要求激发在校大学生的创新创业热情,体现高校创新创业教育成果,搭建大学生创新创业项目与社会投资对接平台。2018 年 3 月,习近平总书记在给第三届中国"互联网＋"大学生创新创业大赛"青年红色筑梦之旅"大学生的重要回信中充分肯定了青年学子奋发有为的精神风貌与积极的意志品质。

大赛每年举办一届。经过八届的建设,累计有 603 万个团队 2 533 万名大学生参赛,大赛组织越来越完善,项目覆盖领域越来越全面,实现了内地院校参赛全覆盖、教育全学段参赛全覆盖、世界百强大学参赛基本覆盖。

表 9-2　往届中国国际"互联网＋"大学生创新创业大赛举办情况

届数	举办时间	大赛主题	大赛目标、任务	承办高校	参赛高校数	参赛项目数/万
第一届	2015	"互联网＋"成就梦想,创新创业开辟未来	深化高等教育综合改革,促进"互联网＋"新业态形成,推动高校毕业生高质量创业、就业	吉林大学	1 878	5.7
第二届	2016	拥抱"互联网＋"时代,共筑创新创业梦想	推动赛事成果转化和产学研用紧密结合,把创新创业教育融入人才培养,提高学生的创新精神、创业意识和创新创业能力	华中科技大学	2 110	12
第三届	2017	搏击"互联网＋"新时代,壮大创新创业生力军		西安电子科技大学	2 241	37

续表

届数	举办时间	大赛主题	大赛目标、任务	承办高校	参赛高校数	参赛项目数/万
第四届	2018	勇立时代潮头敢闯会创，扎根中国大地书写人生华章	鼓励青年扎根中国大地，了解国情民情，在创新创业中增长智慧才干，把激昂的青春梦融入伟大中国梦	厦门大学	2 278	64
第五届	2019	追逐梦想拼搏奋进永向前，勇立潮头敢闯会创铸华章	以赛促教，探索人才培养新途径；以赛促学，培养创新创业生力军；以赛促创，搭建产教融合新平台	浙江大学	4 093	109
第六届	2020			华南理工大学	4 186	147
第七届	2021	我敢闯，我会创	以赛促学，培养创新创业生力军；以赛促教，探索素质教育新途径；以赛促创，搭建成果转化新平台	南昌大学	4 347	228
第八届	2022			重庆大学	4 554	340

3. 参赛对象

第八届中国国际"互联网+"大学生创新创业大赛参赛对象为普通高等学校全日制在校本专科生、研究生(不含在职教育)，或毕业 5 年以内的全日制本专科生、研究生(不含在职教育)，参赛人员年龄不超过 35 岁。各赛道和组别的参赛对象有详细规定。

4. 项目类型

第八届中国国际"互联网+"大学生创新创业大赛参赛项目分为四个类别。

(1)新工科类项目：大数据、云计算、人工智能、区块链、虚拟现实、智能制造、网络空间安全、机器人工程、工业自动化、新材料等领域，符合新工科建设理念和要求的项目。

(2)新医科类项目：现代医疗技术、智能医疗设备、新药研发、健康康养、食药保健、智能医学、生物技术、生物材料等领域，符合新医科建设理念和要求的项目。

(3)新农科类项目：现代种业、智慧农业、智能农机装备、农业大数据、食品营养、休闲农业、森林康养、生态修复、农业碳汇等领域，符合新农科建设理念和要求的项目。

(4)新文科类项目：文化教育、数字经济、金融科技、财经、法务、融媒体、翻译、旅游休闲、动漫、文创设计与开发、电子商务、物流、体育、非物质文化遗产保护、社会工作、家政服务、养老服务等领域，符合新文科建设理念和要求的项目。

参赛项目不只限于"互联网+"项目，鼓励各类创新创业项目参赛，根据"四新"建设内涵和产业发展方向选择相应类型。

5. 参赛赛道及组别

第八届中国国际"互联网+"大学生创新创业大赛分为高教主赛道、"青年红色筑梦之旅"高教赛道、职教赛道、萌芽赛道和产业命题赛道。高教主赛道根据参赛申报人所处学习阶段，项目分为本科生组、研究生组；根据所处创业阶段，本科生组和研究生组均内设创意组、初创组、成长组；国际项目也归入主赛道。"青年红色筑梦之旅"赛道根据项目性质和特点，分为公益组、创意组、创业组。

表 9-3　往届中国国际"互联网＋"大学生创新创业大赛项目类别、赛道及组别

届数	项目类别	大赛赛道及组别
第一届	传统产业、新业态、公共服务、技术支撑平台	创意组、实践组
第二届	现代农业、制造业、信息技术服务、商务服务、公共服务、公益创业	创意组、初创组、成长组
第三届	现代农业、制造业、信息技术服务、文化创意服务、商务服务、公共服务、公益创业	创意组、初创组、成长组、就业型创业组
第四届	现代农业、制造业、信息技术服务、文化创意服务、社会服务、公益创业	高教主赛道（创意组、初创组、成长组、就业型创业组）、"青年红色筑梦之旅"赛道、国际赛道
第五届		高教主赛道（创意组、初创组、成长组、师生共创组）、"青年红色筑梦之旅"赛道（公益组、商业组）、国际赛道、职教赛道
第六届	现代农业、制造业、信息技术服务、文化创意服务、社会服务	高教主赛道（创意组、初创组、成长组、师生共创组）、"青年红色筑梦之旅"赛道（公益组、商业组）、国际赛道、职教赛道、萌芽赛道
第七届		高教主赛道（本科生创意组、研究生创意组、初创组、成长组、师生共创组）、"青年红色筑梦之旅"赛道（公益组、创意组、创业组）、国际赛道、职教赛道、萌芽赛道、产业命题赛道
第八届	新工科类、新医科类、新农科类、新文科类	高教主赛道［本科生组（创意组、初创组、成长组）、研究生组（创意组、初创组、成长组）、国际项目］、"青年红色筑梦之旅"赛道（公益组、创意组、创业组）、职教赛道、萌芽赛道、产业命题赛道

6. 参赛流程

大赛主要采用校级初赛、省级复赛、总决赛三级赛制（不含萌芽赛道以及国际参赛项目）。赛事时间安排基本如下：1—3月，大赛启动，参赛团队梳理创业计划书；4—5月，校赛报名，完善参赛材料；5—6月，校赛，遴选项目参加省赛；7月，省赛，选拔国赛参赛项目；10月，国赛总决赛；11—12月，赛后总结，总结经验和不足并争取投资。

7. 评审规则

根据以往赛事信息总结，中国国际"互联网＋"大学生创新创业大赛高教主赛道、"青年红色筑梦之旅"赛道和产业命题赛道的评审规则如下：

（1）高教主赛道项目评审要点：创意组（表 9-4）

表 9-4　高教主赛道项目评审要点(创意组)

评审要点	评审内容	分值
教育维度	1. 项目应弘扬正确的价值观,厚植家国情怀,恪守伦理规范,有助于培育创新创业精神。 2. 项目符合将专业知识与商业知识有效结合并转化为商业价值或社会价值的创新创业基本过程和基本逻辑,展现创新创业教育对创业者基本素养和认知的塑造力。 3. 体现团队对创新创业所需知识(专业知识、商业知识、行业知识等)与技能(计划、组织、领导、控制、创新等)的娴熟掌握与应用,展现创新创业教育提升创业者综合能力的效力。 4. 项目充分体现团队解决复杂问题的综合能力和高级思维;体现项目成长对团队成员创新创业精神、意识、能力的锻炼和提升作用。 5. 项目能充分体现院校在"三位一体"统筹推进教育、科技、人才工作,扎实推进新工科、新医科、新农科、新文科建设方面取得的成果;体现院校在项目的培育、孵化等方面的支持情况;体现产教融合、科教融汇、多学科交叉、专创融合、产学研协同创新等模式在项目的产生与执行中的重要作用	30
创新维度	1. 项目遵循从创意到研发、试制、生产、进入市场的创新一般过程,进而实现从创意向实践、从基础研发向应用研发的跨越。 2. 团队能够基于学科专业知识并运用各类创新的理念和范式,满足社会和市场的实际需求。 3. 项目能够从产品创新、工艺流程创新、服务创新、商业模式创新等方面着手开展创新创业实践,并产生一定数量和质量的创新成果以体现团队的创新力	20
团队维度	1. 团队的组成原则与过程是否科学合理;团队是否具有支撑项目成长的知识、技术和经验;是否有明确的使命愿景。 2. 团队的组织架构、人员配置、分工协作、能力结构、专业结构、合作机制、激励制度等的合理性情况。 3. 团队与项目关系的真实性、紧密性情况;对项目的各项投入情况;创立创业企业的可能性情况。 4. 支撑项目发展的合作伙伴等外部资源的使用以及与项目的关系的情况	20
商业维度	1. 充分了解所在产业(行业)的产业规模、增长速度、竞争格局、产业趋势、产业政策等情况,形成完备、深刻的产业认知。 2. 项目具有明确的目标市场定位,对目标市场的特征、需求等情况有清晰的了解,并据此制订合理的营销、运营、财务等计划,设计出完整、创新、可行的商业模式,展现团队的商业思维。 3. 项目落地执行情况;项目对促进区域经济发展、产业转型升级的情况;已有盈利能力或盈利潜力情况	20
社会价值维度	1. 项目直接提供就业岗位的数量和质量。 2. 项目间接带动就业的能力和规模。 3. 项目对社会文明、生态文明、民生福祉等方面的积极推动作用	10

（2）高教主赛道项目评审要点：初创组、成长组（表 9-5）

表 9-5　高教主赛道项目评审要点（初创组、成长组）

评审要点	评审内容	分值
教育维度	1. 项目应弘扬正确的价值观，厚植家国情怀，恪守伦理规范，有助于培育创新创业精神。 2. 项目符合将专业知识与商业知识有效结合并转化为商业价值或社会价值的创新创业基本过程和基本逻辑，展现创新创业教育对创业者基本素养和认知的塑造力。 3. 体现团队对创新创业所需知识（专业知识、商业知识、行业知识等）与技能（计划、组织、领导、控制、创新等）的娴熟掌握与应用，展现创新创业教育提升创业者综合能力的效力。 4. 项目充分体现团队解决复杂问题的综合能力和高级思维；体现项目成长对团队成员创新创业精神、意识、能力的锻炼和提升作用。 5. 项目能充分体现院校在"三位一体"统筹推进教育、科技、人才工作，扎实推进新工科、新医科、新农科、新文科建设方面取得的成果；体现院校在项目的培育、孵化等方面的支持情况；体现产教融合、科教融汇、多学科交叉、专创融合、产学研协同创新等模式在项目的产生与执行中的重要作用	20
商业维度	1. 充分掌握所在产业（行业）的产业规模、增长速度、竞争格局、产业趋势、产业政策等情况；具有明确的目标市场定位，充分掌握目标市场的特征、需求等情况；具有完整、创新、可行的商业模式。 2. 经营绩效方面，重点考察项目存续时间、营业收入（合同订单）现状、企业利润、持续盈利能力、市场份额、客户（用户）情况、税收上缴、投入与产出比等情况。 3. 经营管理方面，是否有清晰的企业发展目标；是否有完备的研发、生产、运营、营销等制度和体系；是否采用先进、科学的管理方法，以确保企业具有较强的竞争力。 4. 成长性方面，是否有清晰、有效、全方位的企业发展战略，并拥有可靠的内外部资源（人才、资金、技术等方面）实现企业战略，以建立企业的持续竞争优势。 5. 现金流及融资方面，关注项目融资情况、获取资金渠道情况、企业经营的现金流情况、融资需求及资金使用情况是否合理。 6. 项目促进区域经济发展、产业转型升级的情况	30
团队维度	1. 团队的组成原则与过程是否科学合理；团队是否具有独特的支撑项目成长的知识、技能、经验以及成熟的外部资源网络；是否有明确的使命愿景。 2. 公司是否具有合理的组织架构、清晰的指挥链、科学的决策机制；是否有合理的岗位设置、分工协作、专业能力结构；是否有良好的内部沟通机制；是否有合理的股权结构、激励制度等。 3. 团队对项目的各项投入情况及团队成员的稳定性情况。 4. 支撑公司发展的合作伙伴等外部资源的使用以及与公司的关系的情况	20
创新维度	1. 项目遵循从创意到研发、试制、生产、进入市场的创新一般过程，进而实现从创意向实践、从基础研发向应用研发的跨越。 2. 团队能够基于专业知识并运用各类创新的理念和范式，满足社会和市场的实际需求。 3. 项目能够从产品创新、工艺流程创新、服务创新、商业模式创新等方面着手开展创新实践，产生一定数量和质量的创新成果，获得相应的市场回报。 4. 项目能够从创新战略、创新流程、创新组织、创新制度与文化等方面进行设计协同，对创新进行有效管理，进而保持公司的竞争力	20
社会价值维度	1. 项目直接提供就业岗位的数量和质量。 2. 项目间接带动就业的能力和规模。 3. 项目对社会文明、生态文明、民生福祉等方面的积极推动作用	10

（3）"青年红色筑梦之旅"赛道项目评审要点:公益组(表 9-6)

表 9-6 "青年红色筑梦之旅"赛道项目评审要点(公益组)

评审要点	评审内容	分值
教育维度	1. 项目应弘扬正确的价值观,厚植家国情怀,恪守伦理规范,有助于培育创新创业精神。 2. 项目体现团队扎根中国大地了解国情民情,遵循发现问题、分析问题、解决问题的基本规律,将所学专业知识、技能和方法应用于解决各类社会问题,展现创新创业教育对创业者基本素养和认知的塑造力和提升创业者综合能力的效力。 3. 项目充分体现团队解决复杂问题的综合能力和高级思维;体现项目成长对团队成员创新创业精神、意识、能力的锻炼和提升作用。 4. 项目能充分体现院校在"三位一体"统筹推进教育、科技、人才工作,扎实推进新工科、新医科、新农科、新文科建设方面取得的成果;项目充分体现专业教育、思政教育、创新创业教育的有机融合;体现院校在项目的培育、孵化等方面的支持情况	30
公益维度	1. 项目以社会价值为导向,以谋求公共利益为目的,以解决社会问题为使命,不以营利为目标,有一定公益成果。 2. 在公益服务领域具有较好的创意、产品或服务模式的创业计划和实践,追求社会效益的最大化	10
团队维度	1. 团队的组成原则与过程是否科学合理;是否具有从事公益创业所需的知识、技术和经验;是否有明确的使命愿景。 2. 团队内部的组织架构、人员配置、分工协作、能力结构、专业结构、激励制度的合理性情况;团队外部服务支撑体系完备(如志愿者团队等)、具有一定规模、实施有效管理使其发挥重要作用的情况。 3. 团队与项目关系的真实性、紧密性情况;团队对项目的各项投入情况;团队的延续性或接替性情况。 4. 支撑项目发展的合作伙伴等外部资源的使用以及与项目的关系的情况	20
发展维度	1. 项目通过吸纳捐赠、获取政府资助、自营收等方式确保持续生存能力的情况。 2. 团队基于一定的产品、服务、模式,通过高效管理、资源整合、活动策划等运营手段,确保项目影响力与实效性。 3. 项目在促进就业、教育、医疗、养老、环境保护与生态建设等方面的效果。 4. 项目的模式可复制、可推广,具有示范效应。 5. 项目对带动大学生到农村、城乡社区从事社会服务就业创业的情况	20
创新维度	1. 团队能够基于科学严谨的创新过程,遵循创新规律,运用各类创新的理念和范式,解决社会实际需求。 2. 项目能够从产品创新、服务创新等方面着手开展公益创业实践,并产生一定数量和质量的创新成果。 3. 鼓励将高校科研成果运用到公益创业中,以解决相应的社会问题	20
必要条件	参加由学校、省市或全国组织的"青年红色筑梦之旅"活动	

（4）"青年红色筑梦之旅"赛道项目评审要点：创意组（表9-7）

表9-7　"青年红色筑梦之旅"赛道项目评审要点（创意组）

评审要点	评审内容	分值
教育维度	1. 项目应弘扬正确的价值观,厚植家国情怀,恪守伦理规范,有助于培育创新创业精神。 2. 项目体现团队扎根中国大地了解国情民情,遵循发现问题、分析问题、解决问题的基本规律,将所学专业知识、技能和方法应用于乡村振兴和农业农村现代化、城乡社区发展,展现创新创业教育对创业者基本素养和认知的塑造力和提升创业者综合能力的效力。 3. 项目充分体现团队解决复杂问题的综合能力和高级思维,体现项目成长对团队成员创新创业精神、意识、能力的锻炼和提升作用。 4. 项目能充分体现院校在"三位一体"统筹推进教育、科技、人才工作,扎实推进新工科、新医科、新农科、新文科建设方面取得的成果;项目充分体现专业教育、思政教育、创新创业教育的有机融合;体现院校在项目的培育、孵化等方面的支持情况	30
团队维度	1. 团队的组成原则与过程是否科学合理;团队是否具有支撑项目成长的知识、技术和经验;是否有明确的使命愿景。 2. 团队的组织架构、人员配置、分工协作、能力结构、专业结构、合作机制、激励制度等的合理性情况。 3. 团队与项目关系的真实性、紧密性情况;对项目的各项投入情况;创立创业企业的可能性情况。 4. 支撑项目发展的合作伙伴等外部资源的使用以及与项目的关系的情况	20
发展维度	1. 充分了解乡村振兴、农业农村现代化、城乡社区发展的内容和要求,了解其中的痛点、难点,进而形成对所要解决问题完备的认知。 2. 在服务乡村振兴、农业农村现代化、城乡社区发展等方面有较好的创意、产品或服务模式,追求经济效益和社会效益的平衡。 3. 项目对推动乡村振兴、农业农村现代化、城乡社区发展等方面的贡献度。 4. 项目的持续生存能力,模式可复制、可推广,具有示范效应等	20
创新维度	1. 团队能够基于科学严谨的创新过程,遵循创新规律,运用各类创新的理念和范式,解决乡村振兴、农业农村现代化、城乡社区发展中遇到的各类问题。 2. 项目能够从产品创新、服务创新等方面着手开展创新创业实践,并产生一定数量和质量的创新成果。 3. 鼓励院校科研成果和文创成果在乡村或社区进行产业转化落地与实践应用。 4. 鼓励组织模式或商业模式创新,鼓励资源整合优化创新	20
社会价值维度	1. 项目直接提供就业岗位的数量和质量。 2. 项目间接带动就业的能力和规模。 3. 项目对社会文明、生态文明、民生福祉等方面的积极推动作用	10
必要条件	参加由学校、省市或全国组织的"青年红色筑梦之旅"活动	

（5）"青年红色筑梦之旅"赛道项目评审要点：创业组（表9-8）

表9-8 "青年红色筑梦之旅"赛道项目评审要点（创业组）

评审要点	评审内容	分值
教育维度	1. 项目应弘扬正确的价值观，厚植家国情怀，恪守伦理规范，有助于培育创新创业精神。 2. 项目体现团队扎根中国大地了解国情民情，遵循发现问题、分析问题、解决问题的基本规律，将所学专业知识、技能和方法应用于乡村振兴和农业农村现代化实践，展现创新创业教育对创业者基本素养和认知的塑造力和提升创业者综合能力的效力。 3. 项目充分体现团队解决复杂问题的综合能力和高级思维，体现项目成长对团队成员创新创业精神、意识、能力的锻炼和提升作用。 4. 项目能充分体现院校在"三位一体"统筹推进教育、科技、人才工作，扎实推进新工科、新医科、新农科、新文科建设方面取得的成果；项目充分体现专业教育、思政教育、创新创业教育的有机融合；体现院校在项目的培育、孵化等方面的支持情况	20
团队维度	1. 团队的组成原则与过程是否科学合理，团队成员的教育和工作背景、创新能力、价值观念、分工协作和能力互补情况，是否有明确的使命愿景； 2. 公司是否具有合理的组织架构、清晰的指挥链、科学的决策机制；是否有合理的岗位设置、分工协作、专业能力结构；是否有良好的内部沟通机制；是否有合理的股权结构、激励制度。 3. 团队对项目的各项投入情况及团队成员的稳定性情况。 4. 支撑公司发展的合作伙伴等外部资源的使用以及与公司的关系的情况	20
发展维度	1. 充分了解乡村振兴、农业农村现代化、城乡社区发展的内容和要求，了解其中的痛点、难点，进而形成对所要解决问题完备的认知。 2. 在服务乡村振兴、农业农村现代化、城乡社区发展等方面有较好产品或服务模式，追求经济效益和社会效益的平衡。 3. 项目通过商业方式推动乡村振兴、农业农村现代化、城乡社区发展等方面的贡献度。 4. 项目的持续生存能力，模式可复制、可推广，具有示范效应等	30
创新维度	1. 团队能够基于科学严谨的创新过程，遵循创新规律，运用各类创新的理念和范式，解决乡村振兴、农业农村现代化、城乡社区发展中遇到的各类问题。 2. 项目能够从产品创新、服务创新、组织创新等方面着手开展创新创业实践，并产生一定数量和质量的创新成果，获得相应的市场回报。 3. 鼓励院校科研成果和文创成果在乡村或社区进行产业转化落地与实践应用	20
社会价值维度	1. 项目直接提供就业岗位的数量和质量。 2. 项目间接带动就业的能力和规模。 3. 项目对社会文明、生态文明、民生福祉等方面的积极推动作用	10
必要条件	参加由学校、省市或全国组织的"青年红色筑梦之旅"活动	

（6）产业命题赛道项目评审要点（表9-9）

表9-9　产业命题赛道项目评审要点

评审要点	评审内容	分值
教育维度	1. 项目应弘扬正确的价值观，厚植家国情怀，恪守伦理规范，有助于培育创新创业精神。 2. 项目符合将专业知识与产业实际问题有效结合，并转化为商业价值或社会价值，展现创新创业教育对创业者基本素养和认知的塑造力和提升创业者综合能力的效力。 3. 项目充分体现团队解决复杂问题的综合能力和高级思维，体现项目成长对团队成员创新创业精神、意识、能力的锻炼和提升作用。 4. 项目能充分体现院校在"三位一体"统筹推进教育、科技、人才工作，扎实推进新工科、新医科、新农科、新文科建设方面取得的成果；体现院校在项目的培育、孵化等方面的支持情况；体现产教融合、科教融汇、多学科交叉、专创融合、产学研协同创新等模式在项目的产生与执行中的重要作用	30
命题分析	1. 全方位开展与所选命题相关的产业（行业）的产业规模、增长速度、竞争格局、产业趋势、产业政策以及市场的定位、特征、需求等方面的调研，形成一手资料。 2. 系统、深入了解企业（机构）内外部环境情况，通过与企业对接，准确把握其实际需求与痛点，明确解决该命题所需的各类资源。 3. 结合企业（机构）的产品、技术、模式、管理、制度等现实情况与本团队的创意、技术、方案、人才等实际情况，展开解题可行性和匹配度分析，为形成解决方案奠定基础	10
创新维度	1. 用于解决命题的创意、技术、方案、模式等的先进性情况。 2. 团队基于科学严谨的创新过程，遵循创新规律，运用各类创新的理念和范式解决命题。 3. 基于产业命题赛道开放创新的内在要求，促进企业（机构）将内外部资源有机整合，提高其创新效率的情况	20
团队维度	1. 团队的组成原则与过程是否科学合理，是否具有支撑解决命题的知识、技术和经验。 2. 团队的组织架构、人员配置、分工协作、能力互补、专业结构的合理性情况。 3. 团队与项目关系的真实性、紧密性情况，团队对项目的各项投入情况，团队与企业（机构）持续合作的可能性情况。 4. 支撑项目发展的合作伙伴等外部资源的使用以及与项目的关系的情况	20
实现维度	1. 解决命题过程的规划和工作进度安排合理，在各阶段工作目标清晰、难点明确、重点突出，并能兼顾目标与资源配置。 2. 解决方案匹配企业（机构）命题要求，解决方案具备先进性、现实性、经济性、高完成度等特点。 3. 命题解决方案是否解决企业（机构）命题中涉及的问题，以及为企业（机构）带来经济效益、社会效益的潜力情况	20

【知识点案例】

中国国际"互联网+"大学生创新创业大赛国赛金奖项目

——振兴传统产业，亦要保护绿水青山

学校：华中科技大学

项目：点姜成金——黄姜皂素绿色制造

秦巴山区的穷，危困产业的痛，牵引着他们身影奔波。

革命老区的"红"，生态保护区的"绿"，鼓舞着他们励志笃行。

村民脱贫的喜悦，产业振兴的希望，奏响着他们的青春最强音！

他们，就是华中科技大学生命科学与技术学院的"黄姜团队"。

历经 10 余年科研攻关，该团队首创了生物法绿色制造皂素新技术，并实现了科技成果转化，打破了秦巴山区特色产业——黄姜产业 40 年的技术瓶颈，解决了黄姜产业的污染难题。

关乎国计民生，黄姜皂素不可或缺

黄姜皂素可用于生产 400 多种甾体激素药物，被誉为"药用黄金"和"激素之母"，主要从黄姜中提取，而甾体激素药物是仅次于抗生素的第二大类化学药物，每年全球甾体激素类药物销售总额超过一千亿美元。

在 2020 年新型冠状病毒肺炎疫情防控期间，甾体激素类药物有效地解决了人体炎症风暴问题，挽救了大量生命。目前，国内多家公司的甾体激素原料药被列入国内疫情重症治疗方案。

"在我国，黄姜资源主要分布在秦巴山区，这一地区曾是我国脱贫攻坚主战场之一。"团队负责人邱海亮介绍，黄姜产业曾经是秦巴山区支柱产业之一，惠及姜农 120 万人，姜农世代依靠黄姜为生。

然而，传统黄姜加工企业使用大量硫酸和汽油，浪费资源、废弃物多、污染严重：每生产 100 吨黄姜皂素所排废物量相当于 5 000 万人一天生活所排废物量，处理成本至少为 750 万元。由于高昂的治理成本和生态环境保护需要，全国 200 多家黄姜加工企业关停至不足 10 家，剩余企业也很难盈利。黄姜加工企业大量关停，黄姜无人收购，价格暴跌，姜农失去了经济来源直接返贫，姜农逐渐从 120 万人缩减至 38 万人。

"药物必须产，绿水青山也必须保"，在这样的困境下，华中科技大学的"黄姜团队"承担起皂素生产技术及工艺革新使命。

与时代同行，肩负使命共复兴

"发展产业是脱贫的根本之策"，为尽快解决黄姜产业的健康发展和姜农的民生问题，早在 2009 年，湖北省科技厅就立项支持华中科技大学生命科学与技术学院余龙江教授团队开展科技攻关，解决黄姜皂素加工的污染问题，也是在余教授指导下，"黄姜团队"开始组建。

从接触黄姜开始,"黄姜团队"成员大量研究文献、积累知识,频繁出差调研,与多家生产一线企业交流,学习了解不同企业中不同的黄姜加工工艺,总结各个企业生产工艺的优缺点;探究不同批次产品的差异;了解不同产地、不同时间采挖的黄姜的异同;探究如何减少污染,怎样降低成本;等等。同时,团队成员也在实验室开展系统的研究。团队逐步了解了整个黄姜的产业发展历史、黄姜加工工艺及其优缺点。继而从整个工艺的缺点出发,开展关键技术研究与中试试验,最终创建了微生物两步法生产皂素,解决了传统工艺能耗高、产品收率不稳定的问题,并减少了污染排放量。

但团队并不满足于现有成果,而是以高收率、低成本的绿色制造为目标,继续深入研究,不断改进生产技术及工艺。

经过4年的不懈努力,从在实验室没日没夜地实验、检测、分析,到在企业一线每天24小时守候发酵罐、取样、分析。"黄姜团队"在科技助农的路上倾洒了太多青春泪水和汗水,最终交织成奋斗画面。

"黄姜团队"从上百株野生菌株中选育出系列高效功能微生物,创新了生物预处理工艺,与多家企业进行合作,使得预处理工艺耗时从2~3天缩短为3~4小时,且皂苷提取率提高10%以上,达到微生物低成本清洁生产皂素的目的,进一步减少了污染排放量。同时,实现了黄姜淀粉和纤维素渣的充分利用,提高了产品附加值。

不忘初衷,绿色制造不负使命

没有最优,只有更好。

"黄姜团队"又通过3年的关键技术科技攻关,创建了微生物高效转化皂苷为皂素的新技术及工艺,使黄姜皂素生产全过程完全不用酸,且黄姜皂素收率高,显著优于传统酸解法,有机溶剂用量和水用量大幅减少。同时,"黄姜团队"为国内皂素生产企业的绿色发展和鄂、陕、豫等地百万姜农的生存发展,以及南水北调中线工程水源地丹江口水库水质保护做出了重要贡献,社会效益及生态环保效益显著。

"我们是农民的儿子,深知农民的艰辛。"这是"黄姜团队"成员经常挂在嘴边的一句话,也时时刻刻提醒着他们"要永葆初心,矢志不渝展宏图"。

皂素行业的高门槛、可以凭借的先进技术,让团队在创业和帮扶姜农脱贫致富的路上充满信心。

"我们在竹溪县与企业合作建立了一条200吨皂素标准生产线试运行,年利润可达2 800万元,惠及姜农5 600余户,每吨皂素可盈利13.8万元,可以有效促进姜农种植增收,带动当地农民劳动就业和脱贫致富。"邱海亮认为,创业并非简单的事,需要从多方面衡量所选择的创业之路是否可行:首先,要判断所选的项目能否顺应国家的发展需求及人民的需求;其次,所选的创业项目需要具备行业特色,无论是技术还是服务,创业者都要考虑其发展前景,如项目的可替代性和复制性以及利润空间;此外,创业需要优秀的团队。一个公司就像一棵树,有根、主干、枝、叶、花,最后才可能有成熟的果实。一个优秀的团队少不了领头人、指引者、管理者和实干者共同发力。

"发挥所长帮助贫困地区脱贫致富、产业振兴,是我们的使命和责任,每一个小家过上幸福生活,大家才能获得真正长久的幸福。"脚下沾有多少泥土,心中就沉淀多少真情,"黄姜团队"立志把科研论文写在祖国大地上,努力成为新时代红色精神传承者,引领并带动秦巴山区连片贫困区经济发展和乡村振兴。

（第六届大赛"青年红色筑梦之旅"赛道金奖，"互联网＋"现代农业）

【专家点评】

华中科技大学的"点姜成金——黄姜皂素绿色制造"项目，是极具代表性的"青年红色筑梦之旅"项目，该项目响应了习近平总书记对"互联网＋"大赛回信中的号召，秉承设立"青年红色筑梦之旅"赛道的初心，用实际行动践行了党中央乡村振兴战略。乡村振兴包括产业振兴、人才振兴、文化振兴、生态振兴和组织振兴的全面振兴，而"黄姜团队"经过充分调研、科学论证，立足曾是我国脱贫攻坚主战场之一的秦巴山区，以科学研发为引领，重塑当地原有但已经没落的黄姜产业。历经 10 余年艰苦科研攻关，一举攻克了黄姜产业 40 年的技术瓶颈，完美解决了黄姜生产过程中高污染、高能耗的难题，使区域原有的黄姜产业重新焕发出勃勃生机。

同时，该项目形成了以科研技术深入发掘农产品价值为引领，以合作企业统一采购规模化生产增效为载体，有效提升了姜农种植户的积极性和就业率，实现增收、迈向共同富裕的新模式。在发展产业带动共同富裕的同时，也履行了保护生态环境的责任，贯彻了总书记提出的"绿水青山就是金山银山"的发展理念。

更为难能可贵的是创业团体自身，团队成员均来自农村，在城市的高校中历经多年的学习科研，依旧能够"永葆初心，矢志不渝展宏图"，以青春、热血、知识和实干来反哺养育自己的那片土地，发挥所长帮助贫困地区脱贫致富，重新扎根乡村，投身乡村产业振兴，带领农民走上共同富裕的道路。他们是"有理想、有追求、有担当"的新时代青年，用青春书写了无愧于时代、无愧于历史的华彩篇章，并以行动引领着新时代的创新创业学子。

（该案例摘自《中国国际"互联网＋"大学生创新创业大赛指南（2021）》）

（二）"挑战杯"全国大学生课外学术科技作品竞赛和中国大学生创业计划竞赛

"挑战杯"竞赛是"挑战杯"全国大学生系列科技学术竞赛的简称，是由共青团中央、中国科协、教育部和全国学联共同主办的全国性的大学生课外学术实践竞赛，竞赛官方网站为 www.tiaozhanbei.net。"挑战杯"竞赛在中国共有两个并列项目：一个是"挑战杯"中国大学生创业计划竞赛，另一个则是"挑战杯"全国大学生课外学术科技作品竞赛。这两个项目的全国竞赛交叉轮流开展，每个项目每两年举办一届。

"挑战杯"系列竞赛类型包括两类：①课外学术科技作品竞赛，简称"大挑"。②大学生创业计划竞赛，简称"小挑"。"大挑"注重学术科技、社会调研及发明创作带来的实际意义与特点。"大挑"设置的奖项包括特等奖、一等奖、二等奖、三等奖，获奖证书上盖五个章，分别是共青团中央、中国科协、教育部、全国学联、举办地人民政府的章。"小挑"也就是挑战杯的创业赛道，即"挑战杯"中国大学生创业计划竞赛。"小挑"设置的奖项包括金奖、银奖、铜奖,获奖证书上盖四个章,分别是共青团中央、中国科协 、教育部 、全国学联的章。

1."挑战杯"全国大学生课外学术科技作品竞赛

（1）赛事简介

"挑战杯"全国大学生课外学术科技作品竞赛是由共青团中央、中国科协、教育部、中国社会科学院、全国学联省级人民政府主办的大学生课外学术科技活动中的一项具有导向性、示范性和群众性的全国竞赛活动。"挑战杯"竞赛始终坚持"崇尚科学、追求真知、勤奋学习、锐意创新、迎接挑战"的宗旨,引导和激励高校学生实事求是、刻苦钻研、勇于创新、多出成果、提高素质,培养学生的创新精神和实践能力,发现和培养了一批在学术科技上有作为、有潜力的优秀人才。竞赛在促进青年创新人才成长、深化高校素质教育、推动经济社会发展等方面发挥了积极作用,在广大高校中乃至社会上产生了广泛而良好的影响,被誉为"当代大学生科技创新的奥林匹克盛会"。

（2）发展历程

"挑战杯"全国大学生课外学术科技作品竞赛自 1989 年在清华大学举办以来,每两年举办一届,已成功举办十八届,承办单位多为双一流高校。竞赛参赛人数不断增加（表9-10）。

表 9-10　"挑战杯"全国大学生课外学术科技作品竞赛开展情况

届数	举办时间	承办高校	参赛高校数	参赛项目数/人数
第一届	1989	清华大学	52	430
第二届	1991	浙江大学	168	553
第三届	1993	上海交通大学	240	760
第四届	1995	武汉大学	254	863
第五届	1997	南京理工大学	267	942
第六届	1999	重庆大学	290	651
第七届	2001	西安交通大学	205	933
第八届	2003	华南理工大学	375	1 159
第九届	2005	复旦大学	＞400	1 171
第十届	2007	南开大学	＞500	＞1 100
第十一届	2009	北京航空航天大学	507	1 387
第十二届	2011	大连理工大学	＞500	＞60 万（参赛人数）
第十三届	2013	苏州大学	＞1 000	100 万（参赛人数）
第十四届	2015	广东工业大学、香港科技大学	＞2 000	200 万（参赛人数）
第十五届	2017	上海大学	＞2 000	200 万（参赛人数）
第十六届	2019	北京航空航天大学	＞2 200	300 万（参赛人数）

续表

届数	举办时间	承办高校	参赛高校数	参赛项目数/人数
第十七届	2021	四川大学	＞2 500	22 000
第十八届	2023	贵州大学	＞2 500	＞23 000

（3）参赛对象

第十八届"挑战杯"全国大学生课外学术科技作品竞赛参赛对象为：在举办竞赛终审决赛的当年6月1日以前正式注册的全日制非成人教育的各类高等院校在校专科生、本科生、硕士研究生（不含在职研究生）。

（4）参赛作品类型

申报参赛的作品分为自然科学类学术论文、哲学社会科学类社会调查报告、科技发明制作三类。自然科学类学术论文作者限本、专科学生。哲学社会科学类社会调查报告支持围绕发展成就、文明文化、美丽中国、民生福祉、中国之治等5个组别形成社会调查报告。科技发明制作分为A、B两类：A类指科技含量较高、制作投入较大的作品；B类指投入较少，且为生产技术或者社会生活带来便利的小发明、小制作等。

（5）赛事流程

目前，"挑战杯"竞赛已经形成了相对完善的参赛流程，主要采用校级、省级、国赛三级赛制，赛事时间安排基本如下：1—3月，竞赛启动，参赛队伍整理项目材料；4—6月，赛前辅导，完善项目材料；6—7月，校赛，高校选拔路演，积累经验；7—10月，省赛、国赛，参赛队伍冲刺国赛；10—11月，国赛决赛，项目角逐特等奖；11—12月，赛后总结。

（6）评审规则

"挑战杯"全国大学生课外学术科技作品竞赛注重学术科技、社会调研及发明创造的特点与带来的实际意义，主要作品形式以论文、专利、调研报告等为主。根据《第十八届"挑战杯"全国大学生课外学术科技作品竞赛评审规则》，评审过程中综合考虑作品的科学性、先进性、现实意义等方面因素。其中，自然科学类学术论文侧重考核基础学科学术探索的前沿性和学术性，哲学社会科学类社会调查报告侧重考核与经济社会发展热点难点问题的结合程度和前瞻意义，科技发明制作侧重考核作品的应用价值和转化前景。

2. "挑战杯"中国大学生创业计划竞赛

（1）赛事简介

"挑战杯"中国大学生创业计划竞赛是由共青团中央、教育部、人力资源社会保障部、中国科协、全国学联和省级人民政府主办的一项创业交流活动。竞赛旨在深入学习贯彻习近平新时代中国特色社会主义思想，聚焦为党育人功能，从实践教育角度出发，引导和激励学生弘扬时代精神，把握时代脉搏，通过开展广泛的社会实践、深刻的社会观察，不断增强对国情社情的了解，将所学知识与经济社会发展紧密结合，提高创新、创意、创造、创业的意识和能力，提升社会化能力，为建设社会主义现代化强国、实现中华民族伟大复兴的中国梦贡献青春力量。

（2）发展历程

"挑战杯"中国大学生创业计划竞赛创办于 1999 年,是在"挑战杯"全国大学生科技创新活动的基础上扩容而来,竞赛要求参赛团队提出一项具有市场前景的技术(产品或服务),并围绕该技术(产品或服务)完成特定的商业计划以获得风险资本。自 2000 年即第二届竞赛开始,每两年举办一届(偶数年举办),其中,2014、2016、2018 三届竞赛调整为"创青春"全国大学生创业大赛,2020 年起恢复为第十二届"挑战杯"中国大学生创业计划竞赛。竞赛举办情况如表 9-11 所示。

表 9-11 "挑战杯"中国大学生创业计划竞赛举办情况

届数	举办时间	承办高校	参赛高校数
第一届	1999	清华大学	120
第二届	2000	上海交通大学	137
第三届	2002	浙江大学	244
第四届	2004	厦门大学	276
第五届	2006	山东大学	343
第六届	2008	四川大学	356
第七届	2010	吉林大学	374
第八届	2012	同济大学	390
第九届	2014	武汉理工大学	1 000
第十届	2016	电子科技大学	2 200
第十一届	2018	浙江大学	2 200
第十二届	2020	东北林业大学	2 786
第十三届	2022	北京理工大学	3 011
第十四届	2024	西安交通大学	预计>3 000

(3) 参赛对象

第十三届"挑战杯"中国大学生创业计划大赛参赛对象为:在举办竞赛决赛的当年 6 月 1 日以前正式注册的全日制非成人教育的各类普通高等学校在校专科生、本科生、硕士研究生(不含在职研究生)。

(4) 参赛项目类型

竞赛聚焦创新、协调、绿色、开放、共享的新发展理念,设五个组别:

① 科技创新和未来产业:围绕创新驱动发展战略,推动数字经济健康发展,在智能制造、信息技术、大数据、人工智能、生命科学、新材料、军民融合等领域结合实践观察设计项目。

② 乡村振兴和农业农村现代化:围绕实施乡村振兴战略,在农林牧渔、电子商务、乡村旅游、城乡融合等领域结合实践观察设计项目。

③ 社会治理和公共服务:围绕国家治理体系和治理能力现代化建设,在政务服务、消费生活、公共卫生与医疗服务、金融与财经法务、教育培训、交通物流、人力资源等领域结

合实践观察设计项目。

④ 生态环保和可持续发展：围绕可持续发展战略和碳达峰、碳中和目标，在环境治理、可持续资源开发、生态环保、清洁能源应用等领域结合实践观察设计项目。

⑤ 文化创意和区域合作：突出共融、共享，紧密围绕"一带一路"和京津冀、长三角、粤港澳大湾区以及成渝地区双城经济圈、长江中游城市群等区域合作，在工业设计、动漫广告、体育竞技和国际文化传播、对外交流培训、对外经贸等领域结合实践观察设计项目。

（5）赛事流程

"挑战杯"中国大学生创业计划竞赛设校级初赛、省级复赛和全国决赛。竞赛时间安排一般如下：每双年年初，竞赛启动；5月底前，项目报名，学校组织校赛；6月底前，省级复赛，推荐项目参加国赛；下半年，全国决赛。

（6）评审要点

"挑战杯"创业赛道更注重市场与技术服务的完美结合，因此要求参赛者在比赛中完成一份完整、具体、深入的创业计划书。突出实践导向，在考查项目商业价值的基础上，更加注重考查学生了解社会现状、关注社会民生、解决社会问题的意识、能力和水平，具体包括项目的社会价值、实践过程、创新意义、发展前景和团队协作等方面。

（四）全国大学生创新创业年会

1. 年会简介

全国大学生创新创业年会（简称"大创年会"）是由教育部发起和主办，依托"国家级大学生创新创业训练计划"开展的一项重要年度性展示交流活动，是全国高校本科教学改革中覆盖面最广、影响力最大、学生参与最多、水平最高的盛会之一。竞赛旨在进一步深化高校创新创业教育改革，加强高校之间的交流与沟通，为学生搭建创新创业交流展示平台，展示高校创新创业教育方面的成果，促进高校创新创业教育和文化建设。

2007年教育部启动"国家级大学生创新创业训练计划"，并于次年成功举办第一届大创年会，自此每年举办一届。国家级大学生创新创业训练计划已累计资助30多万个项目，支持经费达51亿元，覆盖了所有学科门类，吸引了近千所高校、超过123万学生参与。

2. 参会对象

历年正式立项的国家级大学生创新创业训练项目。

3. 年会内容

（1）组织开展学术交流。遴选参加"国创计划"中创新训练项目的学生的学术论文（约200篇），以学术报告的形式进行学术交流。

（2）成果展示交流。遴选"国创计划"中创新训练项目、创业训练项目和创业实践项目（约200项），以展板和实物作品演示的形式进行项目交流。

（3）推介大学生创业项目。遴选"国创计划"中创业训练项目和创业实践项目（约50项），进行项目推介、宣传和交流。

4. 组织情况

根据大创年会通知规定：中央部委所属高校（含部队院校和部省合建高等学校）每校推荐的学术论文不超过3篇，参展项目不超过3项，创业推介项目不超过1项。地方所属高校（含新疆生产建设兵团所属院校）的参会项目由地方教育行政部门负责评选并择优推荐，学术论文、改革成果项目、创业推介项目占地方所属高校参会项目总数的比例原则上分别为45％、45％、10％。目前每届年会参会项目为800余项。

5. 参会流程

大创年会时间安排一般为：3月，年会启动，发布准备工作通知；3—5月，中央部委所属高校（含部队院校和部省合建高等学校）按照推荐限额直接向年会组委会推荐项目，地方所属高校（含新疆生产建设兵团所属院校）向地方教育行政部门推荐项目，再由地方教育行政部门向年会组委会推荐项目；6—8月，"国创计划"专家工作组对推荐作品进行形式审查、网络评审和会议评审，提出参会项目名单；下半年，举办年会交流。

6. 评审标准

（1）学术论文

表9-12　学术论文评审标准

评审项目		权重	评审内容
1. 选题		15％	选题有理论意义和实际应用价值
2. 规范性	结构	15％	条理清晰，层次分明；结构严谨，逻辑性强；文字通顺，图文规范
	内容	25％	思路清晰，论点明确，论据充分；方法新颖、恰当；实验方案合理，数据科学、完整；对问题有独到的分析和见解；查阅了一定数量的文献资料，对有关问题的研究状况有很好的了解
3. 创新性		30％	在某一学科领域有新发现、新观点或对解决实际问题有新方法、新途径
4. 研究价值		15％	对专业技术问题和社会发展问题有重大改进和政策建议，有较明显的学术价值、技术价值、经济价值

（2）改革成果项目

表9-13　改革成果项目评审标准

评审项目	权重	评审内容
1. 选题	10％	选题有理论意义和实际应用价值；紧扣学科理论热点，具有前瞻性
2. 自主性	10％	团队成员分工合理，自主设计研究方案、研究思路，完成实验、解决实际问题
3. 创新性	30％	学生创新性思维、自主学习能力、实践能力、团队合作能力和科研方法等素质的培养成效显著
4. 过程完整性	20％	研究立题、报告、数据及资料完整，研究设计、实施过程完整

续表

评审项目	权重	评审内容
5. 成果	20%	有明显的成果形式：论文,实物,软件、服务平台等。有其他参赛获奖情况等。对专业技术问题和社会发展问题有重大改进和政策建议,有较强实用价值
6. 展示效果	10%	主题突出,内容简洁,图文规范、效果好

（3）创业推介项目

表 9-14　创业推介项目评审标准

评审项目	权重	评审内容
1. 创新性	40%	突出原始创意的价值,不鼓励模仿。在销售、研发、生产、物流、信息、人力、管理等方面有突破和创新。鼓励项目与高校科技成果转移转化相结合
2. 团队情况	30%	考查管理团队各成员的教育和工作背景、价值观念、擅长领域,成员的分工和业务互补情况;公司的组织架构、人员配置安排是否科学;创业顾问、主要投资人和持股情况;战略合作企业及其与本项目的关系,团队是否具有实现这种突破的具体方案和可能的资源基础
3. 商业性/公益性	25%	在商业模式方面,强调设计的完整性与可行性,完整地描述商业模式,评测其盈利能力推导过程的合理性。在机会识别与利用、竞争与合作、技术基础、产品或服务设计、资金及人员需求、现行法律法规限制等方面具有可行性。在调查研究方面,考查行业调查研究程度,项目市场、技术等调查工作是否形成一手资料,不鼓励文献调查,强调田野调查和实际操作检验
4. 带动就业前景	5%	综合考查项目发展战略和规模扩张策略的合理性和可行性,预判项目可能带动社会就业的能力

（五）学科类竞赛

药学是专业性极强的一门学科,在开展创新创业教育的过程中,学校要根据人才培养定位和创新创业教育目标要求,促进专业教育与创新创业教育有机融合,学科竞赛正是实现"专创融合"的有效途径。学科竞赛作为课堂教学的延伸、理论知识构建的实践平台,能够在紧密立足并结合专业课程教育的基础上,以竞赛的形式对学生专业知识的掌握、问题解决能力和创新能力进行锻炼,激发大学生的专业热情和创造力,培养学生的团队合作精神,促进学科间的思维磨合,对学生创新意识和创新思维培养有着十分积极的作用。

1. 药学类专业大学生竞赛

在教育部高等学校药学类专业教学指导委员会指导下,由中国药科大学发起、药学类院校积极响应,先后创办了全国大学生药苑论坛、全国医药院校药学/中药学专业大学生实验技能竞赛和全国大学生制药工程设计竞赛三大药学专业赛事。经过十多年的发展与创新，全国药学类院校大学生专业技术与实验技能竞赛组委会于 2021 年正式成立，三大药学专业赛事也已成为全国药学类大学生成果展示和交流的平台，对推动我国新时代药学类专业人才培养具有重要意义，在全国药学类高校中发挥了示范引领和辐射作用。下面对全国大学生药苑论坛做简要介绍。

（1）赛事简介

全国大学生药苑论坛于 2008 年创立，每年举办一届（表 9-15），是专门针对药学专业本科生设立的一项高水平竞赛，旨在激发药学生的专业志趣和创新潜能，展示药学科学和药学服务领域的大学生创新创业成果和实践育人成效，加强药学领域高校和师生之间的交流，进一步推动培养具有创新意识和实践能力的新一代药学人才。

表 9-15　历届全国大学生药苑论坛举办情况

届数	年份	承办单位	参与单位数	项目数
第一届	2008	中国药科大学	5	15
第二届	2009	中国药科大学	20	31
第三届	2010	中国药科大学	26	42
第四届	2011	中国药科大学	38	49
第五届	2012	沈阳药科大学	30	49
第六届	2013	中国药科大学	42	76
第七届	2014	广东药科大学	53	85
第八届	2015	中国药科大学	58	112
第九届	2016	中国药科大学	76	110
第十届	2017	南方医科大学	68	117
第十一届	2018	浙江大学	93	153
第十二届	2019	山东大学	110	195
第十三届	2021	温州医科大学	110	202
第十四届	2022	河北医科大学	95	225
第十五届	2023	沈阳药科大学	97	247

（2）参赛对象

"药学科学"主题赛道参赛对象：近两年药学类本科创新创业项目中表现突出的本科生团队。"药学服务"主题赛道参赛对象：临床药学专业或药学、中药学专业（临床药学方向）高年级本科生，且累计有一年及以上药学服务的实践经历。

（3）活动内容

论坛设置"专家学术报告""项目壁报交流""专业论文评比""优秀成果展示和评选"版块。

（4）参赛项目类型

"药学科学"主题赛道的参赛项目须从药剂学、中药学、生化药学、药物分析、药理学、药物化学、制药工程七个组别中选题；"药学服务"主题赛道的参赛项目须紧密结合学生在药学服务实践中的经历和心得，围绕"以患者为中心"的药学服务选题，不接受科研类选题。

（5）赛事流程

全国大学生药苑论坛时间安排一般为：上半年，活动启动，发布第一轮通知；7—9月，各校组织校内项目选拔，择优推荐；10—11月，决赛。

（6）评审要点

论坛活动按照"学生原创性、研究规范性、成果创新性"原则进行评选，设置创新成果奖、优秀论文奖和优秀壁报奖。

2. 全国普通高校大学生竞赛榜单内竞赛

全国普通高校大学生竞赛榜单，是由中国高等教育学会"高校竞赛评估与管理体系"专家工作组，基于竞赛数据采集、综合评价和专家委员会投票情况，进行分析发布的最具权威性、指导性和参考性的竞赛名单，为高校提高人才培养质量提供服务性参考信息，是检验高校创新人才培养质量的重要标准之一。全国普通高校大学生竞赛榜单内竞赛项目是经过权威评审出的高水平赛事，是高校师生参加竞赛的重要参考依据。

榜单自2017年开始，每年更新一版。2023年3月，中国高等教育学会高校竞赛评估与管理体系研究工作组发布了2022全国普通高校大学生竞赛分析报告，公布了84项竞赛纳入全国普通高校大学生竞赛榜单（表9-16）。

表9-16　全国普通高校大学生竞赛榜单内竞赛

序号	竞赛名称	备注
1	中国国际"互联网＋"大学生创新创业大赛	
2	"挑战杯"全国大学生课外学术科技作品竞赛	
3	"挑战杯"中国大学生创业计划大赛	
4	ACM-ICPC国际大学生程序设计竞赛	
5	全国大学生数学建模竞赛	
6	全国大学生电子设计竞赛	
7	中国大学生医学技术技能大赛	
8	全国大学生机械创新设计大赛	
9	全国大学生结构设计竞赛	
10	全国大学生广告艺术大赛	
11	全国大学生智能汽车竞赛	
12	全国大学生电子商务"创新、创意及创业"挑战赛	

续表

序号	竞赛名称	备注
13	中国大学生工程实践与创新能力大赛	
14	全国大学生物流设计大赛	
15	外研社全国大学生英语系列赛——①英语演讲、②英语辩论、③英语写作、④英语阅读	
16	两岸新锐设计竞赛·华灿奖	
17	全国大学生创新创业训练计划年会展示	
18	全国大学生化工设计竞赛	
19	全国大学生机器人大赛——①RoboMaster、②RoboCon	
20	全国大学生市场调查与分析大赛	
21	全国大学生先进成图技术与产品信息建模创新大赛	
22	全国三维数字化创新设计大赛	
23	"西门子杯"中国智能制造挑战赛	
24	中国大学生服务外包创新创业大赛	
25	中国大学生计算机设计大赛	
26	中国高校计算机大赛——①大数据挑战赛、②团体程序设计天梯赛、③移动应用创新赛、④网络技术挑战赛、⑤人工智能创意赛	
27	"蓝桥杯"全国软件和信息技术专业人才大赛	
28	米兰设计周——中国高校设计学科师生优秀作品展	
29	全国大学生地质技能竞赛	
30	全国大学生光电设计竞赛	
31	全国大学生集成电路创新创业大赛	
32	全国大学生金相技能大赛	
33	全国大学生信息安全竞赛	
34	未来设计师·全国高校数字艺术设计大赛	
35	全国周培源大学生力学竞赛	
36	中国大学生机械工程创新创意大赛	原中国大学生机械工程创新创意大赛——过程装备实践与创新赛、铸造工艺设计赛、材料热处理创新创业赛、起重机创意赛、智能制造大赛
37	中国机器人大赛暨RoboCup机器人世界杯中国赛	
38	"中国软件杯"大学生软件设计大赛	

续表

序号	竞赛名称	备注
39	中美青年创客大赛	
40	睿抗机器人开发者大赛(RAICOM)	原 RoboCom 机器人开发者大赛
41	"大唐杯"全国大学生新一代信息通信技术大赛	原"大唐杯"全国大学生移动通信5G技术大赛
42	华为 ICT 大赛	
43	全国大学生嵌入式芯片与系统设计竞赛	
44	全国大学生生命科学竞赛(CULSC)	原全国大学生生命科学竞赛(CULSC)——生命科学竞赛、生命创新创业大赛
45	全国大学生物理实验竞赛	
46	全国高校 BIM 毕业设计创新大赛	
47	全国高校商业精英挑战赛——①品牌策划竞赛、②会展专业创新创业实践竞赛、③国际贸易竞赛、④创新创业竞赛、⑤会计与商业管理案例竞赛	⑤会计与商业管理案例竞赛为2023年新增
48	"学创杯"全国大学生创业综合模拟大赛	
49	中国高校智能机器人创意大赛	
50	中国好创意暨全国数字艺术设计大赛	
51	中国机器人及人工智能大赛	
52	全国大学生节能减排社会实践与科技竞赛	2023 年重新纳入
53	"21 世纪杯"全国英语演讲比赛	2023 年新增
54	iCAN 大学生创新创业大赛	2023 年新增
55	"工行杯"全国大学生金融科技创新大赛	2023 年新增
56	中华经典诵写讲大赛	2023 年新增
57	"外教社杯"全国高校学生跨文化能力大赛	2023 年新增
58	百度之星·程序设计大赛	2023 年新增
59	全国大学生工业设计大赛	2023 年新增
60	全国大学生水利创新设计大赛	2023 年新增
61	全国大学生化工实验大赛	2023 年新增
62	全国大学生化学实验创新设计大赛	2023 年新增
63	全国大学生计算机系统能力大赛	2023 年新增
64	全国大学生花园设计建造竞赛	2023 年新增
65	全国大学生物联网设计竞赛	2023 年新增
66	全国大学生信息安全与对抗技术竞赛	2023 年新增

序号	竞赛名称	备注
67	全国大学生测绘学科创新创业智能大赛	2023 年新增
68	全国大学生统计建模大赛	2023 年新增
69	全国大学生能源经济学术创意大赛	2023 年新增
70	全国大学生基础医学创新研究暨实验设计论坛（大赛）	2023 年新增
71	全国大学生数字媒体科技作品及创意竞赛	2023 年新增
72	全国本科院校税收风险管控案例大赛	2023 年新增
73	全国企业竞争模拟大赛	2023 年新增
74	全国高等院校数智化企业经营沙盘大赛	2023 年新增
75	全国数字建筑创新应用大赛	2023 年新增
76	全球校园人工智能算法精英大赛	2023 年新增
77	国际大学生智能农业装备创新大赛	2023 年新增
78	"科云杯"全国大学生财会职业能力大赛	2023 年新增
79	全国职业院校技能大赛	高职赛
80	全国大学生机器人大赛——RoboTac	高职赛
81	世界技能大赛	高职赛
82	世界技能大赛中国选拔赛	高职赛
83	"一带一路"暨金砖国家技能发展与技术创新大赛	2023 年新增高职赛
84	"码蹄杯"全国职业院校程序设计大赛	2023 年新增高职赛

（六）地方性创新创业类赛事

前面介绍的竞赛均为国家级大学生创新创业竞赛，一般是由国家级部委及其直属机构、中国高等教育学会、中国科学技术协会领导下的全国性学会（一级学会）直接主办，或由教育部各类专业教学指导委员会主办，在全国范围或行业内有重要影响力和认可度的赛事。近年来，随着大学生创新创业教育的蓬勃发展、地方经济对人才的强烈需求以及医药行业转型升级等，地方性、区域性创新创业比赛逐渐增多。

地方性创新创业赛事一般是由省、地区、市、区等各级政府及其直属单位，或二级学会、省级学会、教指委教学指导组、省属二级学会等主办，在区域内有一定影响力的赛事。需要注意的是，目前地方性创新创业赛事类型繁多、规模不一，有由政府牵头举办的，有由各类组织举办的，也有由行业企业举办的。大学生在参加这类创新创业赛事时，需要辨别赛事的规范性，一般可以通过查询主办单位、赛事介绍、报名渠道、往届举办情况等进行识别，或向指导教师、学校竞赛相关部门等请教询问。

【案例】

地方性赛事介绍——第十届"赢在南京"青年大学生创业大赛

一、主办单位

南京市人力资源和社会保障局

二、大赛主旨

围绕打造创新型产业发展体系，优化实施"紫金山英才宁聚计划"，依托中国青年创新创业大赛赋能青年大学生创业项目，吸引、汇聚更多优秀创新创业人才，打造集项目竞赛、城市宣传、交流展示、服务对接等多项功能为一体的赛事平台，为创业者营造施展才华、实现价值的发展环境，为加快打造全国重要人才高地和具有全球竞争力的创新之都提供有力支撑。

三、组织机构

本次大赛由南京市就业工作领导小组办公室主办，并由其负责对大赛的相关规则、配套扶持政策等进行解释；南京市人力资源和社会保障局负责大赛的统筹组织实施；各区人社局、江北新区教育和社会保障局负责区级赛的组织实施。大赛邀请创投专家、企业家、行业专家、高校教授和创业导师等担任大赛评委和特邀顾问。

四、参赛对象

普通高校在校生、毕业5年内的高校毕业生（含本科以上的港澳台地区以及海外高校留学生）、35周岁以下的国家认可大专学历层次及以上人员、外籍在华留学生。

五、参赛项目要求

（一）参赛项目原则上为具备成立公司运营条件的初创项目或2017年1月1日之后成立公司所运营的项目。

（二）参赛项目中所提出的产品和服务须符合南京市产业发展导向，具备一定的科技含量、产业开发价值或商业价值，属参赛者自主技术成果或技术、专利持有人同意授权参赛。若参赛过程中或赛后发现参赛项目依托的技术、专利存在权属纠纷或弄虚作假的，将视情况取消项目团队参赛资格并收回奖金。

（三）本赛事往届获奖项目、已获得南京市青年大学生优秀创业项目资助的项目不可重复参赛。

六、赛事架构

（一）初赛设12个区级分赛点

1. 江北新区："创赢江北·未来已来"青年大学生创业大赛

2. 玄武区："赢在玄武"青年大学生创新创业大赛

3. 秦淮区："赢在秦淮"青年大学生创业大赛

4. 建邺区："创在建邺 赢在未来"青年大学生创业大赛

5. 鼓楼区："英才汇聚 创赢鼓楼"青年大学生创新创业大赛

6. 雨花台区："贤聚金陵 梦汇雨花"青年大学生创业大赛

7.　栖霞区:"中国(南京)智谷"栖霞青年大学生创业大赛

8.　江宁区:"梧桐林杯"江宁区青年大学生创业大赛

9.　浦口区:"赢在浦口创启未来""浦创杯"青年大学生创业大赛

10.　六合区:"赢在六合 创聚未来"青年大学生创业大赛

11.　溧水区:"赢在南京 首创溧水"青年大学生创业大赛

12.　高淳区:"赢在南京 创业高淳"青年大学生创业大赛

(二)设晋级复赛"绿色通道"。以下项目可免初赛,直晋复赛

1.　两年内"互联网+"大学生创新创业大赛、"中国创翼"创业创新大赛、"创青春"全国大学生创业大赛、"i创杯"互联网创新创业大赛总决赛中已落地实施的正式获奖项目。

2.　市台办、科技局、农业农村局、退役军人事务局、总工会、共青团、妇联、经授权高校和园区择优推荐的创业项目。

七、参赛方式

(一)参赛者以个人或创业团队形式实名参加,申报人应为项目的持有人或实际运营负责人,落地后应为创业实体的法定代表人。参加赛事答辩必须以团队申报人为主,团队核心成员可作为辅助,项目参赛人数不超过3人。

(二)参赛者应进行广泛市场调研和分析,提交具体、翔实、可行的创业计划书(大陆地区参赛大学生计划书需为中文简体版本,台港澳地区参赛大学生计划书提供简体或繁体版本,外国留学生创业计划书提供英文或中文版本);参赛项目已开发成功并有项目成果的,可在答辩环节进行实物展示。

八、赛程安排

(一)大赛宣传及报名(2022年3—5月)

1.　报名方式:参赛项目通过"南京人社"或"南京市人才服务中心"微信公众号进行网上申报。

2.　赛点选择:申报人可根据意向落地所在区等因素,自主选择1个区级分赛点报名。属于"绿色通道"申报范围的项目可上传凭证,经审核后直晋复赛。

(二)区级赛(初赛)(2022年6—8月)

各区对申报项目进行网络评审、现场评审,遴选出参加复赛项目名单。

(三)复赛(2022年9月)

复赛以项目陈述、成果展示和现场答辩的方式进行,根据复赛成绩遴选出入围决赛项目名单。

(四)决赛(2022年10月)

具体时间和方式另行通知。

九、奖项设置

在区级赛奖励基础上,市赛奖项设置如下:

(一)一等奖6名,奖金4万元,对接50万元市级优秀创业项目资助待遇,对接市级D类人才待遇。

(二)二等奖10名,奖金2万元,对接40万元市级优秀创业项目资助待遇,对接市

级 D 类人才待遇。

（三）三等奖 14 名，奖金 1 万元，对接 30 万元市级优秀创业项目资助待遇，对接市级 D 类人才待遇。

（四）优秀奖 40 名，对接 20 万元市级优秀创业项目资助待遇，对接市级 E 类人才待遇。

（五）优胜奖 50 名，对接 10 万元市级优秀创业项目资助待遇，对接市级 E 类人才待遇。

（六）对办赛效果优秀、推荐项目积极的区人社部门、高校、园区等颁发优秀组织奖共 30 个。

（七）国外创新创业类赛事

除了上述国内高水平创新创业赛事，在项目发展到一定阶段后，可以考虑参加正规的国外创新创业赛事。对于全球范围或国外区域性赛事，项目团队在参赛前更加需要甄别赛事的真实性和规范性，一般由国际权威组织发起、多所国外知名院校或国内"双一流"高校参赛，竞赛规模大、历史长，有较强学术权威性、重要影响力和认可度的竞赛比较有保障。国际性赛事交流和不同国籍团队间的思维碰撞对于提升项目竞争力、激发团队热情、提升个人能力，都能起到积极作用。

二、大学生参加创新创业赛事的基本方法

（一）基本原则

1. 端正参赛目的

在当前"大众创业，万众创新"的新时代背景下，创新创业比赛已经成为大学生实践的重要舞台，是大学生实现自我价值的一种重要方式。面对越来越多的比赛机会，大学生应该想清楚参赛的真正目的是什么，避免"跟风式"参赛或仅为获奖而盲目参赛，甚至出现"团队始终奔波在参赛路上，项目没有任何进展，个人能力没有得到有效提高"的不良现象。参加创新创业比赛是通过交流提升项目的过程。是通过展示总结成果的过程，是通过平台寻求资源的过程。比赛的最终结果只是参赛的一部分，对于大学生团队和个人来说，过程体验也同样重要，有助于充实生活、锻炼自己、认识自我、规划学业与未来职业，有助于创新思维以及综合素质的提升。

2. 敢于创新实践

创新创业是充满挑战的，每项创新创业成果都不可能一蹴而就。无论是在前期项目推进过程中，还是在参赛过程中，大学生始终要保持探索精神，勇于创新，不要惧怕失败。只有经过不断探索，才能真正学会主动学习和掌握知识，形成自身技能，推动项目核心技术的提升。敢于创业，不是盲目创业，而是要坚持创新驱动下的创业，拥有自主知识产权的核心技术产品，这也是参加创新创业比赛或开展创业实践获得成功的重要保障。

3. 把握赛事主旨

参赛前要全面了解赛事情况,清楚比赛的侧重点:是属于选拔型还是培育型,是单纯竞赛型还是综合活动型,是侧重创意创新还是创业实践,是只需要评审创业计划还是需要模拟经营,等等。这些情况是否和团队预期相符,是否和团队现在所处阶段相匹配。同时,每一项赛事都有自己的要求和规则,参赛师生要仔细研读竞赛委员会发布的竞赛通知、竞赛规则、评分标准和注意事项等材料,结合竞赛特点选择正确赛道,准备参赛事宜。

4. 组建和谐团队

加强团队合作,协同攻关,人尽其才,这是参赛作品或项目成功的组织保障。创新创业实践会遇到很多复杂难题,参赛过程也不会一帆风顺,这就需要有一支由共同理念联结起来、学科配置合理、富有饱满激情、分工团结协作、执行能力较强的团队,团队要目标明确、分工合理、技能互补,要配备一位负责任的指导教师,这样不仅能够更好地完成参赛任务,还能在过程中锻炼组织、领导和协调能力。

5. 调整赛后心态

比赛的过程是一个历练的过程,有比赛就有竞争,就会有成绩的好坏。比赛前要学会释放压力、放松心态,赛后更应该学会调整,无论比赛结果如何,都应正确对待所取得的成绩和收获、正确分析失败原因和不足。除了关注比赛结果以外,更应该树立远大理想,汲取教训,继续完善创新项目,争取取得新的突破。

(二)参赛材料准备

1. 学术类竞赛

(1)评审要点

根据参赛基本原则理论,项目团队在参赛前一定要清晰理解竞赛的评审规则。赛事一般会提前公布评审规则,学术类竞赛因所属学科的不同,会有非常详细具体的要求。总体来说,学术类竞赛一般比较关注项目的创新性、技术的先进性、核心产品、发明创作或调研结果带来的实际意义等创新领域方面。

(2)选题

药学类项目专业性强,门槛高,项目需要较长的研发时间,因此,参赛项目大部分来源于具有一定基础的大创项目。在参赛时,已有项目需要结合赛事要求、评审规则、资源整合等方面进行选题的确定。

一般来说,首先要关注当前的社会民生热点和国家政策问题,比如"健康中国"国家战略、大健康领域、人口老龄化问题等。其次,在选题上要"小、新、奇"。"小"是因为在较小领域进行理论研究和实践探索更符合项目研究规律,要避免过大且空泛的选题;"新"是指创新思维,新问题和新趋向才能有突破点;"奇"是要有不同、有亮点、有特色,并且有独特的解决问题的方法。

(3)参赛文案

当前,大部分竞赛的初赛采用书面材料评审的方式开展,因此,作为展示在评委面前的第一印象,文案材料的准备需要参赛团队高度重视。药学类参赛项目作为实验实践类课题,在实施过程中遵循科学演进的研究方法,参赛文案只是科研成果表达的一种方式。学术类赛事的参赛文案一般包括学术论文、调研报告、作品说明、技术讲解视频等。整理文案材料时,首先需要在阅读大量前沿文献的基础上,阐明项目背景、课题必要性等前提因素;其次,用科学的理论和方法,对研究内容进行技术路线梳理汇总、实验数据概括分析;最后,从实验结果中提炼出新的结论或观点,总结解决问题的实际意义。文案要紧扣主题,设计论述框架和逻辑结构,内容上要尊重事实,如实呈现实验结果,要注重学术创新性和论证的科学性、严密性,遵守学术规范,成稿后仍要不断打磨、实践、修改。

2. 创业类竞赛

(1) 评审要点

①产品

产品服务是一个项目的核心,是项目评审时的重要打分项。在描述产品服务时,要完整、清晰地描述产品服务的具体内容、特色和优势。具体来说,要包括产品是什么,基于哪些技术实现了产品原型,产品特色和创新优势是什么,是否有测试数据或产品资质等。在描述时,要从不同维度和层面进行分析。

②市场

市场是评委重点关注的内容。市场空间的大小决定了项目的发展高度,因此要全面完整地描述清楚市场空间到底有多大。首先,明确市场在哪里,说清楚产品是为谁提供服务的,即梳理清楚目标客户群体;其次,明确市场有多大,对目标市场进行大致估算;最后,做竞品分析,说清楚目前市场竞争对手有哪些,并与排名处于前部的竞争对手进行横向对比。

③商业模式

商业模式是评审项目的关键要点。项目团队一定要梳理清楚项目的商业模式到底是什么样的,即通过优化配置哪些资源、采取哪些手段去赢利。一般来说,商业模式最好能有一定的创新性,有创新的商业模式有利于产品快速占领市场。

④团队

创业团队的能力强弱可能直接关系到项目的推进或直接影响创业成败。描述团队时,要从专业性、互补性、协作性、创新性、荣誉性和执行力方面进行梳理。一般包括成员的专业知识和能力情况,团队成员的各项能力是否互补,团队的创新思维、创新方法和拥有知识产权的情况,获奖情况,成员参与度等。

⑤营销

创业项目的实施离不开营销策划。参赛时,需要围绕产品和服务,将所采用的营销策略描述清楚。一般包括产品策略、价格策略、渠道策略、促销策略和宣传策略。

⑥融资

项目的融资情况一定程度上代表着项目的发展情况。需要将项目已获得(包括正在协商中的)融资的情况、融资计划、融资用途、项目估值等进行说明。项目的风险一般来说,投资少、见效快、附加值高的项目比较有竞争力。

⑦风险

项目的风险分析与控制也是需要重点关注的问题。需要描述清楚项目风险有哪些，面对风险将如何控制。项目的风险一般包括政策风险、市场风险、技术风险、管理风险、人才风险和资金风险。

（2）项目选择

药学类在校大学生开展创新创业实践，最常见的是对校园、身边稳定需求或原有热门领域的细分市场进行探索，参赛项目来源一般为在校学生创意项目、其他学科竞赛和科研计划转化项目、科研成果转化项目、新兴技术驱动项目、公共公益服务项目、产教融合创新项目、国家政策指引项目、家族企业传承项目等。

面对不同来源的项目，在了解评审要点后，接下来就应该思考自己的项目是否适合参赛。评价参赛项目时，一般遵循以下原则。①学科优势原则。依托学校优势学科和项目成果参赛，项目质量能得到基本保障，也最能突出团队在专业知识、技能、人脉关系、行业市场资源等方面的优势。②政策支撑原则。选择项目应紧扣国家政策、产业政策和地方政策，或结合高校所在地特点、民族特色等进行设计，这样更易获得资金和资源的支持。③市场需求原则。项目以目标用户需求为导向，最好选择有刚性需求和紧迫性需求、市场容量足够大的项目。④价值原则。选择高附加值的产品或服务，在创造经济价值的同时，对社会还要有贡献价值。⑤竞争原则。一般来说，项目的市场竞争对手数量不能太多、实力不能太强，选择蓝海市场才有赢得市场份额的可能性。⑥商业可持续原则。在校大学生的项目要满足投资规模不大、投资周期不长的基本条件，重点关注成本支出、投资回报、回报周期、投资风险等因素。

（3）参赛文案

创业类竞赛的参赛材料一般包括商业计划书、项目PPT、介绍视频以及相关资料。其中，商业计划书是创新创业类赛事最为重要的评审材料和其他材料的基础。

作为药学类大学生，日常接触的科研类课题比较多，需要特别注意的是创业类赛事与学术类活动或竞赛不同，不仅仅关注学术或技术创新的情况，更加关注市场情况和项目的商业性。因此，首先要避免过于学术、晦涩难懂的项目名称，一般可采用"寓意＋亮点＋产品/服务"的模式进行命名。

商业计划书的撰写，本书第八章已经做了详细的阐述，不再赘述。一般来说，高质量的商业计划书应具备主题明确、重点突出、图片恰当、数据准确、整体美观、逻辑清晰的基本要素，要重点突出规范性、创新性（技术创新、产品创新、设计创新、应用创新）、盈利性、融资性（团队、技术水平、产品、财务指标、风险控制、项目估值）、示范性、带动性、政策性、真实性和落地性。拥有商标专利等自主知识产权，有产品原型实物，有真实的经营数据，学生参与度高，这些都是参赛项目的加分项。

商业计划书涉及的内容很多，参赛者在准备时需要按照一定的逻辑进行梳理。一般来说，可以通过"十句话"来阐述逻辑，提出商业模式。即：

一句话说明创业动机或市场痛点（切入点）；

一句话说明市场潜力（市场前景）；

一句话说明满足了什么刚需(产品、服务、解决方案);

一句话说明还有谁提供这些刚需(竞争对手);

一句话说明项目产品比对手强在哪里(优势);

一句话说明如何保持优势(核心竞争力);

一句话说明如何让客户知道项目产品(市场营销);

一句话说明在某个周期内能赚多少(赢利能力);

一句话说明计划分多少股份换多少投资,准备做什么(融资需求);

一句话介绍自己(团队优势)。

在材料准备推进方面,可以先将市场"痛点"、难点、市场容量、产品或服务、核心技术、商业模式、实效业绩、财务分析、发展规划等基础内容形成 PPT 版商业计划书,再针对项目的核心要素进行归纳总结、提炼,形成路演版 PPT,同时把 PPT 版本扩写成详细 Word 版商业计划书,最后需要对照评审规则逐一自查计划书是否涵盖了评审规则中提到的必须具备的内容,同时,计划书等材料要不断迭代更新。

(三) 路演

1. 路演材料

创新创业赛事路演常用的形式一般为 PPT 汇报。学术类竞赛的路演 PPT 内容一般包括项目背景及意义、课题实施方案、实验方法、实验或调研数据、结论、现实意义、取得成果、后期计划等,其中课题开展情况、项目创新点及成果是汇报的重点。创业类赛事路演 PPT 的内容可参考表 9-17。

表 9-17　创业类赛事路演材料参考格式

封面	第一部分	第二部分	第三部分	第四部分	第五部分	封底
项目名称、关键词、参赛组别、所属高校、联系方式	行业背景、市场趋势、市场容量、行业痛点、机遇	解决方案、产品服务、功能图、性能参数、测试数据	目标客户、商业模式、竞品分析、里程碑	主创团队、专家团队、能力优势、岗位匹配、股份比例	典型客户、列年财务报表、财务预测、已融资情况、融资计划用途	愿景、情怀

PPT 制作时,需要注意避免以下问题:

①模板选择不当。模板要简洁明了,背景颜色与文字对比要鲜明。

②内容不全。要完整汇报项目内容,不要遗漏关键点。

③亮点不突出。要认真归纳总结项目特色、优势、创新性、成长性等项目亮点,并落实到相应部分。

④文字过多。最好用关键词、提示符号或图标表述重点内容,让评委第一时间了解重点和亮点。

⑤字体太小。一般要用黑体字或者大号字来突出标题,用彩色字来突出重点。

⑥插图太多。版面上涵盖的有效信息过少，导致项目内容描述不清。

⑦页数太多。比赛汇报时间一般为 8 分钟或 10 分钟，因此 PPT 页数要控制在 20 页以内。并注意标注页码，以便专家在提问环节针对汇报内容提问时快速准确找到相应内容。

PPT 初稿确定后，还要在形式上进行一定的美化，包括色彩搭配、图片排版、每页布局等，让评委观看时舒适，易于接受。

2. 路演现场

路演材料定稿后，项目团队要进行多次演练。演练可以先在团队内部开展，再邀请有经验的老师、评委或同学参加。近年来越来越多的赛事采用线上答辩的形式，在模拟答辩时，更需要注意要完全按照主办方发布的要求进行全真模拟，这样有助于计算用时、把控节奏，也有助于发现问题并及时整改。

正式路演前要对比赛场地进行勘察，如果主办方允许，可以在比赛场地进行赛前最后的排练准备。另外，赛前要再次确认路演现场需要携带的证件、需要提交的纸质材料、PPT 版本以及参赛服装等是否准备妥当。

路演时应注意个人形象、现场礼仪，尽量克服紧张情绪，汇报时要有激情、有自信，语速不要太快，在汇报重点内容和亮点时，可通过放慢语速、提高音量，让评委加深印象。

PPT 汇报后，一般还会设置答辩环节。评委的问题都是临时提出的，但并不意味着参赛团队难以提前准备。一般来说，学术类赛事主要围绕课题、技术等创新方面，创业类赛事可能会涉及市场空间、产品核心技术、运营情况、发展规划等方面。参赛团队在备赛过程中可以提前列出问题清单，并进行模拟问答。在答辩现场，要注意听仔细、听明白，让最熟悉相关问题的人进行回答，答案要简明扼要，不回避、不绕圈。

【本章小结】

时代是思想之母，实践是理论之源，实践没有止境，创新也没有止境。实践是创新创业教育过程中的重要一环。本章介绍了药学类大学生参加创新创业实践的主要途径，包括大学生创新创业训练计划等项目形式的实践，以及中国国际"互联网＋"大学生创新创业大赛、"挑战杯"全国大学生课外学术科技作品竞赛和创业计划竞赛、全国大学生创新创业年会等比赛形式的实践，梳理了参加项目训练和比赛的主要步骤，通过剖析不同类型赛事的评审要点，归纳整理了参赛材料准备方法、注意事项等内容。大学生创业者通过本章学习，能够了解创新创业实践的重要意义，熟悉创新创业实践的主要途径，掌握参与创新创业实践的基本方法，并尝试将探索创业转入创业实践。

【拓展资源】

书籍：

1. 黄华. 如何赢得创新创业大赛［M］. 北京：化学工业出版社，2019.

2.《中国国际"互联网＋"大学生创新创业大赛指南（2021）》编写组. 中国国际"互联

网+"大学生创新创业大赛指南(2021)[M].北京:高等教育出版社,2021.

网站链接:

1. 中国国际"互联网+"大学生创新创业大赛官方网站:https://cy.ncss.cn.

2. "挑战杯"全国大学生课外学术科技作品竞赛和创业计划竞赛官方网站:http://www.tiaozhanbei.net.

3. 国家级大学生创新创业训练计划官方网站:http://gjcxcy.bjtu.edu.cn/Index.aspx.

电视节目:

中央电视台财经频道《创业英雄会》《赢在中国》。

东方卫视《财富人生》。

【课后训练】

1. 任选一项国家级大学生创新创业大赛归属于药学领域的优秀案例,并谈谈对你的启发。

2. 运用本章所学知识,提出一项医药领域相关的创新创业项目,并根据你所在学校的政策,尝试参加创新创业训练项目或相关赛事。

附　录

江苏省政府办公厅关于印发江苏省深化高等学校创新创业教育改革实施方案的通知

苏政办发〔2015〕137 号

苏政办发〔2015〕137 号

各市、县(市、区)人民政府,省各委办厅局,省各直属单位:

《江苏省深化高等学校创新创业教育改革实施方案》已经省人民政府同意,现印发给你们,请认真组织实施。

江苏省人民政府办公厅

2015 年 12 月 29 日

江苏省深化高等学校创新创业教育改革实施方案

为改革人才培养机制,提高高等教育质量,推动大众创业万众创新,根据《国务院办公厅关于深化高等学校创新创业教育改革的实施意见》(国办发〔2015〕36 号)要求,结合我省实际,制定本实施方案。

一、把创新创业教育改革作为一项重要紧迫任务来抓

(一)重要意义。深化高校创新创业教育改革,是实施科教与人才强省战略和创新驱动发展战略、促进经济提质增效升级的内在要求,是深化高等教育综合改革、提高人才培养质量、推进高等教育与经济社会发展紧密结合的重要举措。近年来,我省高校创新创业教育不断加强,取得了积极进展,在实现毕业生更高质量创业就业、推动高等教育服务经济社会发展等方面发挥了重要作用。但也要清醒地看到,有的高校创新创业教育理念滞后,与人才培养和专业教育脱节,教师开展创新创业教育的意识和能力欠缺,实践平台建设和指导帮扶不到位,创新创业教育体系亟待健全。江苏是国家高等教育综合改革试验区和教育现代化建设试验区,必须把创新创业教育改革作为突破口、摆上更加突出的位置,真正以教育理念的深刻变革促进人才培养质量的全面提升,努力造就大众创业、万众创新的生力军,为"迈上新台阶、建设新江苏"提供强大的人才智力支撑。

（二）总体要求。坚持育人为本，面向全体学生，把创新创业教育融入人才培养体系，以提高人才培养质量为核心，以创新人才培养机制为重点，集聚要素与资源推进教学、科研、实践协同育人，突破人才培养薄弱环节，增强学生的创新精神、创业意识和创新创业能力。坚持创新引领创业、创业带动就业，主动适应经济发展新常态，促进高等教育与科技、经济、社会紧密结合，加快培养规模宏大、富有创新精神、勇于投身实践的创新创业人才队伍，不断提高高等教育对稳增长、促改革、调结构、惠民生的贡献度。2020年左右，建立健全创新创业教育与专业教育深度融合、知与行相辅相成的人才培养模式，基本形成课堂教学、自主学习、强化实践、指导帮扶、文化引领融为一体的高校创新创业教育体系，人才培养质量显著提升，学生创新精神、创业意识和创新创业能力显著增强，投身创业实践的学生显著增加，高校创新创业教育改革走在全国前列。

二、完善以提升创新创业能力为导向的人才培养方案

（三）强化人才培养中心地位。全面贯彻党的教育方针，落实立德树人根本任务，推动专业教育与创新创业教育深度融合。打通一级学科或专业类下相近学科专业的基础课程，开设跨学科专业的交叉课程，建立跨院系、跨学科、跨专业交叉培养创新创业人才的新机制，把学生全面发展与个性发展结合起来，促进人才培养由学科专业单一型向多学科融合型转变，逐步确立科学先进、广泛认同、具有江苏特色的创新创业教育理念。

（四）突出创新创业教育要求。根据相关专业教学质量国家标准和行业标准，修订高校专业教学质量标准。增加实习实训比重，确保人文社会科学类本科专业不少于总学分（学时）的 15％、理工农医类本科专业不少于 25％、高职高专类专业不少于 50％；改进教师教育，师范类学生教育实践不少于 1 个学期；深化专业学位研究生教育改革，专业学位硕士研究生专业实践不少于半年。

三、建立创新创业教育协同育人新机制

（五）密切与地方政府、行业企业、其他高校院所的协同。有效整合集聚政府和社会资源，强化高校与政府部门、行业企业和社会机构的对接。建立江苏高校创新创业教育联盟，支持高校与国内外其他高校和科研院所开展创新创业教育专项合作，加快苏南高校将优质资源向苏中、苏北转移辐射步伐。鼓励各地、各类行业协会和企业定期发布创新创业项目指南，推动形成高校、政府、企业、社会共同参与、良性互动的创新创业教育协同机制。

（六）促进高校内部无缝对接。推进学科专业与人才培养协同，探索建立需求导向的学科专业结构和创业就业导向的人才培养类型结构调整机制。有条件的高校可以成立创新创业学院等校内综合协调机构，负责推进创新创业教育改革。建立教务部门为主导、创新创业学院和其他院系为主体的创新创业教学体系，构建教务、学工、团委等职能部门和院系协同的创新创业训练与实践体系，健全学工部门、就业创业中心等单位协同的就业创业指导服务体系，完善学工部门、科研部门、就业创业中心、大学创业园、大学科技园等单位协同的创新创业孵化体系。

四、健全与专业培养相融合的创新创业教育课程体系

（七）开设创新创业教育课程。面向全体学生，开发开设创新理论、研究方法、学科前沿、创业基础、就业创业指导等方面的必修课和选修课，建设理念先进、体系完整、动态优化的创新创业教育通识课程群。开发开设与专业相关的创新创业教育基础课程，在专业课程中融入创新创业教育思想观念、原则方法和精神指向，建设选修必修、理论实践、课内课外、线上线下、校内校外相结合，与专业培养相融合的创新创业教育课程体系。

（八）整合创新创业教育课程资源。遵循创新创业教育基本规律和特点，挖掘和充实各类专业课程的创新创业教育资源。推进创新创业教育课程信息化建设，建立创新创业教育课程资源共享平台，推行在线开放课程和跨校学习的认证、学分认定制度。鼓励创新创业教育专家、知名企业家进课堂，推动高水平创新创业讲座、高品位创新创业活动进课程。到 2020 年，省立项建设 10 门"团队＋教材＋慕课"的创新创业教育通识共享课程、100 个专业的创新创业教育基础示范课程。支持高校与出版机构合作组建优势互补的创新创业教育课程建设团队，进一步加强创新创业教育优秀课程和教材建设，编写出版 100 本不同层次的创新创业教育重点教材。

五、构建与创新创业教育理念相适应的教育模式

（九）改革教学方法。推进研究性教学，广泛开展启发式、讨论式、参与式和项目化教学，扩大小班化教学覆盖面，支持学生开展研究性学习、创新性实验、创业计划和创业模拟活动，真正把学术前沿发展、最新研究成果和创新实践经验融入课堂教学，把创新创业观念、原则和方法融入专业课程教学。发挥创新创业导师"传、帮、带"的作用，以"师傅授徒"方式指导学生参与创新创业实践。利用现代教育技术，采取翻转课堂、混合式教学等多种教学形式，培养学生的批判性、创造性思维，激发学生创新创业灵感。

（十）改进学生学业评价办法。改革考核内容和方式，注重考查学生运用知识分析解决问题的创新创业能力，探索灵活多样的开放考核方式，促进结果考核向过程考核、知识考核向能力考核、单一考核方式向多种考核方式的转变。设置合理的创新创业学分，建立专业创新课程学分和创新创业实践拓展学分积累转换制度。实施弹性学制，放宽学生修业年限，允许调整学业进程、保留学籍休学创新创业。对创新创业实践成果显著、经认定符合学位授予条件的学生，可授予相应学位。

六、开展多种形式的创新创业实践

（十一）共建共享创新创业实践平台。加强专业实验室、虚拟仿真实验室、创新创业实践教育中心建设，支持高校在开发区、城市配套商业设施、科技企业孵化器中建设大学生创业园、创业孵化园、众创空间、科技园等创新创业实践平台。切实加强新一轮省级大学生创新创业教育示范校和省级大学生创业示范基地建设，组织遴选一批校内校外联动的省级大学生创新创业实践教育中心，推动创新创业理论教学、学科竞赛、项目实践、基地建设一体化。力争到 2020 年，全省每所公办本科高校自主使用的创新创业实践基地

面积不少于 4 000 平方米,其他本专科院校自主使用的创新创业实践基地面积不少于 2 000 平方米。

(十二)健全创新创业训练计划实施体系。继续深入实施大学生创新创业训练计划和新一轮大学生创业引领计划,形成国家、省、校、院(系)四级大学生创新创业训练计划实施体系。省每年立项建设一批大学生创新创业训练计划项目,力争使每一名大学生在校期间至少参与一项大学生创新创业训练计划。依托省大学生创新创业训练计划平台,举办大学生创新创业成果展示交流会暨创新创业教育论坛,努力将其打造成为集创新创业项目展示、成果转化、校企对接等功能为一体的交流平台。各高校要普遍建立大学生创新创业训练计划校级网络管理平台,加强对大学生创新创业训练计划实施过程的管理,为大学生及时了解政策和行业信息、学习积累行业经验、寻找合作伙伴和创业投资人创造良好条件。鼓励高校开办具有校本特色的创新创业实验班。支持学生参加各类志愿服务。

(十三)办好各级各类创新创业竞赛。建立国家、省、校三级竞赛管理体系,形成政府指导、高校为主体的各类竞赛项目动态评价和认定机制。办好面向全体学生的创新创业大赛、职业技能大赛及各类科技创新、创意设计、创业计划等专题竞赛,鼓励高校参加"互联网+"大学生创新创业竞赛、"挑战杯"大学生课外学术科技作品竞赛等活动,自主创办符合学科专业特点的各类创新创业竞赛。各高校要依据专业培养要求,完善竞赛项目与课程互认、学分互换办法,将创新创业竞赛纳入实践教学课程体系,做到以赛促教、以赛促学。

七、提升教师创新创业教育教学能力和水平

(十四)配齐配强创新创业教育师资队伍。按照专任为主、专兼结合的原则,优化高校教师队伍结构,鼓励高校聘请各行业优秀人才担任专业课、创新创业课的授课或指导老师,吸引有创新创业实践经验的企业家和技术人才到高校兼职。健全教师创新创业教育培训制度,搭建教师创新创业教育培训平台,造就一支能够将创新创业教育与素质教育、专业教育紧密融合的师资队伍。建好 20 个省级教师教学发展示范中心,重点建设 5 个创新创业师资培训基地。建设江苏优秀创新创业导师人才库,加强创新创业导师队伍建设。

(十五)完善相关教师专业技术职务评聘标准。将创新创业教育纳入教师专业技术职务评聘标准和绩效考核指标体系,支持教师以对外转让、合作转化、作价入股、自主创业等形式将科技成果产业化,鼓励教师带领学生创新创业。建立健全专业教师、创新创业教育专职教师到企业和乡镇挂职锻炼制度,鼓励专业教师参与社会创新创业实践,引导专业教师积极开展创新创业教育方面的理论和案例研究。

八、注重对师生创新创业及其教育教学的激励支持

(十六)鼓励全体教师开展创新创业教育。定期遴选创新创业优秀教学团队、创新创业教学名师、优秀青年导师,同时把创新创业教学成果作为高等教育教学成果评选表彰

的重要内容。到 2020 年,评选 100 个省级创新创业教育优秀教学团队、100 名省级创新创业教育教学名师、100 名创新创业优秀青年导师。

(十七)激励大学生创新创业。有条件的高校要资助在校大学生开展创新科研工作,设立创新创业奖学金,并在现有相关评先评优项目中拿出一定比例用于表彰创新创业方面表现突出的学生。探索将学生开展创新创业训练、发表论文、获得专利和自主创业等情况折算为学分,优先支持参与创新创业的学生转入相关专业学习。自 2016 年开始,省每年评选 150 名创新创业标兵,省级创新创业标兵可直接推荐免试研究生或专升本;评选 100 个省级大学生创新创业优秀俱乐部(协会)。

九、加强对创新创业教育改革的组织领导和保障服务

(十八)落实高校主体责任。各高校要把深化创新创业教育改革作为"培养什么人,怎样培养人"的战略任务,纳入学校综合改革的重要议事日程,成立由主要负责同志任组长、分管负责同志任副组长、教务等有关部门负责人参加的创新创业教育工作领导小组。精心制定创新创业教育改革实施方案,并将实施方案报省教育行政部门和主管单位备案,备案后向社会公布。省各有关部门要加强沟通协调,完善大学生创新创业政策保障体系,帮助符合条件的创业大学生获得相应政策扶持;成立由各行业专家、企业家、金融界人士组成的创新创业教育咨询委员会,为高校创新创业教育提供决策咨询和指导服务。

(十九)统筹各类资金支持大学生创新创业。各高校每年要多渠道统筹安排资金,用于创新创业教育示范校、创业示范基地、创新创业实践教育中心建设,支持课程教材建设、学科竞赛、创新创业训练计划实施、创业项目孵化等工作,并建立创新创业教育经费稳定增长机制。省有关部门要研究制定鼓励企事业单位参与高校创新创业教育的政策措施,指导落实促进大学生创业就业的税收政策。大力发展"互联网+"创新创业服务,促进创业与创新、创业与就业、线上与线下相结合,进一步降低大学生创新创业门槛和成本。鼓励社会组织、公益团体、企事业单位和个人设立大学生创业风险基金,以多种形式向自主创业大学生提供资金支持。

(二十)加大督导落实和宣传引导力度。将大学生创新创业教育工作纳入各级政府目标考核体系和高校教育教学评估指标体系、学科评估指标体系,作为高校品牌专业建设工程绩效评价的重要方面,在高校本科教学审核评估、本科教学质量年度报告、毕业生就业质量年度报告、高校年度数据报表中增设创新创业教育内容。实施以创新创业教育为观测点的个性化、多元化评价,分层次对各高校创新创业教育改革情况进行系统评价。及时总结推广各地各高校的好经验好做法,选树大学生创新创业成功典型,弘扬当代大学生积极投身实践、勇于创新创业的正能量,培育创客文化,努力营造敢为人先、敢冒风险、宽容失败的氛围环境。

江苏省高等学校大学生创新创业训练计划实施管理办法(试行)

第一章　总则

第一条　为贯彻落实《国务院办公厅关于深化高等学校创新创业教育改革的实施意见》、国家、省教育中长期教育规划纲要和《江苏省深化高等学校创新创业教育改革实施方案》精神,进一步推进我省大学生创新创业训练计划(以下简称"创新创业训练计划")向纵深发展,增强大学生的创新精神、创业意识和创新创业能力,保障"创新创业训练计划"顺利实施和取得预期效果,特制定本办法。

第二条　实施"创新创业训练计划"的目的是进一步推动高校深化创新创业教育教学改革,促进创新创业教育与专业教育有机融合,创新产学研合作育人机制,探索以问题发现为牵引、寓教于研的教学模式,促进人才培养模式和教学方法的创新,鼓励和支持大学生尽早参与科学研究、技术开发和创业模拟、创业实践等创新创业活动,强化创新创业能力养成训练,增强大学生的创新精神、创造思维、创业意识,提高大学生的创新能力和在创新基础上的创业能力,培养适应行业企业和产业需求的高素质创新创业人才,以创新引领创业,以创业促进高质量就业。

第三条　"创新创业训练计划"的实施与管理,坚持面向全体学生,以推进素质教育为主题,以提高人才培养质量为核心,以增强学生创新精神、创业意识和创新创业能力为重点,增加项目立项数量、扩大项目覆盖范围,健全立项机制、规范项目管理,重点支持思路新颖、目标明确、具有创新性和探索性、与产业需求和企业生产实际问题结合、研究方案及技术路线可行、实施条件可靠的项目。注重项目实施过程以及学生在创新创业思维训练和创新创业实践方面的收获。

第四条　推动形成"创新创业训练计划"四级实施体系,建立校级项目从院(系)级项目中培育,省级项目从校级项目中遴选产生,国家级项目从省级项目中择优推荐的制度,形成以国家级大学生创新创业训练计划为龙头、省级大学生创新创业训练计划为主干、校级大学生创新创业训练计划为基础、院(系)级大学生创新创业训练计划为补充,衔接紧密、结构完善的国家、省、校和院(系)四级大学生创新创业训练计划实施体系。

第二章　立项

第五条　"创新创业训练计划"遵循"注重兴趣驱动、注重切实可行、注重过程参与、注重实践创新、注重内伸外延"的原则,按照"自主选题、自主设计、自主实验、自主管理"的要求,通过"自由申请、公开立项、择优资助、全程指导、规范管理"的程序,以项目研究为载体,引导学生在导师指导下,自主设计实验、自主完成实验、自主总结实验、自主创新创业,体验创新创业实践过程,提升创新创业的素养和能力。

第六条 "创新创业训练计划"内容包括创新训练项目、创业训练项目和创业实践项目,同时还有校企合作基金项目作为补充。

创新训练项目是学生团队或个人,在导师指导下,自主完成创新性研究项目设计、研究条件准备和项目实施、研究报告撰写、成果(学术)交流等工作,强调从科研基本功入手对学生进行实际培训和锻炼,培养学生的科研基本素质。创新训练项目分为三类:重点项目、一般项目和指导项目。

创业训练项目是学生团队在导师指导下,团队中每个学生在项目实施过程中扮演一个或多个具体的角色,完成编制商业计划书、开展可行性研究、模拟企业运行、参加企业实践、撰写创业报告等工作,强调从商业基本素质入手对学生进行实际培训和锻炼,培养学生的经营管理基本技能,积累创业经验。创业训练项目分为重点项目和一般项目。

创业实践项目是学生团队,在学校导师和企业导师共同指导下,借鉴利用前期创新训练项目和创业训练项目的成果,提出具有市场前景的创新性产品或者服务,以此为基础开展创业实践活动。创业实践项目强调促进学生与市场需求接轨,进行产品经营技能训练,锻炼学生面对复杂市场变化的能力和企业经营管理的基本技能,培养创新创业意识,锻炼创业实践能力。创业实践项目分为重点项目和一般项目。

校企合作基金项目鼓励高校创新产学研合作育人机制,与企业合作设立创新创业训练项目,鼓励企业自主立项并资助高校开展大学生创新创业训练项目,将产业最新需求和企业生产实际问题分解细化为具体项目或企业设置的开放性课题供学生进行创新创业训练与实践,为产业发展培养创新创业人才。校企合作基金项目是对创新创业项目的有益补充,可以是创新训练项目、创业训练项目,也可以是创业实践项目。

第七条 创新创业训练项目不限学科专业,选题要求思路新颖、目标明确,具有创新性和探索性,方案切实可行,预期成果具有可考核性。学生可根据兴趣在一定范围内自主选题,选题范围为:有关教师科研与技术开发(服务)课题中的子项目;开放实验室、实训或实习基地中的综合性、设计性、创新性实验与训练项目;发明、创作、设计等制作项目;产业最新需求和企业生产实际问题分解细化的具体项目或企业设置的开放性课题;校内外创业园中的大学生创业孵化项目;结合科技创新的一切有待于创业实践的项目;专业性研究及创新项目,创业计划与职业规划创新项目;社会调查项目;其他有研究与实践价值的项目等。

第八条 "创新创业训练计划"中创新训练项目申请人为全省普通高等学校的本、专科学生个人或创新团队,创业训练项目或创业实践项目申请人为全省普通高等学校的本、专科学生个人或创业团队,鼓励学生跨学校、跨院系、跨专业、跨年级组建团队申报项目。创新创业团队人数应控制在5人以内,项目主持人不超过2人,项目组成员必须有明确的分工。每名学生在校期间只能负责一项"创新创业训练计划"项目,不得一次同时在不同项目之间交叉申报。严禁学生弄虚作假和抄录指导教师的研究成果,一旦发现将取消该项目,该项目参与学生今后不得再次参与申请省级创新创业训练项目。

第九条 每个项目至多2名指导教师,每名指导教师同时指导的"创新创业训练计划"项目总数不得超过2项(包括未结项)。第一项目指导教师原则上应具有高级职称或博士学位(省级重点项目指导教师必须具有),本科院校 35 周岁(含 35 周岁)以内的指导教师和高职院校的指导教师职称要求可放宽到中级职称(比例应控制在 25% 以内)。指导教师负责全程指导学生进行创新创业训练与实践,组织学生讨论交流及审阅学生的研究结果等。鼓励聘请行业、企业一线专家担任指导教师。有学术不端行为记录的教师不得担任指导教师,严禁指导教师代学生申报和完成项目研究,一旦发现将取消该教师今后的指导教师资格。

第三章　管理

第十条　省教育厅高等教育处、高校学生处负责省级"创新创业训练计划"的宏观管理,负责研究、制定有关政策及实施方案,审定项目立项、督促落实项目资助经费、组织项目总结交流等工作,对项目实施过程中重大问题进行决策。各高校应成立由主管教学校领导负责的大学生"创新创业训练计划"领导小组,组成由教务部门牵头,学工、团委、科研、财务、设备等相关职能部门参与的校级组织协调机构,具体负责组织项目立项评审、阶段检查、结题验收等日常管理工作。

第十一条　项目申报以学校为单位,由学校先行立项建设,再从校级大学生创新创业训练计划项目中择优推荐申报省级"创新创业训练计划"和国家级"创新创业训练计划"项目。推荐申报省级、国家级(即重点项目)"创新创业训练计划"的项目总数不得超过校级立项项目总数的 1/3。

第十二条　"创新创业训练计划"项目应通过"江苏省大学生创新创业训练计划平台"(https://jsgjc.jse.edu.cn/cxcy/)进行申报。省教育厅在学校申报、公示监督的基础上,正式确立省级立项项目。省属本科院校申报的创新训练项目、创业训练项目和创业实践项目中的重点项目经公示后推荐参加"国家级大学生创新创业训练计划"遴选。

第十三条　项目实施周期为 1—2 年,个别团队项目实施周期可适当延长 1 年。对不符合结题条件或有特殊原因在规定年度不能结题的项目,项目主持人应实事求是地写出书面报告,经学校教务部门审查同意,并报省教育厅高教处备案,经同意后可适当延长,最长不超过 3 年(原则上要求在项目负责人毕业前完成项目)。超过以上规定时间未鉴定结题的项目,一律予以撤项处理。

第十四条　在项目进行过程中,项目负责人应通过网络平台及时提交季度报告、中期检查和结题申请。涉及减少、变更研究内容、研究人员,提前或推迟结题等事项,项目负责人应通过网络平台提交申请,经学校教务处审核同意后,报省教育厅高等教育处备案。

第十五条　项目实施期满后,创新训练项目中的一般项目和指导项目由省教育厅委托学校自行组织验收,创新训练项目中的重点项目、创业训练项目和创业实践项目结题需提前报省教育厅审核后,由省教育厅组织专家鉴定结题或委托学校组织验收。各学校每年 6 月底前将本校创新创业训练计划实施进展、验收结果和"创新创业训练计划"项目成果精粹上传至"江苏省大学生创新创业训练计划平台"。

第四章　保障

第十六条　学校应统筹资金设立"创新创业训练计划"专项账户和划拨专项经费用于支持实施"创新创业训练计划",并按照教育部和省教育厅相关文件规定给予经费资助与配套。各高校应制定创新创业训练计划项目经费管理办法,明确经费申请流程和使用范围。资助经费应专款专用,各管理环节不得以任何名义收取管理费用。经费主要用于项目调研差旅费、实验费、材料费、元器件费、资料费、论文版面费、专利申请费及与项目实施相关的其他费用。学校应积极和企业联合设立创新创业基金,吸引更多企业投入资金设立校企合作基金项目,校企合作基金项目经费原则上不低于 5 000 元/项。

第十七条　学校应在完善创新创业训练计划四级实施体系基础上,着力构建学校和院系两级创新训练体系,包括面向校内全体学生的创新创业教育、面向部分学生的院系创新创业训练项目、面向兴趣生、特长生的各类竞赛、面向优秀学生的国家级、省级创新创业训练计划重点项目。

第十八条　学校要为学生提供创新创业训练所需的实验实训场地、设备等方面支持,各类实验教学中心、实训基地、大学创业园、大学科技园等向学生免费开放,为创业大学生提供创业经营场所,确保项目顺利实施。学校还应充分利用社会资源,加强校企合作,建设一批大学生创新创业实践基地。

第十九条　对通过验收的"创新创业训练计划"项目的参与学生,可根据学校有关规定折算成学分;对优秀成果和作品,优先推荐参加省级以上学科竞赛;对符合学校相关规定的本科生,在同等条件下优先获得免试推荐攻读硕士研究生资格。

第二十条　学校应根据"创新创业训练计划"项目任务量和完成质量,对指导教师予以相应的教学工作量,并在职务晋升、评优评先时向优秀的指导教师倾斜。

第二十一条　省教育厅建立"江苏省大学生创新创业训练计划平台",适时监督项目实施情况,加强各学校间学生创新创业成果的展示与交流。各校应在"江苏省大学生创新创业训练计划平台"基础上积极搭建校级及院(系)级创新创业项目学生交流平台,定期开展相关学术活动,营造创新创业文化氛围。

第五章　附则

第二十二条　"创新创业训练计划"取得成果、发表论著时应标注"江苏省大学生创新创业训练计划"资助,可注明项目编号。项目编号规则:年度＋学校编码(5 位数字)＋3 位流水号＋项目类型标识码(创新训练项目中重点项目用 Z 表示,一般项目用 Y 表示,指导项目用 X 表示;校企合作项目用 H 表示;创业类项目中创业训练重点项目用 E 表示,创业训练项目用 T 表示;创业实践重点项目用 K 表示,创业实践项目用 P 表示)。各校项目编号按照创新项目(重点项目、一般项目、指导项目)、校企合作基金项目、创业训练项目(重点项目)、创业训练项目和创业实践项目(重点项目)、创业实践项目的顺序进行连续编号。

第二十三条 本办法由江苏省教育厅高等教育处负责解释。

第二十四条 本办法自发布之日起施行,原《江苏省高等学校大学生实践创新训练计划实施办法(试行)》废止。

中国药科大学关于深化大学生创新创业教育改革的实施意见

药大教〔2015〕206 号

深化高等学校创新创业教育改革,是国家实施创新驱动发展战略、促进经济提质增效升级的迫切需要,是推进高等教育综合改革、促进高校毕业生更高质量创业就业的重要举措。根据《国务院关于进一步做好新形势下就业创业工作的意见》(国发〔2015〕23号)、《国务院办公厅关于深化高等学校创新创业教育改革的实施意见》(国办发〔2015〕36号)等文件要求,结合我校实际情况,提出如下实施意见。

一、指导思想

全面贯彻党的教育方针,落实立德树人根本任务,坚持创新引领创业、创业带动就业,主动适应经济发展新常态,以推进素质教育为主题,以提高人才培养质量为核心,以创新人才培养机制为重点,以完善条件和政策保障为支撑,促进高等教育与科技、经济、社会紧密结合,加快培养富有创新精神、创业意识、创新创业能力并勇于投身实践的创新创业人才,为经济社会发展提供更强的药学类人才智力支撑。

二、总体原则

坚持育人为本,提高培养质量。深化大学生创新创业教育改革作为推进学校综合改革的突破口,树立先进的创新创业教育理念,面向全体、分类施教、结合专业、强化实践,提升人力资本素质,努力造就大众创业、万众创新的生力军。

三、目标要求

2015 年起深化我校创新创业教育改革,制定改革任务分工。2017 年取得重要进展,形成科学先进、行业认同、具有药学专业特色的创新创业教育理念,形成可复制可推广的工作制度成果,实现医药学生创新创业就业预期目标。到 2020 年逐步建立健全课堂教学、自主学习、结合实践、指导帮扶、文化引领融为一体的创新创业教育体系,实现创新创业精神显著加强、自主知识产权显著增加、科技成果转化显著加快,为实现伟大社会主义中国梦贡献度显著提高的预期目标。

四、主要任务和措施

（一）修订人才培养质量标准

按照国家制订实施的药学类专业本科教学质量国家标准,修订实施的药学类高职专业教学标准和博士、硕士学位基本要求,将创意思维、创新精神、创业意识和创新创业能力作为评价药学类专业人才培养目标的重要指标,进行新形势下行业用人需求调研,进一步明确药学类专业人才创新创业知识、能力、素质要求,结合我校各专业特点、办学定位、服务面向,制订本科、研究生创新创业教育教学质量标准,修订人才培养方案,把创新创业教育融入人才培养全过程。(负责部门:教务处、研究生院)

（二）创新人才培养机制

1. 构建专业优化动态机制。为了促进药学类人才与经济社会发展、创业就业需求紧密对接,实施招生计划量化考核,制定专业动态调整、预警和退出办法,进一步完善"卓越工程师""拔尖创新人才"培养计划实施方案,推广我校以创业型人才培养模式为特色的药学(国家生命科学与技术人才培养基地)专业建设成果和经验,构建以行业需求为导向的专业结构和创业就业为导向的人才培养新机制。(负责部门:教务处、研究生院、学工处招生就业办)

2. 构建协同创新育人机制。以实施国家生命科学与技术人才培养基地和"卓越工程师培养计划"为切入点,不断提升校企合作办学的水平和层次,完善校企联合授课教学大纲和内容,凝练医药行业创新创业教育特色和知识体系,强化培养学生的制药能力和科研创新能力,注重学生的社会责任感、探索精神和实践能力的提高,依托国家级实践教育中心、校内外实践基地、创新创业指导中心、优质就业基地,建立校际、校企、校地、校所以及国际合作的协同育人新机制,积极吸引社会资源和国外优质教育资源投入创新创业型人才培养。[负责部门:教务处、研究生院、学工处就业办、国际交流合作处、各院部(系)]

3. 构建跨学科交叉培养机制。加强药学类核心课程以及专业大类课程建设,设置同一专业门类的基础课程。开设跨学科专业的交叉课程,以服务大健康产业为出发点,构建互联网+药学、生物学+药学、保健食品+药学、金融保险学+药学、环境生态学+药学等跨学科课程体系;探索建立跨院系、跨学科、跨专业交叉培养创新创业人才的新机制;鼓励跨学院、跨学科、跨专业、跨年级学生组队申报大学生创新创业训练计划,参加创意创新创业大赛,促进人才培养由学科专业单一型向多学科融合型转变。[负责部门:教务处、研究生院、团委、各院部(系)]

（三）健全创新创业教育课程体系

1. 完善创新创业教育课程体系。挖掘和充实药学类专业创新创业教育资源,开发开设药学进展、药学前沿、医药研发、创业基础、职业生涯规划等方面的必修课和选修课,纳入学分管理,建设依次递进、有机衔接、科学合理的创新创业教育专门课程群;根据人才培养定位和创新创教育目标要求,促进专业教育与创新创业教育有机融合,聘请知名科学家、创业成功者、企业家、风险投资人等各行各业优秀人才,兼职担任专业课、创新创业课授课或指导教师;注重提高教师创新创业课堂教学的效果,在传授药学专业知识的过程中加强创新创业教育。[负责部门:教务处、研究生院、学工处就业办、各院部(系)]

2. 加快创新创业教育优质课程信息化建设。充分利用药学专业教育资源,搭建功能齐全、满足创新创业教学需求的网络平台,引进一批共享的慕课、视频公开课等在线创新创业开放课程,为学生提供在线课程、职业能力测评、创业体验等优质资源;逐步完善创新创业教育在线课程教学环节,采用知识单元化、内容媒体化课程教学形式,教学方法实现研究性课堂翻转和混合式教学、线上学习和线下讨论相结合,设计制定考核制度采用在线课程学分认定和学习认证方法。(负责部门:教务处、研究生院、学工处就业办)

3. 强化创业培训特色课程建设。依托构建创新创业教育学院(虚拟),优化创新创业教育专业课程设置,面向全校学生开设创新创业教育课程。完善规范6门选修类创业课程《企业创业实践》《创业情境模拟》《创业基础》《淘宝个人创业讲座》《创业人生》《大学生职业生涯规划》和1门必修类就业课程《就业指导》;对具有创业意愿和创业潜质的大学生小班化集中培训,在创业课程、创业政策、创业技能、创业实践等方面给予"一站式"专业辅导;组织药学类专业学科带头人、行业企业优秀人才联合编写适合药学类专业学生的创新创业教育重点教材,修订《药学生就业创业指导》教材。[负责部门:教务处、研究生院、学工处就业办、各院部(系)]

(四)改革教学方法和考核方式

1. 完善课堂教学方法。探索以"翻转课堂"为主要形式、以本科生导师制为保障的课堂教学方法,开展案例式、启发式、讨论式、情景模拟教学,鼓励教师把国际前沿学术发展、最新研究成果和实践经验融入课堂教学,通过第二课堂、新生研讨课、高级研讨课、研究性翻转教学、药苑论坛、博维论坛等手段丰富教学方式,将创意课程、创业课程采用小班化、讨论室教学,注重培养学生的批判性和创造性思维,激发创新创业灵感。[负责部门:教务处、各院部(系)]

2. 完善大数据考核新方式。以考查学生运用知识分析、解决问题的能力为目的,运用智慧校园移动教务系统实现考勤、随堂考试等基础考查,结合i_click课堂互动反馈系统、在线考试(题库)系统等信息系统,以多种形式加强课程教学过程性考核,提高课堂教学效果;以撰写提交创意论文、创意作品,分享创意思路,参加创意、创业大赛等形式,探索非标准答案考试方式。[负责部门:教务处、团委、各院部(系)]

(五)强化创新创业实践

1. 加强创新型教学示范中心建设。进一步科学规划,整合资源,加大投资力度,提高国家级及省级实验教学示范中心的软件及硬件条件,充分借助 GPS、3D 动画等信息技术,重点建设中药认知和 GMP 车间两个虚拟仿真教学示范中心,为创新创业实践教学提供更好的平台。[负责部门:教务处、研究生院、国有资产管理处、各院部(系)]

2. 完善创新创业实践教育基地建设。进一步提高校内实训基地建设水平,加强药学类学生三种能力(GMP 车间实训能力、中药材认知能力和药房实践能力)的培养,锻炼学生的创新实践能力;扩展校外创业实践基地,定期到校外实践基地进行走访,了解学生实践情况,征求实践基地对人才培养的建议,共商制定创新创业教育培养方案。通过参与创新实验创业实践,提升学生创新思维和实践能力。[负责部门:教务处、学工处就业办、各院部(系)]

3. 深入实施大学生创新创业训练计划。按照导师科研项目引领、学生自主参与,学生创意项目自拟、教师协助指导的模式,完善实施大学生创新创业训练计划。依托国家级、省级、校级大学生创新创业训练计划平台,实施创新训练、创业训练和创业实践三类训练计划项目。学校设立专项资金,分别给予国家级、省级、校级项目 800～12 000 元资助奖励经费。[负责部门:教务处、各院部(系)]

4. 完善创新创业教育交流平台。进一步打造"药苑论坛"创新创业教育交流平台。继续扩大"药苑论坛"规模,办成国际性药学类创新创业交流平台,吸引海内外学子共同参与,交流内容从原先单一的学术交流,改进为学术交流和药学创意大赛两个主题,隔年交替进行。[负责部门:教务处、各院部(系)]

5. 积极组织筹办各类创新创业大赛。将竞技机制引入创新创业教育,"以赛促教、以赛促学、以赛促创"为主题,组织学生参加以"挑战杯""创青春"为代表的大学生课外科技创新作品大赛、大学生创业计划大赛;加强对相关创新创业竞赛的组织指导、项目培育、考核激励等,增强师生参与的积极性,逐步形成良性的工作运行机制,力争在全国全省重大竞赛中有新的突破;举办大学生"创意·创新·创业"文化节,集中展示我校学生的创新科技作品及创业项目,并引入风投基金对创业项目进行评估;利用学校资源开展科普推广活动,普及医药知识,将学校的创新技术带出去,将"校外的客人"请进来。学校在竞赛组织经费,指导教师绩效考核、工作量认定,获奖学生创新创业实践学分认定、奖学金评定、免试攻读硕士学位研究生等方面予以政策保障。[负责部门:教务处、研究生院、学工处就业办、团委、各院部(系)]

6. 成立大学生创新创业协会、创业俱乐部。营造创客文化氛围,搭建大学生、专业教师、投资人交流平台。定期举办企业家面对面、创业沙龙、1983 创业咖啡、药创论坛等交流活动,为自主创业大学生及时了解政策和行业信息、学习积累创业经验、寻找合作伙伴和投资创造条件;积极搭建项目与企业对接平台,加大优秀项目推介力度,积极引导社会资金和投资机构进行项目投资。[负责部门:教务处、学工处就业办、团委]

7. 打造学院创意创新品牌项目。每个学院要紧密结合学科专业特色及优势,打造一项创意创新品牌项目;每个学院每年推荐申报一个专业特色创意或者"互联网+"的学生创业孵化项目。[负责部门:各院部(系)、教务处]

8. 建设大学生创业孵化基地。学校将规划投入专项资金和专用场所建设集创业培训、创业实践、创业服务、创业交流和成果展示为一体的大学生创业孵化基地。学校积极配合国家、地方构建三级创新创业实训教学体系，深入实施大学生创新创业训练计划，促进项目落地转化。（负责部门：学工处就业办、教务处）

（六）改革教学和学籍管理制度

1. 完善创新创业学分制度。在实施开放性实验、大学生创新创业训练计划奖励学分制度的基础上，丰富创新创业学分的获得渠道。探索将学生参加创新创业讲座、发表论文、获得专利、自主创业和入住孵化基地等情况纳入创新创业学分认定范围，建立创新创业档案和成绩单，客观记录并量化评价学生开展创新创业活动情况。（负责部门：教务处、研究生院）

2. 落实实施弹性学分制。为有意愿、有潜质的学生制订创新创业能力培养计划，建立大学生创新创业档案，加强学籍管理，允许学生调整学业进程、保留学籍休学创新创业。（负责部门：教务处、研究生院）

3. 继续实施创新创业奖励制度。深入实施大学生创新创业成果、企业奖学金奖励政策，鼓励中青年教师参与创新创业教育；在年终考核、职称评定、评优评奖予以奖励、加分，激发广大教师开展创新教育的热情，进一步提升大学生创新拔尖人才工作成效。（负责部门：教务处、研究生院）

（七）加强教师创新创业教育教学能力建设

1. 完善创新创业教育教师体系。将落实创新创业课堂教育纳入教师专业技术职务评聘和绩效考核标准，加强创新创业教育的考核评价。聘请创业成功者、企业家、风险投资人等行业优秀人才担任创新创业课授课或指导教师，并制定专（兼）职教师管理规范。配齐、配强创新创业教育与创业就业指导专职教师队伍，并建立定期考核、淘汰制度。（负责部门：人事处、教务处）

2. 加强创新创业教育师资能力培训。将提高教师创新创业教育的意识和能力作为岗前培训、课程轮训、骨干研修的重要内容，初步建立相关专业教师、创新创业教育专（兼）职教师到医药企业挂职锻炼制度。（负责部门：人事处、教务处）

（八）改进学生创业指导服务

1. 成立大学生创业指导服务中心。配备专职人员，开展创业教育、创业培训、创业帮扶、创业政策宣传，负责创业孵化基地建设与管理，为大学生创业提供指导服务；完善自主编制专项培训计划，与有条件的教育培训机构、行业协会、群团组织、企业联合开发创业培训项目；建立大学生创业服务网功能，为学生实时提供国家政策、市场动向等信息，并做好创业项目对接、知识产权交易等服务。（负责部门：教务处、学工处就业办、国际医药商学院）

2. 建立大学生创业导师专家库。积极聘请社会知名企业家、创业成功人士、专家学者、优秀校友为兼职创业导师，在此基础上遴选出百名创业导师，对有创业意愿、创业项

目、初创企业的大学生进行"1＋1"指导帮扶。（负责部门：学工处就业办、研究生院、校长办公室）

（九）完善创新创业资金支持和政策保障体系

1. 设立大学生创新创业基金。进一步优化经费支出结构，用学校拨款和知名企业、成功校友及其他社会力量的捐赠设立创新创业基金 100 万元。优化中央高校基本科研业务费，积极支持品学兼优且具有较强科研潜质的在校学生开展创新科研工作。（负责部门：计财处、学工处就业办、校长办公室）

2. 制定大学生创新创业基金管理政策。制定《中国药科大学大学生创新创业基金管理办法（试行）》，力求基金使用科学、合理、高效。积极争取社会组织、公益团体、企事业单位和个人设立大学生创业风险投资基金，以多种形式支持大学生自主创业。（负责部门：计财处、校长办公室）

五、加强组织领导

（一）健全体制机制

学校成立大学生创新创业教育工作领导小组，由校长任组长，分管教学和就业工作的校领导任副组长，有关部门负责人任组员；建立校长办公室牵头，研究生院、教务处、科技处、学生工作处、计财处、学工处、团委、人事处、基建后勤处、国际交流合作处等部门齐抓共管的创新创业教育工作机制。把创新创业教育纳入学校改革发展重要议事日程，统筹教育资源，审定工作制度，决定重大事项，定期研究部署创新创业教育各项工作。

各院部（系）由院长（主任）任组长，分管学生工作的党委副书记和分管教学、科研工作的副院长（副主任）任副组长，成立大学生创新创业工作小组，负责本部门大学生创新创业教育工作的具体实施。［负责部门：校长办公室、教务处、各相关部门、各院部（系）］

（二）细化实施方案

各有关职能部门、各院部（系）要结合实际制定具体的大学生创新创业教育改革的实施方案，明确责任分工。相关实施方案报学校创新创业教育工作领导小组备案。［负责部门：教务处、各相关部门、各院部（系）］

（三）强化督导落实

学校将创新创业教育质量作为衡量院部（系）办学水平、部门业绩考核、领导班子考核的重要指标。将创新创业教育相关情况列入高职、本科、研究生教学质量年度报告和毕业生就业质量年度报告重点内容，接受社会监督。（负责部门：校长办公室、教务处、人事处、研究生院、学工处就业办）

（四）加强宣传引导

将创新创业文化作为大学文化建设的重要内容，大力宣传加强大学生创新创业教育的必要性、紧迫性、重要性，使创新创业成为校院办学、教师教学、学生求学的理性认知与行动自觉。及时总结推广各学院各部门的好经验、好做法，选树学生创新创业成功典型，丰富宣传形式，培育创客文化，努力营造敢为人先、敢冒风险、豁达宽容的氛围和环境。〔负责部门：宣传部、教务处、研究生院、学生工作处、团委、各院部（系）〕

中国药科大学

2015 年 10 月 26 日

参 考 文 献

［1］刘建飞.领导干部如何认识世界百年未有之大变局[J].中国党政领导干部论坛，2019(9):44.

［2］国际货币基金组织.亚太地区经济展望[EB/OL].[2023-06-11].https://www.imf.org/zh/Blogs/Articles/2023/05/01/asia-poised-to-drive-global-economic-growth-boosted-by-chinas-reopening.

［3］中华人民共和国2022年国民经济和社会发展统计公报[EB/OL].[2023-03-26].http://www.stats.gov.cn/sj/zxfb/202302/t20230228_1919011.html.

［4］国家卫生健康委员会2022年9月23日新闻发布会文字实录[EB/OL].[2022-11-25].http://www.nhc.gov.cn/xcs/s3574/202209/3a9e93de6f274c00a5b17c4f7610e9c8.shtml.

［5］习近平.高举中国特色社会主义伟大旗帜为全面建设社会主义现代化国家而团结奋斗:在中国共产党第二十次全国代表大会上的报告[M].北京:人民出版社,2022.

［6］毕井泉.促进医保医疗医药协同治理 推动产业高质量发展[EB/OL].[2022-11-10].https://baijiahao.baidu.com/s?id=1748942461291147134&wfr=spider&for=pc.

［7］中国创新创业高质量发展态势已形成 主要呈现六大方面[EB/OL].[2022-08-16].https://baijiahao.baidu.com/s?id=1714779857360823115&wfr=spider&for=pc.

［8］王昌林,姜江,盛朝讯,等.大国崛起与科技创新:英国、德国、美国和日本的经验与启示[J].全球化,2015(9):39-49.

［9］中国这十年:我国成功进入创新型国家行列[EB/OL].[2022-09-16].http://www.gov.cn/xinwen/2022-06/07/content_5694355.htm.

［10］陈劲,朱子钦.未来产业:引领创新的战略布局[M].北京:机械工业出版社,2022.

［11］倪俊.中云智车:未来商用无人车行业定义者[J].大学生,2018(12):16-17.

［12］盛红梅.新时代大学生创新创业价值观研究[D].长春:东北师范大学,2020.

［13］韩树杰.创业地图:商业计划书与创业行动指南[M].北京:机械工业出版社,2020.

［14］秦涛,范煜."挑战杯"竞赛历程回顾和发展思考[J].青年发展论坛,2020,30(4):48-55.

[15] 兰文巧.创业竞赛在大学生创业教育中的作用、困境及对策:基于"挑战杯"中国大学生创业计划竞赛的回顾与思考[J].辽宁大学学报(哲学社会科学版),2021,49(5):170-176.

[16] 杨一令,赵洁,李志敏,等.以学科竞赛为载体的高等医学院校创新创业教育实践研究[J].卫生职业教育,2022,40(12):13-15.

[17] 郑起越.论学科竞赛对提高大学生自身综合素质的重要性[J].产业与科技论坛,2022,21(2):82-83.

[18] 莫金钢,倪秀珍.指导生物科学专业大学生参加学科竞赛的探索与思考[J].长春师范大学学报,2020,39(2):140-142.

[19] 朱亚宾.大学生参加创新创业比赛的问题、原则和方法[J].创新与创业教育,2019,10(4):74-76.

[20] 孙长森.中国医药产业现状及其发展对策[J].内蒙古科技与经济,2003(4):40-43.

[21] 王婧璨,张宁,蒲嘉琪.浅析"十三五"期间鼓励药品创新政策的发展变化[J].中国食品药品监管,2021(5):14-21.

[22] 汤涵,苗采烈,林凡钰,等.中国医药工业发展现状浅析与未来挑战[J].中国医药工业杂志,2021,52(11):1534-1544.

[23] 郭朝先,石博涵.中国医药产业国际竞争力评估与"十四五"时期高质量发展对策[J].北京工业大学学报(社会科学版),2021,21(3):65-79.

[24] 吴晓明.中国药学教育史[M].北京:中国医药科技出版社,2016.

[25] 郝维谦,龙正中,张晋峰.中华人民共和国高等教育史[M].北京:新世界出版社,2011.

[26] 陶仁人,李浩野.浅析中国近代药学教育的发展脉络及其特点[J].药学教育,2021,37(5):1-5.

[27] 苏怀德.新形势下我国高等药学教育的改革与发展[J].中国高等医学教育,1993(5):14,48.

[28] 刘良述.我国药学教育的发展[J].中国药学杂志,1984(10):17-19.

[29] 田丽娟.中国现代药学史研究[D].沈阳:沈阳药科大学,2006.

[30] 苏怀德.我国高层次药学教育概况及改革与发展问题[J].药学教育,1994,10(1):15-17.

[31] 王欣然,姚文兵."健康中国"战略背景下的高等药学教育改革发展的挑战与思考[J].医学教育管理,2016,2(6):729-733.

[32] 杨世民,问媛媛.新中国成立60年我国高等药学教育事业的发展[J].中国药学杂志,2009,44(19):1459-1463.

[33] 蔡志奇,宋粉云.整合药学的背景、内涵和实践路径:基于药学高等教育的视角[J].医学争鸣,2019,10(1):7-11.

[34] 佚名.高等药学教育改革与发展研讨会纪要[J].中国高等医学教育,1993(4):

　　　　　1-2.

[35] 蔡志奇. 高校构建"药工融合"学科体系的基础研究[J]. 药学教育,2017,33(1)：
　　　　　5-11.

[36] 余江南,郭红. 顺应时代发展要求,深化药学教育改革[J]. 中国药事,2003,17(10)：
　　　　　49-50.

[37] 苏富忠. 价值的授受关系说[J]. 烟台大学学报(哲学社会科学版),2001,14(3)：
　　　　　243-249.

[38] 苏富忠. 论价值的分类体系[J]. 烟台大学学报(哲学社会科学版),2002,15(4)：
　　　　　367-373.

[39] 闵家华."特、高、新、用"是技术性期刊立足之本[J]. 中国科技期刊研究,1999,10
　　　　　(3):220-221.

[40] 徐纲红. 提高科学论文学术价值的探讨[J]. 技术与创新管理,2012,33(2)：
　　　　　245-248.

[41] 陈树秋. 大学生创新创业大赛组织与管理研究[J]. 现代职业教育,2020(28)：
　　　　　34-35.

[42] 肖昊,白丽. 论创新创业活动的实践特征[J]. 华南师范大学学报(社会科学版),
　　　　　2015,(6):123-133.

[43] 王军."双创"的核心内涵与社会价值[J]. 中国报道,2015,(7):29.

[44] 杨中楷,高霞,梁永霞. 如何打通原始创新的全链条:青霉素和链霉素案例的比较分
　　　　　析与启示[J]. 中国科技论坛,2017(6):30-35.

[45] 张树满,原长弘. 制造业领军企业如何培育关键核心技术持续创新能力[J]. 科研管
　　　　　理,2022,43(4):103-110.

[46] 周志成. 略论大学生创业类型[J]. 北京教育(高教版),2017(1)：32-34.

[47] 唐德森. 创新特征、方法及创业本质:创新工匠型人才成长视角[J]. 经济师,2019
　　　　　(12):17-19.

[48] 孙陶然. 回归创业本质[J]. 经理人,2012(9):6-7.

[49] 李华晶. 情怀创业指南[J]. 中欧商业评论,2015(10):52-57.

[50] 赵伟. 开发创新与创业之间的协同关系[J]. 经济师,2006(5):25-26.

[51] 张庆伦,何洋. 略论高校创业教育与创新精神的关系[J]. 沈阳师范大学学报(社会科
　　　　　学版),2014,38(5):139-141.

[52] 胡雪. 浅谈创新与创业的关系[J]. 丝路视野,2017(33):83.

[53] 封雪韵. 创新创业生态系统构成及其相互关系分析[J]. 商业经济研究,2017(4)：
　　　　　124-126.

[54] 孔昊. 青霉素的专利故事[J]. 支点,2017(11):92.

[55] 张子平. 产品·商品·文化[J]. 中国食品,2011(11):40-42.

[56] 沈骊天,陈红. 创新者自组织创新践行之路[J]. 系统科学学报,2022,30(1):44-46.

[57] 朱春阳. 平台经济的本质是善待创新者[J]. 现代视听,2020(8):1.

[58] 曾德明,赵文静,文金艳. 外部科学知识获取与企业技术创新:桥接科学家的调节作用[J]. 中国科技论坛,2020(5):109-117.

[59] 裴云龙,蔡虹,向希尧. 产学学术合作对企业创新绩效的影响:桥接科学家的中介作用[J]. 科学学研究,2011,29(12):1914-1920.

[60] 裴云龙,郭菊娥,江旭. 产学科学知识转移网络中的桥接科学家角色分析[J]. 科学学与科学技术管理,2015,36(3):67-76.

[61] 郭朝晖. 创新者必须考虑的三个问题[J]. 今日制造与升级,2020(7):14.

[62] 丁绒,罗军. 内生的力量:技术型创业者与企业创新[J]. 云南财经大学学报,2022,38(6):71-91.

[63] 张淑梅,罗国锋,郭子玮. 广义"创业者"与创业者精神教育[J]. 创新与创业教育,2019,10(1):1-4.

[64] 高道才. 广义创新学[M]. 北京:中国书籍出版社,2013.

[65] 张光宇,谢卫红,胡仁杰,等. 颠覆性创新:SNM 视角[M]. 北京:科学出版社,2016.

[66] 宋洋. 创新思维[M]. 沈阳:东北大学出版社,2019.

[67] 李欢,韩竹,焦鹜. 创新思维与创新力提高[M]. 北京:科学出版社,2020.

[68] 吕爽,张志辉,郝亮. 创新思维[M]. 北京:中国铁道出版社,2019.

[69] 德鲁克. 卓有成效的管理者[M]. 辛弘,译. 北京:机械工业出版社,2022.

[70] 章伟光,张仕林,郭栋,等. 关注手性药物:从"反应停事件"说起[J]. 大学化学,2019,34(9):1-12.

[71] 朱海雄. 商业计划书编写指南[M]. 3 版. 北京:电子工业出版社,2021.

[72] 杨耀丽,杨秀丽. 市场营销学[M]. 上海:上海财经大学出版社,2013.

[73] 张玉利,薛红志,陈寒松. 创业管理[M]. 5 版. 北京:机械工业出版社,2020.

[74] 科特勒,阿姆斯特朗. 市场营销:原理与实践[M]. 17 版. 楼尊,译. 北京:中国人民大学出版社,2020.

[75] 邓立治. 商业计划书:原理与案例分析[M]. 北京:机械工业出版社,2015.

[76] 李苏北. 大学生学科竞赛与创新人才培养研究[M]. 徐州:中国矿业大学出版社,2016.

[77] 黄华. 如何赢得创新创业大赛[M]. 北京:化学工业出版社,2019.

[78] 肖浪涛. 生物学学科竞赛与大学生创新能力培养[M]. 长沙:中南大学出版社,2018.

[79] SCHUMPETER J A. The theory of economic development[M]. Piscataway:Transaction Publishers,2004.

[80] SWEDBERG R. Schumpeter:a biography[M]. Princeton:Princeton University Press,1991.

[81] CLEMENCE R V. Essays on entrepreneurship,innovations,business cycles and the evolution of the capitalism[M]. Piscataway:Transaction Publishers,2009.